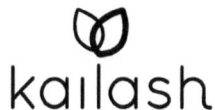

Kerry Irving

MAX

DER

LEBENSRETTER

Wie ein wunderbarer Hund mir half,
meine Krise zu überwinden

Aus dem Englischen von Andrea Panster

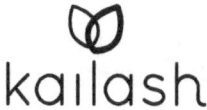

kailash

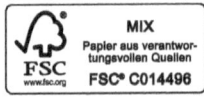

Penguin Random House Verlagsgruppe FSC® N001967

1. Auflage
Deutsche Erstausgabe
© 2021 Kailash Verlag, München
in der Penguin Random House Verlagsgruppe GmbH
Neumarkter Str. 28, 81673 München
© 2021 Kerry Irving
Originally published in the English language by HarperCollins
Publishers Ltd. under the title MAX THE MIRACLE DOG:
The Heart-warming Tale of a Life-saving Friendship
Lektorat: Anne Nordmann, Berlin
Satz: Satzwerk Huber, Germering
Umschlaggestaltung: ki 36, Sabine Krohberger Editorial Design, München
Autorenfoto: © privat
Druck und Bindung: GGP Media GmbH, Pößneck
Printed in Germany
ISBN 978-3-424-63215-6
www.kailash-verlag.de

Besuchen Sie den Kailash Verlag im Netz
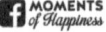 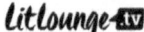 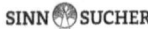

*Dieses Buch ist allen Tieren gewidmet,
die je einem Menschen geholfen haben.*

Sie sind an unserer Seite, wenn wir neben uns stehen.

Inhalt

TEIL DREI

Vorwort

»Bist du bereit, Max? Wenn mir irgendjemand dabei helfen kann, dann du.«

Der Hund neben mir schaut auf und sieht mir in die Augen. Er sitzt auf dem Boden. Sein Schwanz wischt hin und her und fegt Kiefernnadeln beiseite. Hinter uns steht das kleine Zelt, in dem wir zur Vorbereitung auf diesen Tag übernachtet haben. In der Ferne jenseits des Waldes ragt der schneebedeckte Felsgipfel, den ich bezwingen möchte, in den dämmrigen Morgenhimmel.

Früher hätte mich die Aussicht auf eine Wanderung auf den Ben Nevis nicht im Mindesten verunsichert. Menschen aus aller Welt kommen in diesen Winkel Schottlands, um den Weg zum Gipfel zu gehen. Aber heute ist der Ben Nevis nicht nur der höchste Berg Großbritanniens, sondern er steht für so viel mehr. Bis vor Kurzem hätte ich es nicht für möglich gehalten, dass ich diese Herausforderung meistern könnte. Nun sehe ich darin eine Chance, mich meinen Ängsten zu stellen.

Wenn Max nicht gewesen wäre, wäre ich genau genommen gar nicht hier.

»Lass uns gehen«, sage ich – und unsere Wanderung beginnt.

Wir sind so früh dran, dass außer uns niemand auf den Beinen ist. Erste Sonnenstrahlen dringen in den Wald und fallen quer über den Weg. Max hat die Nase am Boden, und seine Schultern stampfen auf und ab wie zwei Kolben. Er trottet voraus und kehrt wieder zu mir zurück, ohne mich aus den Augen zu lassen. Er ist ein sehr aufmerksamer Hund. Das ist typisch für die Rasse, trotzdem ist dieser Springer Spaniel etwas ganz Besonderes. Niemand versteht mich besser als Max oder weiß um meine Beklommenheit, während wir einen

9

Zaunübertritt meistern und uns dieser für mich alles entscheidenden Herausforderung stellen. Wenn ich allein wäre, wäre es ein Leichtes, an dieser Stelle einfach umzukehren, nach Hause zu fahren und zu sagen: »Es ist wirklich fantastisch dort oben!«, und niemand wüsste Bescheid. Max' Gegenwart erinnert mich daran, dass ich mir damit nur in die eigene Tasche lügen würde.

Es gibt zwei Gründe für unseren frühen Aufbruch. Bei meinem Tempo werden wir viel länger zum Gipfel brauchen als die meisten anderen. Ich muss jeden Schritt mit Vorsicht und Bedacht wählen und mich gleichzeitig dagegen wappnen, dass ich jederzeit von plötzlichen Schmerzen durchzuckt werden könnte, die mich zum Innehalten zwingen. Wir nehmen den sogenannten »Pony Track« oder die Touristenroute. Ich muss damit rechnen, dass sich der Weg, der sich allmählich in Serpentinen über die unteren Hänge des Berges zieht, bis zum Vormittag mit Wanderern füllt – der wichtigste Grund, weshalb ich so zeitig losgegangen bin. Außer meinem Hund soll mich niemand sehen. Ich kann es jetzt wirklich nicht gebrauchen, dass ein Fünfundsiebzigjähriger mit einem großen Rucksack an mir vorbeizieht und sich dann fragt, wieso ein scheinbar fitter Mittvierziger nicht das gleiche Tempo anschlagen kann. Dass ich von außen ganz normal aussehe, halte ich für einen Teil des Problems. In Wirklichkeit muss ich auf jede Bewegung achten, denn ein falscher Schritt kann schreckliche Schmerzen verursachen.

Es fällt mir schwer, mich zu entspannen, aber ich fühle mich von Max nie unter Druck gesetzt, schneller zu gehen. Er ist nicht angeleint und erkundet den Weg, als wolle er prüfen, ob er sicher für mich ist. Es ist nicht seine Art, in seine eigene Welt davonzustürmen oder mir das Gefühl zu geben, ich würde ihn bremsen. Er klebt aber auch nicht so eng an meiner Seite, dass die Gefahr besteht, über ihn zu stolpern. Er tickt anders, und das ist einer von vielen Gründen, weshalb sich eine derart enge Bindung zwischen uns entwickelt hat. Er lässt mir Freiraum und gibt mir gleichzeitig das Gefühl, nicht allein zu sein.

Max ist für mich da – und umgekehrt. Wir unternehmen diese Wanderung gemeinsam, weil nur er versteht, dass ich mein Bestes gegeben habe, falls alles schiefgeht. Wenn ich scheitere, scheitere ich nur in seiner Gegenwart. Er ist mein kleiner Freund, mein ständiger Begleiter und Schutzengel in Gestalt eines oft dreckverschmierten und leicht müffelnden Spaniels.

Wir wählen unseren Weg den Pfad hinauf, klettern über lose Steine und in den Hang geschlagene Stufen. Ich bleibe immer wieder stehen, um zu Atem zu kommen und die Aussicht zu genießen. Schon seit einer Weile spiele ich mit dem Gedanken an diese Wanderung und kann kaum glauben, dass ich wirklich hier bin. Die Sonne klettert gerade erst in den Himmel, und die Temperatur ist perfekt. Es ist ein glasklarer Tag, und je höher wir kommen, desto mehr frischt die belebende Brise auf. Ich habe Proviant für uns beide dabei, aber in diesem Augenblick interessiert sich Max nur dafür, seinen Stock nicht fallen zu lassen. Er hat ihn gerade erst aus einer Erosionsrinne gefischt, und ich kann sicher sein, dass er ihn bis zum Gipfel hinauf- und wieder hinuntertragen wird. Hat er sich erst einmal für etwas entschieden, gibt er niemals auf, und ich erinnere mich an diese Eigenschaft, als ich gegen meine eigenen Bedenken bezüglich unseres Vorhabens ankämpfe.

Wir hatten über einen halben Tag für die Anfahrt aus dem Lake District gebraucht, wo ich zu Hause bin. Die Autofahrt war eine Qual. Es dürfte die wohl weiteste Reise sein, die ich seit der dramatischen Veränderung in meinem Leben vor sieben Jahren unternommen habe. Hinterm Steuer musste ich feststellen, dass bei jeder Bewegung vom Bremsen bis zum Abbiegen stechende Schmerzen vom Hals bis in den Rücken und die Arme ausstrahlten. Max saß neben mir auf dem Beifahrersitz. Er hat sich diesen Platz ausgesucht, und ich habe ihn gern an meiner Seite – vor allem in schwierigen Momenten.

Trotz der stundenlangen unangenehmen Fahrt freute ich mich auf den Ausflug. Es sollte dabei ausschließlich um meinen Hund und mich gehen. *Ein Männerwochenende. Erst nachdem wir auf dem Campingplatz angekommen waren und ich das Zelt aufgebaut hatte, holte mich die Kraftanstrengung der Fahrt wieder ein. Ich wollte nur noch schlafen. Doch für Max war dies die erste Nacht unter einer Zeltplane. Ich war mir nicht sicher, ob er zur Ruhe kommen würde. Er schnupperte ein wenig herum, während ich meinen Schlafsack und seine Decke ausbreitete. Dann rief ich ihn ins Zelt.*

Ohne zu zögern, schlüpfte Max herein und rollte sich zusammen, als gehöre er hierher, und damit war die Sache erledigt. Den nächsten Tag verbrachten wir mit kurzen Spaziergängen im Wald am Fuße des Berges. Ich musste mich ausruhen, wieder zu Kräften kommen und mich auf den Aufstieg vorbereiten.

Heute Nacht habe ich nicht gut geschlafen, doch nachdem wir aufgebrochen sind und die Kiefern hinter uns gelassen haben, lassen meine Bedenken bezüglich der Wanderung allmählich nach. Wir haben eine ordentliche Strecke vor uns, aber Max ist nicht nur wegen der frischen Luft und der Dinge hier, die es zu sehen und zu hören gibt. Seine Anwesenheit wirkt beruhigend, und es stört ihn nicht, dass ich mein eigenes Tempo habe. Er wirft mir immer wieder lange Blicke zu, und der Ausdruck in seinen Augen scheint zu sagen: »Ich bin für dich da.«

Der Ben Nevis gehört zu den Bergen, die man auf einem Foto nicht recht würdigen kann. Erst wenn man davorsteht und zum Gipfel hinaufsieht, denkt man: »Ganz schön groß!« Der Weg zum Gipfel ist ziemlich lang, und die Wanderung ist nicht ganz einfach. Ich habe mir die Karte angesehen und dabei entdeckt, dass die Strecke erosionsbedingt geändert wurde. Ich muss eine größere Schleife gehen und bin darauf nicht vorbereitet. Nach etwa einem Drittel des Weges muss ich immer wieder stehen bleiben und die Schultern lockern. Das liegt daran, dass ich mich beim Gehen verspanne, weil ich Angst habe, einen falschen Schritt zu machen und unter schrecklichen Schmerzen zusammenzubrechen. An einer Stelle schlängelt sich der Weg um eine Felsnase, und ich bleibe einfach stehen und lehne mich dagegen, um meine Verspannungen abzuschütteln. Sofort kommt Max angelaufen und sieht mich an, und seine langen Ohren flattern im Wind.

»Ich gebe nicht auf«, versichere ich ihm. »Vertrau mir. Wir schaffen das.«

Wir steigen weiter hinauf, und die Landschaft verändert sich. Die Stufen werden höher und anstrengender. In einem Moment komme ich ganz normal vorwärts, und schon im nächsten muss ich mich mächtig ins Zeug legen und mich an Grasbüscheln und Felsen nach oben ziehen. In diesem Augenblick wird mir klar, dass diese Wanderung eine Riesensache für mich ist. Gleichzeitig haben wir einen Punkt erreicht, an dem ich über Tümpel und Seen hinweg auf einen scheinbar endlos weiten Horizont blicken kann. Dies führt mir vor Augen, wie hoch wir schon sind und dass uns jetzt nichts mehr aufhalten kann.

An der Schneegrenze schaltet Max einen Gang höher. Er liebt Schnee, und da der letzte Winter schon eine Weile zurückliegt, nutzt er diese Gelegenheit, um zu zeigen, was es heißt, ein Springer Spaniel zu sein, und stürzt sich in die Schneeverwehungen. Ich muss lächeln, als er umherspringt und seine Pfoten in den Bergen aus Pulverschnee versinken. Obwohl ich seinem Beispiel schlecht folgen kann, genügt dies, um mir einen Motivationsschub zu geben.

Kurz darauf sehe ich bei einem meiner regelmäßigen Kontrollblicke, wie weit wir schon gekommen sind, dass sich jemand mit großen Schritten nähert. Der Mann ist noch weit unten, aber er ist viel schneller, als ich es je sein könnte, und das schärft meine Konzentration. Ich bin gern allein mit Max, aber weil ich so früh losmarschiert bin, habe ich es mir in den Kopf gesetzt, ich könnte an diesem Tag als Erster auf dem Gipfel sein. Ich bin keineswegs der Erste, der den Ben Nevis erobern will. Doch in diesem Augenblick fühle ich mich wie ein Pionier und möchte nicht, dass jemand vor mir oben ankommt.

»Lass uns weitergehen«, sage ich – nicht nur zu Max.

Es ist nicht mehr weit, aber der Wanderer holt immer weiter auf. Ich versuche, nicht in Panik zu geraten oder mich zu überfordern.

Auf keinen Fall möchte ich so weit von jeder Hilfe entfernt von qual-
vollen Schmerzen gelähmt werden. Um mich zu konzentrieren, richte
ich den Blick fest auf Max. Ich erinnere mich daran, dass all dies an
einem absoluten Tiefpunkt in meinem Leben begonnen hat und wir
uns unmittelbar vor einem Höhepunkt befinden.

Zum Gipfel hin weitet sich der Weg zu einem Steinplateau. In die-
ser Höhe ist es bitterkalt, was teilweise auf die kühlende Wirkung des
Windes zurückzuführen ist, und ich bin froh, mich in Wanderbeklei-
dung und -schuhen für extreme Witterungsverhältnisse auf den Weg
gemacht zu haben. Mit brennenden Augen sehe ich nicht weit vor
mir den berühmten Cairn: Der drei Meter hohe Steinhügel dient als
Triangulationspunkt und hilft Kletterern und Wanderern bei der Ori-
entierung. Er markiert auch die höchste Stelle des Ben Nevis. Mein
Herz beginnt, heftig zu schlagen. Noch einmal werfe ich einen prü-
fenden Blick über meine Schulter. Der Wanderer ist jetzt ganz nah,
und ich kann erkennen, dass es sich um einen jungen Mann handelt.
Aber trotz seines strammen Tempos kann er mich jetzt unmöglich
noch überholen.

»Max«, verkünde ich, und er merkt sofort auf, »wir haben es ge-
schafft.«

Mit Max an meiner Seite und Tränen in den Augen lege ich eine
Hand an den Steinhügel. Was mir vor Kurzem noch undenkbar er-
schien, ist Wirklichkeit geworden. Vom Campingplatz bis hierher
haben wir gut 1300 Höhenmeter überwunden. Wir haben dreiein-
halb Stunden gebraucht, und ich stehe als neuer Mensch auf diesem
Gipfel – als ein Mensch, für den von jetzt an alles möglich ist. Ich
empfinde ein Hochgefühl, Erleichterung und unendlich viel Liebe für
meinen treuen kleinen Freund.

»Gut gemacht!«, überrascht mich eine Stimme von hinten. Ich
drehe mich zu dem Wanderer um, der immer näher gekommen ist.
Er strahlt mich an und beugt sich hinunter, um Max den Kopf zu
kraulen.

»Glückwunsch auch Ihnen«, sage ich und grinse frech. »Sie sind heute der Zweite auf dem Gipfel. Der Dritte, wenn Sie meinen Hund mitzählen.«

Der Wanderer, ein deutscher Tourist, lacht und schüttelt mir die Hand. Wir unterhalten uns ein wenig, dann macht er sich auf den Weg, um sich die Aussicht von der anderen Seite des Plateaus anzusehen. Ich bin zufrieden damit, vor dem Wind geschützt hinter dem Cairn zu sitzen und den Augenblick auszukosten. Ich fische Max' Trinknapf, eine Thermoskanne Wasser für uns beide und ein paar Leckerbissen aus dem Rucksack, um unseren Erfolg zu feiern. Er genießt seine Hundekekse, während ich eine Scheibe Malzbrot esse. Ich hatte auch eine Banane in eine Außentasche des Rucksacks gesteckt, doch wie sich herausstellt, ist sie steif gefroren. Schnell ziehe ich die Handschuhe wieder an.

Es ist zu kalt, um länger als ein paar Minuten auf dem Gipfel zu bleiben. Doch bevor wir gehen, muss ich eine letzte Sache erledigen. Ich habe das Telefon noch nicht am Ohr, da kommen mir erneut die Tränen. Nach allem, was wir durchgemacht haben, habe ich recht nah am Wasser gebaut.

Meine Frau meldet sich, und ich sage: »Ange? Ich bin's, Kerry. Wir haben es geschafft!«

»Ihr habt was geschafft?«, fragt sie nach einer kleinen Pause, doch dann erinnert sie sich wieder: »Ach ja, die Bergtour.«

»Wir sind auf dem Gipfel! Vom Ben Nevis! Max und ich haben es bis ganz nach oben geschafft.«

»Wie schön«, erwidert sie fröhlich, und ich weiß genau, was das heißt. Angela ist Friseurin und arbeitet zu Hause. Ihr freundlicher, aber förmlicher Tonfall verrät mir, dass sie gerade Kundschaft hat. Wenn sie allein wäre, wäre sie nicht so zurückhaltend. Ich lächle in mich hinein und sage ihr, dass ich sie liebe und anrufen werde, wenn wir wieder auf dem Campingplatz sind. »Das wäre toll«, sagt sie zur Verabschiedung. »Vielen Dank! Bis bald.«

Ich verstaue mein Telefon und grinse Max an. Es ist, als wüsste auch er genau, was zu Hause los ist. Dann stehe ich vorsichtig auf und sehe mich ein letztes Mal um. Angesichts der fantastischen Aussicht auf die wild zerklüftete Landschaft unter uns fühle ich mich wie ein König, und ich bin sehr stolz darauf, Max an meiner Seite zu haben. Ich hoffe, er teilt mein Glücksgefühl über diesen Erfolg. In letzter Zeit haben wir gemeinsam so viel erreicht.

»Auf geht's«, sage ich. Unser Weg ist noch nicht zu Ende. Mit Max an meiner Seite ist es erst der Anfang.

TEIL EINS

Ein Junge am Strand

Der Lake District ist meine Heimat, die ich sehr liebe. Hier gehöre ich hin, und das Gefühl, hier verwurzelt zu sein, ist mir enorm wichtig. In dieser rauen Landschaft bin ich am glücklichsten, auch wenn ich hier einen der extremsten Tiefpunkte in meinem Leben durchgemacht habe. Hier habe ich auch einen ganz besonderen Hund kennengelernt, der alles veränderte.

Die Berge bilden den Hintergrund der Geschichte von Max und mir, genau wie die majestätische Weite der Seen, in denen sich der Himmel spiegelt. Meine frühesten Kindheitserinnerungen sind jedoch nicht von hier. Sie entstanden weit entfernt vom Nordwesten Englands in einer kleinen Küstenstadt namens Fish Hoek auf der südafrikanischen Kap-Halbinsel.

Ich wurde als jüngster von drei Söhnen in Shropshire geboren. Weshalb wir gerade dort waren, als ich zur Welt kam, habe ich nie erfahren. Wir waren jedenfalls nicht lange genug dort, um Wurzeln zu schlagen. Mein Vater war Schiffsingenieur. Er verbrachte viel Zeit auf See. Als ich zu Beginn der Sechzigerjahre auf der Bildfläche erschien, wurde er bald darauf im Ausland stationiert. Da meine Mutter nicht allein zurückbleiben wollte, packte sie unser Hab und Gut zusammen, und wir begaben uns auf eine lange Reise, um mit dem Schiff den halben Globus zu umrunden und ein neues Leben anzufangen. Im Anschluss daran verbrachten wir als Familie fünf glückliche Jahre in unserer ganz eigenen Welt.

Nur der Strand ist mir aus jener Zeit in Erinnerung geblieben. Der Sand hatte die Farbe verblichener Knochen, und wo er endete, stand eine Reihe pastellfarben gestrichener Strandhäuschen mit Blick auf eine endlose blaue Bucht. Dort lernte ich Krabbeln, Laufen und unter der Aufsicht meiner Mutter in Ufernähe herumzuplanschen. Da in den Gewässern rund um das Kap Haie patrouillierten, durfte ich mich nie allzu weit von ihr entfernen. Tagsüber, wenn es heiß war, verzogen wir uns in den Schatten und tranken Zuckerrohrsaft. Ich entwickelte eine Faszination dafür, bei Ebbe die Gezeitentümpel nach Krabben abzusuchen. Zuweilen stellte ich meine Eltern auf eine harte Probe, weil ich meine neuen Freunde im Eimer nach Hause schmuggelte, damit sie unter meinem Bett übernachten konnten.

Wenn ich an jene prägenden Jahre zurückdenke, ist da nur ein buntes Sammelsurium aus Bildern, Geräuschen, Geschmäckern und Gerüchen in meinem Kopf – von den gewaltigen Wolken, die sich über den Bergketten auftürmten, bis hin zum Salz auf meiner Haut. Eine Geschichte gibt es dazu nicht. Ich weiß nur noch, dass es eine sichere und schöne Zeit war, und ich nicht ahnte, dass sich schon bald alles ändern würde.

Nach Jahren, in denen mein Vater auf Schiffen im Hafen und auf See gearbeitet hatte, ging sein Dienst bei der Marine zu Ende – und da meine Eltern das Gefühl hatten, dass die Zeit reif für etwas Neues war, kehrten wir nach Großbritannien zurück. Meine Mutter und mein Vater stammen beide aus Penrith, einer kleinen Marktgemeinde in Cumbria, die unmittelbar östlich der Seen im Tal des Flusses Eden liegt. Deshalb beschlossen sie, zu ihren Wurzeln zurückzukehren.

Obwohl mein Vater eine Arbeit aufgab, die ihm sehr gefiel, bekam er aufgrund seiner jahrelangen Erfahrung eine gute Anstellung in der Region als Kundendiensttechniker bei einem Waschmaschinenhersteller. Deshalb konnten wir uns ein hübsches Reihenhaus in einer kleinen Häuserzeile unter der Bahnbrücke mit Aussicht auf die freie Landschaft und die schwache Silhouette der fernen Berge im Hintergrund leisten. Aber das Tollste für einen Jungen meines Alters war, dass wir nur einen Steinwurf von einem Bauernhof entfernt waren. Ich liebte es, bei den Tieren zu sein, und war ganz vernarrt in die Schweine und Hühner. Ich bat meine großen Brüder, mich mitzunehmen, doch meist machte jeder von ihnen sein eigenes Ding. Nicht dass sie mich nicht gemocht hätten, ich war ihnen nur einfach zu klein. Wenn sie dann ohne mich loszogen, wanderte ich den Feldweg entlang zum Tor des Bauernhofs, um meine tierischen Freunde zu besuchen. Eigentlich war ich ganz glücklich allein, das war immer schon so. Man könnte sagen, dass ich damals zum Einzelgänger wurde, auch wenn ich das seinerzeit natürlich nicht so empfand. Genau genommen befand sich der kleine Junge in guter Gesellschaft, wenn er erst einmal das Hoftor durchquert hatte.

Für mich war es die natürlichste Sache der Welt, mit den Tieren zu sprechen. Ja, das machen Kinder so – aber ich habe nie damit aufgehört! Es ist irgendwie magisch zu wissen, dass sie zuhören. Auf diese Weise entsteht Verbundenheit, und die brauchen wir alle in unserem Leben. Am allerliebsten aber war ich draußen in der Natur. Ich mochte das Vogelgezwitscher, die leichte Brise auf meinem Gesicht und das Gefühl, überallhin gehen zu können. Ich war glücklich allein; ich gehörte zu den Jungen, die mit ihrer Fantasie einen Stock in ein Schwert oder eine Höhle aus Ästen und Farnen in ein Schloss verwandeln können. Auch fehlte mir jedes Gefühl für Gefahr. Ich spielte gern unten am Fluss, der stark anschwellen konnte, wenn Regenwasser aus den Hügeln herablief. Sogar die inzwischen aufgelassene Dampfzugstrecke hatte für mich ihren Reiz. Früher war sie die wichtigste Verbindung zwischen Penrith und Keswick bei den Seen gewesen. Damals hatte der Heizer Kohlestücke, die zu groß für den Feuerkasten waren, einfach neben das Gleis geworfen. Mein Vater wusste, dass ich mich gern an der Strecke aufhielt, und schickte mich sogar mit einem Eimer los, um alles für den heimischen Ofen aufzulesen, was ich finden konnte.

Während ich mich unter freiem Himmel wohlfühlte, wurde es zu Hause immer ungemütlicher. Wenn ich heimkam, herrschte eine gespannte Atmosphäre zwischen meinen Eltern. Ich war noch zu klein, um zu verstehen, was sie entzweit hatte; ich wusste lediglich, dass etwas nicht stimmte.

Eines Tages brachte mein Vater einen Collie mit nach Hause, der die Familie zusammenschweißen sollte. Wir tauften ihn Rex, was damals praktisch obligatorisch war, wenn man einen Hund hatte. Ich war nicht alt genug, um Rex als meinen Hund zu betrachten, aber ich sah ihn als Mitglied der Familie. Ich nahm ihn mit auf Spaziergänge über die Felder – vermutlich, weil wir daheim beide schnell einen Lagerkoller bekamen und es ein guter Vorwand war, um ein wenig rauszukommen. Wenn ich beobachtete, wie er durch die Wiesen und das Röhricht lief und herumtollte, hatte ich nicht das Gefühl, sein Herrchen zu sein. Es schien, als seien wir gleichgestellt.

Wir legten uns auch noch einen Kater zu, doch mein Vater kam mit ihm überhaupt nicht zurecht. Das beruhte wohl auf Gegenseitigkeit, denn der Kater machte sich immer aus dem Staub, wenn mein Dad zu Hause war. Trotzdem war er meinem Vater lästig. Eines Morgens sagte man mir, der Kater sei umgezogen und lebe nun auf einem Bauernhof am anderen Ende der Stadt. Ich erinnere mich noch, dass ich überlegte, woher die heftigen Kratzer an den Unterarmen meines Vaters stammten, als er seine Abwesenheit erklärte. Wer weiß? Gut möglich, dass mich meine kindliche Unschuld vor der vollen Wahrheit schützte. Für den Zustand der Ehe meiner Eltern galt dies auf jeden Fall.

Das Ende einer Idylle

»Verschwinde, und lass dich hier nie wieder blicken!«

Als mein Vater meine Mutter aus dem Haus warf, stand ich einfach nur da und sah entsetzt dabei zu. Kurz zuvor hatte ein lautstarker Streit begonnen. Er war so heftig, dass offenbar keiner von beiden meine Anwesenheit in der Küche bemerkte.

»Hör auf damit, Dad!«, rief ich. Aber er war vollauf damit beschäftigt, die Tür mit der Schulter zu blockieren, während meine Mutter alles versuchte, um wieder ins Haus zu gelangen. »Hör auf!«

Warum auch immer dieser Krieg zwischen ihnen ausgebrochen war – ich war zwischen die Fronten geraten. Ich hatte meinen Vater noch nie so wütend gesehen, und meine Mutter schrie so laut und hämmerte so heftig gegen die Tür, dass ich mir am liebsten die Ohren zugehalten hätte.

»Gib mir meine Jungs!«, schrie sie. »Kerry!«

Ich versuchte, meinen Dad wegzuziehen, aber ich war zu klein. Noch nie hatte ich mich so nutzlos gefühlt. Mom versuchte sogar, durchs Küchenfenster wieder hereinzuklettern, aber er stieß sie zurück.

»Mum!«, heulte ich hysterisch. »Ich will zu meiner Mummy!«

Ich werde diesen Streit nie vergessen. Als er vorüber war, lag die Ehe meiner Eltern in Trümmern. Meine Mutter zog noch am selben Tag aus und nahm mich mit, aber meine beiden Brüder blieben bei meinem Vater. Es gab weder Verhandlungen noch ruhige Gespräche. Ich stürzte mich einfach bei der erstbesten Gelegenheit in die Arme meiner Mutter, während mein Vater schwor, dass es zwischen ihnen aus war.

Mit einem eilends gepackten Koffer zogen wir bei ihren Eltern in Penrith ein. Sie hatten eine altmodische Einstellung zur Ehe, und es war ihnen unbegreiflich, wie meine Mutter und mein Vater eine Trennung überhaupt in Betracht ziehen konnten. Aber sie nahmen uns auf. Nachdem meine Mutter aufgehört hatte zu weinen, sagte sie immer wieder, sie habe mich lieb, und alles werde gut. Ich war gerade einmal acht Jahre alt und hatte bereits Dinge gesehen und gehört, die mein Vertrauen in meinen Platz auf dieser Welt erschütterten. Ich hatte länger in Südafrika gelebt als hier, doch der glückliche Junge vom Strand war inzwischen ganz in die Vergangenheit entschwunden. Weil ich noch so klein war, fiel es mir schwer, die Geschehnisse zu verarbeiten. Man sagte mir zwar, ich müsse mir keine Sorgen machen, doch unterschwellig waren sie immer da.

Der Streit, dessen Zeuge ich gewesen war, entpuppte sich als Auftakt zu einer hässlichen Scheidung. Wir Kinder wurden zu Waffen in einem Krieg. Und schlimmer noch, meine großen Brüder nahmen es mir übel, dass es mir irgendwie gelungen war, bei unserer Mutter zu bleiben, während sie zurückgelassen wurden. Wenn wir uns sahen, flößten sie mir Schuldgefühle ein, als hätte ich sie im Stich gelassen. Dabei war das Leben bei meinen Großeltern auch nicht leicht. Ich war ohne jede Vorwarnung aus meiner gewohnten Umgebung gerissen worden und völlig aus dem Gleichgewicht, und meine Großmutter litt an Parkinson. Natürlich wusste ich nicht, was das bedeutete, ich sah nur die Symptome: das Muskelzittern, die Distanziertheit und die langsamen Bewegungen. Da ich keine weitere Erklärung dazu bekam, machte Großmutter mir Angst. Ich konnte in ihrem Haus nicht entspannen, weil ich immer befürchtete, sie könne jederzeit ins Zimmer schleichen. Außerdem waren wir ein gutes Stück von der Natur entfernt. Es war etwas ganz anderes, in einer Ortschaft zu wohnen. Ich wusste nicht, wohin ich gehen sollte, wenn ich hin und wieder etwas Freiraum brauchte.

Die einzige Rettung waren mein Großvater und seine Hobbys. Er besaß einen Schrebergarten in der Nähe, der sein ganzer Stolz war. Er hatte die meiste Zeit seines Lebens im Schatten meiner Großmutter gestanden, doch mit dem Spaten in der Hand war er in seinem Element, und sein Wissen faszinierte mich. Er zeigte mir, wie man im Treibhaus aus Samen Gemüsepflanzen zog, sie zur rechten Zeit auspflanzte und dann pflegte, während sie heranwuchsen. Im Sommer saßen wir draußen und aßen Tomaten direkt vom Strauch. Ich machte dabei immer eine Riesensauerei, aber ihr Geschmack und ihr frisches, herbes Aroma verzauberten mich. Mein Großvater hatte auch eine Leidenschaft fürs Rasenbowling. Er verbrachte viel Zeit im Club gegenüber dem Bahnhof von Penrith. Ich denke gern daran zurück, wie ich die Entwicklung eines Spiels verfolgte und das Gefühl hatte, Teil seiner Mannschaft zu sein. Er war ein sehr guter Spieler, und als er einige Jahre später starb, wurde seine Asche auf dem Grün verstreut.

Neben dem Schrebergarten meines Großvaters wurde auch der Rasenbowling-Club zu einem Ort, an den ich flüchten konnte, wenn ich mal aus dem Haus musste. Er lenkte mich auch von der Sehnsucht ab, die ich bei jedem Gedanken an meine Brüder und meinen Vater empfand. Selbstverständlich bemühte sich meine Mutter nach Kräften um mich, aber sie hatte wegen der laufenden Scheidung ihre eigenen Probleme. Es war eine verwirrende Zeit. Wenn ich meinen Vater besuchte, versuchte er, gegen meine Mutter zu punkten – und umgekehrt. Mit der Zeit zerbrach ihre Beziehung ganz, und auch meine Brüder setzten mir weiter zu, weil ich nicht bei ihnen wohnte. Ich hatte immer das Gefühl, irgendetwas wiedergutmachen zu müssen, deshalb drängte ich sie, mir bei der Suche nach Teilen für ein großes Gokart zu helfen, mit dem wir früher in Kapstadt gespielt hatten. Es war in mehreren Seekisten zurückgekommen, aber unterwegs waren ein paar Teile verloren gegangen. Zu meiner großen Bestürzung war ihnen das egal, während ich nichts lieber wollte, als es wieder in Ordnung zu bringen.

»Mum«, sagte ich eines Tages und musste meinen ganzen Mut zusammennehmen. »Ich möchte mit meinen Brüdern zusammen sein.«

Ich kann mir vorstellen, dass ihr bei diesen Worten ihres Jüngsten wohl das Herz gebrochen ist. Aber als ich ihr eines Tages beim Abendessen gegenübersaß, lächelte sie mich tapfer an und versprach, dass sie sehen würde, was sich da machen ließ. Da meine Eltern nicht mehr miteinander sprachen, war eine gütliche Einigung natürlich völlig ausgeschlossen. Die Angelegenheit wurde ins Scheidungsverfahren hineingezogen und landete schließlich vor Gericht. Ich musste in muffigen Nebenzimmern mit Anwälten und einer Reihe von Fremden herumsitzen, die mich dazu befragten, bei wem ich leben wollte.

Inzwischen war klar, dass meine Mutter mich nicht gehen lassen wollte. Das machte es mir sehr schwer, meine Meinung zu äußern und zu sagen, was ich wollte. Ich hatte das Gefühl, sie im Stich zu lassen, aber man forderte mich auf, ehrlich zu sein, und ich tat wie geheißen. Ich konnte nicht alle Beteiligten glücklich machen. Ich konnte nur die Wahrheit sagen, und die lautete nun einmal, dass ich ohne meine Brüder unglücklich war. Die Entscheidung des Gerichts, mich wieder mit ihnen zu vereinen, verschärfte die Situation zwischen meinen Eltern in vielerlei Hinsicht noch weiter. Ich kehrte in unser Reihenhaus zurück, und obwohl mein Leben dort vollständiger war, war meine Mutter ganz und gar nicht glücklich darüber. Sie warf meinem Vater vor, mich hinter ihrem Rücken zu manipulieren, und er schlug nicht weniger heftig zurück. Sie machten sich gegenseitig schlecht, was mich verwirrte und verstörte.

Ich war ein Grundschulkind, und die beiden Menschen, die sich eigentlich um mich hätten kümmern sollen, führten gegeneinander Krieg. Sie hatten jegliches Vertrauen zueinander verloren, und ich stand zwischen den Fronten. Ich wollte mit meinen Brüdern zusammen sein, doch die waren bei Licht betrachtet nur selten zu Hause. Wenn man bedachte, wie unser Vater über unsere Mutter sprach, konnte ich ihnen das nicht verübeln. Schon bald nach meiner Rückkehr zerstritt sich mein großer Bruder mit ihm, zog erst zu unserer Mutter, feierte aber kurz darauf seinen achtzehnten Geburtstag und ging von da an seinen eigenen Weg. Da ich von Aufruhr und Konflikten umgeben war, zog ich mich schnell wieder in meine eigene Welt zurück mit Rex und den Tieren vom Bauernhof und den Abenteuern, die ich draußen auf den Feldwegen erleben konnte.

Trotz der Turbulenzen, in denen meine Eltern steckten, hatten wir gefühlt auch gute Momente. Wenn mein Vater am Ende der Woche von der Arbeit nach Hause kam, nahm er uns mit in den Pub. Er holte uns mit seinem Kleintransporter ab, und dann machten wir uns auf, etwas zu unternehmen. Da wir zu klein waren, um mit ihm ins Wirtshaus zu gehen, warteten wir im Transporter oder im Biergarten. Er brachte jedem von uns ein Radler und eine Tüte »Salt & Vinegar«-Chips. Es fühlte sich besonders an, obwohl wir im Grunde uns selbst überlassen waren. In meinen Augen aber war dies ein Hauch von einem normalen Familienleben. Wir hatten nicht die geringste Ahnung vom Alkoholproblem unseres Vaters, bis er eines Abends ins Röhrchen pusten musste und der Alkoholtest positiv war.

Es war ein Abend unter der Woche. Dad war zu einem Einsatz gerufen worden, um etwas in einem großen Hotel mit Blick auf den Ullswater zu reparieren. Kurz entschlossen hatte er meinen mittleren Bruder und mich mitgenommen. Den ganzen Tag über hatte sich ein Unwetter zusammengebraut, und als wir in der Abenddämmerung losfuhren, kam Wind auf, und es begann zu regnen. Von der Uferstraße aus wirkte die Wasserfläche wie gehämmertes Metall. Normalerweise spielten wir am Seeufer, wenn wir unseren Vater auf einen seiner Einsätze begleiteten. Doch als er den Wagen abgestellt und mit seinem Werkzeugkasten ins Hotel gehuscht war, war der Sturm so heftig, dass es sich anfühlte, als stünden wir unter Beschuss.

Mein Bruder hatte den Platz auf dem Beifahrersitz ergattert. Ich saß hinten zwischen dem ganzen Elektrokram, und das war alles andere als ein Spaß. Wir waren gelangweilt und missmutig und stritten darüber, ob wir die Fenster des Transporters einen Spalt öffnen sollten, damit sie nicht beschlugen. Eine gute Stunde später kam unser Vater endlich aus der Dunkelheit herangeeilt, den Kragen zum Schutz vor dem strömenden Regen hochgeschlagen. Er brüllte sofort los, dass wir uns benehmen sollten. Ich weiß nicht, ob man ihm bei der Arbeit einen Drink angeboten oder ob er seinen eigenen Vorrat dabeigehabt hatte. So oder so hätte er den Schlüssel nicht ins Zündschloss stecken, den Wagen anlassen, die Beleuchtung einschalten und sich über die Uferstraße auf den Heimweg machen dürfen. Die Fahrt hinten im Wagen war schon unter normalen Umständen ziemlich holprig, doch in jener Nacht hatten die Scheibenwischer große Mühe, für klare Sicht zu sorgen, und ich rutschte von einer Seite zur anderen, als sei ich auf hoher See.

»Daddy!«, rief ich bittend, als wir schneller in die Kurve gingen, als mir lieb war.

Mein Bruder rutschte zwar ebenfalls hin und her, aber er wurde von seinem Sicherheitsgurt gehalten und kicherte in sich hinein. Da ich auf diesen Luxus verzichten musste, fand ich die Situation gar nicht komisch.

»Das liegt am Wetter«, sagte Vater, als könne der Sturm etwas für seinen Fahrstil, und schalt meinen Bruder dafür, dass er gelacht hatte.

Danach traute ich mich nichts mehr sagen. In der Dunkelheit, die nur vom schwachen Schein des Armaturenbretts erhellt wurde, hielt ich mich so gut es ging hinten im Wagen fest. Jedes Mal, wenn wir durch ein überschwemmtes Straßenstück pflügten, krachte das Wasser mit Wucht gegen das Fahrgestell. Um den Lärm zu übertönen, machte mein Vater die Musik im Radio lauter. Das Gesäusel stand in krassem Gegensatz zu dem wütenden Sturm. Ich konnte wirklich nichts anderes hören. Als der Transporter nur wenige Minuten später zur Seite kippte und auf zwei Rädern von der Straße schlitterte, dachte ich zuerst, wir seien vom Blitz getroffen worden. Der Lärm – vom schabenden Metall bis hin zu den splitternden Scheiben – war ohrenbetäubend, als der Wagen aufs Dach kippte und sich wie eine blockierte Trommel bei einer von Dads Waschmaschinen um weitere neunzig Grad drehte.

Der Wagen kam auf der Straße zum Liegen. Das Radio spielte noch immer, aber ich hatte das Gefühl, dass die Welt aus den Fugen geraten war, und Vater rief sofort nach meinem Bruder und mir. Wir waren zwar geschockt und mit Kratzern und blauen Flecken übersät, aber wie durch ein Wunder nicht ernsthaft verletzt. Nacheinander krochen wir aus dem Wrack. Ich kletterte zuletzt durch den verzogenen Rahmen, wo vorher die Windschutzscheibe gewesen war. Dabei fischte ich den Rückspiegel aus den Trümmern, den es aus seiner Verankerung gerissen hatte. Mein Vater streckte die Hand aus, um mir herauszuhelfen. Auf seinem Gesicht konnte ich nur Kratzer und Besorgnis erkennen, während mein Bruder schluchzend hinter ihm stand. Erschüttert bis ins Mark, aber in dem verzweifelten Wunsch, dass alles in Ordnung kommen möge, zeigte ich ihnen den Spiegel und verkündete: »Der macht sich bestimmt super an unserem Gokart.«

Schwere Zeiten

Nach dem Unfall wurde meinem Vater der Führerschein entzogen. Noch unmittelbarer aber war die tiefe Erschütterung unserer Familie, nachdem wir mit einem blauen Auge davongekommen waren. Der Vorfall führte leider zu keiner Annäherung zwischen meinen Eltern, sondern als meine Mutter davon erfuhr, zog sie sofort vor Gericht und machte geltend, dass unser Vater nicht in der Lage sei, für uns zu sorgen. Bis zu jenem Augenblick hatten mein älterer Bruder und ich uns niemals gefragt, ob unser Vater ein Alkoholproblem hatte. Bei der Verhandlung behauptete meine Mutter, dass dies kein Einzelfall gewesen sei. Von da an betrachtete ich meinen Vater mit anderen Augen, wenn er ein Bier trank, was seit dem Führerscheinverlust zu Hause häufiger vorzukommen schien.

Aber es gab noch weitere dringende Gründe, weshalb meine Mutter uns zurückhaben wollte. Kurz nach dem Unfall begann mein Vater eine Beziehung mit einer Frau aus der Schusterwerkstatt im Ort, die schon bald unsere Stiefmutter werden sollte. Meine Mutter war der Ansicht, dass wir dadurch in den Hintergrund gedrängt würden. Wir waren häufig allein, mussten uns selbst etwas zu essen machen und trugen schmutzige Schuluniformen, die von Sicherheitsnadeln zusammengehalten wurden. Gleichzeitig begann unsere Mutter, die ein Schatten ihrer selbst gewesen war, bei unseren Begegnungen wieder vor Lebenslust zu sprühen. Bald darauf stellte sie mich dem Mann vor, der mein Stiefvater werden sollte. Da er nett zu sein schien und sie zweifellos glücklich machte, sollte es mir recht sein. Die Beziehung entwickelte sich erwartungsgemäß, und die beiden suchten sich sogar eine gemeinsame Wohnung in Penrith. All dies stützte ihre Argumentation, dass ihre Söhne bei ihr besser aufgehoben seien.

Und so gingen mein älterer Bruder und ich zurück zu unserer Mutter. Nachdem die Scheidung rechtskräftig war und Mutter erneut heiratete, hatte es tatsächlich den Anschein, als würde sie ein neues Kapitel in unserem Leben aufschlagen. In gewisser Weise war diese Zeit wie Flitterwochen für uns alle. Wäre ich etwas älter gewesen, hätte ich gewusst, dass alle Flitterwochen irgendwann zu Ende gehen.

Mein Stiefvater behielt seinen Unmut darüber, dass seine neue Frau bereits Kinder mit in die Ehe brachte, nicht lange für sich. Meinem älteren Bruder und mir wurde schnell klar, dass wir dem neuen Vorstand der Familie lästig waren. Anfangs verstummte er jedes Mal, wenn wir auftauchten, als hätten wir ihn unterbrochen, sodass wir uns unbehaglich fühlten. Wenn Mutter zu Hause war, beließ er es dabei, und sie war zu verliebt, um irgendetwas zu merken. Sie arbeitete in einem Restaurant und war oft den ganzen Abend weg, und dadurch verändere sich alles. Wenn wir mit unserem Stiefvater allein waren, bemühte er sich nicht, seine wahren Gefühle zu verbergen. Sofern er uns nicht völlig ausblendete oder vor sich hin murmelte, dass wir ihm im Weg seien, ließ er Schimpftiraden gegen unseren Vater los. Es war, als mache er ihn dafür verantwortlich, dass sein neues Leben mit unserer Mutter mit der Hypothek ihrer Söhne belastet war. Ich konnte es meinem älteren Bruder nicht verübeln, dass er mit sechzehn Jahren die Schule verließ und sagte, er würde ausziehen. Er hatte einen Job in einem Hotel gefunden, wo er auch wohnen konnte. Von nun an war ich allein mit einem Mann, der aus seiner Verachtung für mich keinen Hehl machte.

»Du bist ein nichtsnutziger Bastard, Irving«, sagte er oft, als sei mein Nachname eine Art Fluch.

Dann kam die Hausordnung. Mein Stiefvater schien nach Lust und Laune neue Regeln einzuführen, um mich zu kontrollieren. Ich durfte nur Licht machen, wenn er im Zimmer war, andernfalls verschwendete ich sein Geld. Auch der Fernseher war ein Luxus, den nur er sich leisten konnte. Im Winter war es völlig ausgeschlossen, dass ich

Feuer machte, um selbst warm zu bleiben. Wenn dagegen mein Stiefvater fröstelte, stelle er mich zur Rede, weshalb ich den Ofen nicht angemacht hatte, und hackte dann so lange weiter auf mir herum, bis das Haus eine angenehme Temperatur hatte. Das ganze Leben drehte sich nur um ihn. Meine Anwesenheit unter seinem Dach duldete er nur unter der Maßgabe, dass man Kinder zwar sehen, aber nicht hören durfte. Beim leisesten Mucks hielt er mir eine Standpauke – ob ich einen Stuhl zurückschob, um mich zu setzen, oder die Treppe knarzte, weil ich mich nach oben schlich. Seine Kontrollversuche wurden immer erstickender. Das ging sogar so weit, dass ich in seiner Gegenwart praktisch nicht mehr atmen durfte. Kurzum, es fühlte sich an, als habe sein Leben nur den einen Zweck, mir so eindrucksvoll wie möglich vor Augen zu führen, dass ich in seinem Haus nicht willkommen war.

Da ich allmählich ein Teenager wurde, nahm mich diese Situation ziemlich mit. Zu Hause fühlte ich mich fehl am Platz und war immer nervös, weil ich jederzeit auf Attacken meines Stiefvaters gefasst sein musste, und ich konnte mich lediglich an einen Ort in meinem Kopf zurückziehen, an dem all dies verschwand. In der Folge nutzte ich jede Gelegenheit, um nicht zu Hause sein zu müssen. Wenn ich nur abends garantiert vor acht Uhr daheim war, konnte ich vorher fort sein, solange ich wollte.

Irgendwann bekam ich von meinem Großvater in Penrith ein Fahrrad geschenkt. Ich weiß nicht, ob er ahnte, was bei mir zu Hause los war, aber ich stürzte mich auf diese Möglichkeit, aus dem Haus zu kommen. Das Raleigh Arena war ein Rennrad mit Bügellenker. Es war damals als erstes Erwachsenenrad bei Jugendlichen beliebt, und ich genoss die Freiheit, die es mir schenkte. Ich hatte von Kindesbeinen an gelernt, mich zu Fuß davonzumachen, aber das Rad änderte alles. Wie schlimm die Situation zu Hause auch wurde, ich konnte mich in den Sattel schwingen und so weit davonradeln wie möglich. Doch bis ich Vertrauen in meine Fahrkünste gewonnen hatte, fuhr ich zur Schule, um dort auf den Wegen rund um den Sportplatz herumzudüsen. Manchmal stürmte der Hausmeister hinter mir her, aber das steigerte meine Entschlossenheit nur noch. Ich tat alles, außer zu verschwinden und nach Hause zu fahren, bevor ich selbst Lust dazu hatte. Wahrscheinlich habe ich den armen Mann wahnsinnig gemacht! Er hatte erst wieder Ruhe, als meine Abenteuerfreude wuchs und ich größere Touren unternahm. Ich dürfte nur ein paar Kilometer weit gekommen sein. Aber für einen jungen Burschen wie mich, der sich derart gefangen fühlte, war es, als hätte ich Flügel.

Für manche Kinder aus schwierigen Verhältnissen kann die Schule zur Zuflucht werden. Auch ich wünschte mir, dass ich mich dort sicher fühlen und ganz ich selbst sein konnte. Doch wenn es an einem Schultag regnete, weigerte sich mein Stiefvater, mich im Wagen mitzunehmen. Falls er zufällig an mir vorbeikam, schaute er nicht einmal in meine Richtung, während ich durch die Pfützen stapfte. Da ich mitansehen musste, wie er einfach weiterfuhr, dürfte es wenig überraschen, dass ich mich in der Schule anschließend nur schwer einfügen konnte. Es fiel mir wohl schwer, die Abwehrmechanismen auszuschalten, die ich entwickelt hatte, um zu Hause zu überleben. Ich blieb meist allein und hatte nur einen winzigen Freundeskreis. Aber selbst da fiel es mir nicht leicht, einen gemeinsamen Nenner zu finden. Wenn meine Freunde zur Schule kamen, unterhielten sie sich manchmal über Fernsehsendungen wie *Grange Hill* oder *Mork vom Ork*, die sie am Abend zuvor gesehen hatten. Dann konnte ich nur nicken und versuchen, mich nicht ausgeschlossen zu fühlen. Meine Freunde wussten, dass ich einen Stiefvater hatte und wie er mich behandelte. Aber wenn ich es doch einmal wagte, jemanden mit nach Hause zu bringen, konnte er manchmal richtig nett sein. Das hing stark davon ab, für wie intelligent er den Betreffenden hielt. Mein Stiefvater hatte mit elf Jahren die Schule verlassen und betrachtete alle Menschen, die einen Hauch von Scharfsinn oder Verstand zeigten, als berechtigte Zielscheibe für seine Herablassung und seinen

Spott. Falls er denjenigen in dieser Hinsicht nicht als Bedrohung empfand, riss er einen Witz – für gewöhnlich auf meine Kosten. Er konnte sogar komisch sein und meinen Gast zum Lachen bringen. All dies machte es in gewisser Weise noch schlimmer, weil dieser sich dann fragte, wieso ich ein Problem mit ihm hatte.

Die Jahre vergingen, und mein Stiefvater setzte seine Hasskampagne gegen mich fort. Ein paar Jahre nach dem Übertritt auf die weiterführende Schule bekam meine Mutter von meinem Onkel einen Welpen namens Prince geschenkt. Prince war ein schwarz-weißer »Sprocker«, eine Mischung aus Springer und Cocker Spaniel. Es war herrlich, wieder einen Hund und endlich einen tollen, fröhlichen Gefährten zu haben. Ich ging mit Prince spazieren und versuchte, ihm Kommandos wie Sitz, Platz, Bring und Rolle beizubringen. Er war klug, und durch ihn kam ich zum ersten Mal mit der Rasse der Spaniels in Berührung. Wenn ich mit Prince allein war, bedachte er mich mit einem Blick, der ein ganz besonderes Gefühl in mir weckte. Er bedurfte meiner Führung – und wenn er sich nur kurz an der Gabelung eines Waldwegs umschaute, welche Richtung ich einschlagen wollte. Es war das erste Mal, dass sich jemand auf mich verließ. Dies gab mir eine Aufgabe auf unseren Spaziergängen und vermittelte mir eine Nähe zu Hunden, die ein Leben lang anhalten sollte.

Ich durfte mir nur nicht anmerken lassen, wie wichtig Prince für mich war. Wäre mein Stiefvater dahintergekommen, hätte er im Handumdrehen dafür gesorgt, dass er verschwand. In mancher Hinsicht war Prince für mich das Herz dieser Familie. Er verurteilte mich nicht und sorgte auch nicht dafür, dass ich mich schlecht fühlte, und obwohl meine Mutter auf mich achtgab, hatte sie nicht die geringste Ahnung, was wirklich los war. Sie wusste, dass mein Stiefvater mir gegenüber schwierig sein konnte. Aber sie wusste nicht, wie er sich zuweilen hinter ihrem Rücken benahm.

In jeder Sekunde, die ich mit ihm unter einem Dach verbrachte, fühlte ich mich einsam und unzulänglich. Doch das konnte ich meiner Mutter nicht sagen. Nach allem, was sie durchgemacht hatte, war er zu wichtig für sie – obwohl ich nicht verstehen konnte, was sie an ihm fand. Auch zwischen den beiden herrschte nicht immer eitel Sonnenschein. Wenn sie stritten, wurde es heftig, und sie versuchten kaum, es vor uns zu verbergen. Manchmal saß ich in meinem Zimmer, lauschte ihren Auseinandersetzungen und drängte meine Mutter im Stillen, ihn zu verlassen. Ein- oder zweimal hörte ich sogar, wie sie ihn anschrie, dass sie ohne einander besser dran wären. Ich drückte die Daumen, kniff die Augen zusammen und hoffte, sie würde jeden Augenblick in meiner Tür erscheinen und mich bitten, meine Sachen zu packen. Stattdessen sagte sie jedes Mal, wenn sie nach mir sah, dass ich aussähe, als trüge ich die Last der Welt auf meinen Schultern.

»Was ist los?«, fragte sie manchmal, wenn das Leben mit meinem Stiefvater zu viel für mich wurde. »Warum sprichst du nicht mit mir?«

Ich wollte meiner Mutter nahe sein, aber ich erzählte ihr nie etwas. Mit der Zeit lernte ich, schwierige Gedanken und Gefühle einfach zu verdrängen. So fühlte ich mich sicher. Außerdem hatte ich ihr schon einmal das Herz gebrochen. Doch damals, als ich ihr gesagt hatte, dass ich mit meinen Brüdern zusammenleben wolle, war ich noch klein gewesen. Inzwischen wusste ich, was ich ihr mit den Enthüllungen über den wahren Charakter meines Stiefvaters antun würde.

»Es geht mir gut«, sagte ich stattdessen. »Es ist nichts.«

Im Laufe der Jahre versuchte ich oft, meinem Vater zu erzählen, was sich zu Hause abspielte. Ich hatte nicht das Bedürfnis, meine Sorgen in Worte zu fassen; ich dachte nur, dass er vielleicht etwas dagegen unternehmen würde. Er verstand sich nicht mit meinem Stiefvater, aber wenn ich andeutete, dass nicht alles golden war, riet er mir nur, ihm aus dem Weg zu gehen. Ich war enttäuscht, wusste aber auch, dass mein Vater seine eigenen Probleme hatte. Nach dem Überschlag mit dem Transporter kam seine Trinkerei allmählich ans Licht, und irgendwann wurde mir klar, dass er ein richtiges Alkoholproblem hatte. Obendrein gehörte er zu der Sorte Menschen, die unzugänglich werden, wenn sie betrunken sind. Der Alkohol brachte auch eine ungeduldige und manchmal sogar gewalttätige Seite in ihm zum Vorschein.

Wenn ich bei meinem Vater und seiner neuen Frau war, schwebte ich in ständiger Gefahr, seinen Gürtel zu spüren zu bekommen. Es bedurfte nicht viel, damit er danach griff, und meine Stiefmutter hielt ihn nie davon ab. Ab und zu verbrachte ich einen ganzen Tag in Wald und Flur. Ich ging nur dann zum Mittagessen heim, wenn ich wusste, dass sie beide den ganzen Tag außer Haus waren. Trotz der vielen Dinge, die hinter verschlossenen Türen vor sich gingen, erinnere ich mich sehr gern an diese Zeit in der freien Natur. Ich stellte alles Mögliche an – oft allein, aber manchmal auch mit den Kindern von den umliegenden Bauernhöfen. Ich lernte, mit dem Luftgewehr zu schießen, und schürte regelmäßig Lagerfeuer. Es ist ein Wunder, dass mir nichts passiert ist, aber ehrlich gesagt war es draußen sicherer als zu Hause.

Mit sechzehn war es so weit, dass ich mich vor Begegnungen mit der Welt wappnete, als trüge ich eine unsichtbare Rüstung. Von außen erweckte ich den Eindruck, als könne ich auf mich selbst aufpassen, aber tief in meinem Inneren, das ich niemandem zeigte, war ich ein einsamer und unsicherer junger Mann mit wenig Selbstvertrauen. Ich wollte unbedingt weg von meinem Stiefvater, und ich wollte meinen Vater seiner Alkoholsucht überlassen. Aber ich wollte nicht weg aus dieser Gegend, die mir ans Herz gewachsen war. Denn abgesehen von den beiden Haushalten mit ihrer erdrückenden Atmosphäre, in denen ich mich eigentlich hätte zu Hause fühlen sollen, waren meine Heimat die Berge, Seen, Wege und Täler im Nordwesten Großbritanniens, wo ich frei atmen konnte.

Von dem Augenblick, in dem ich mit Max vom Campingplatz am Fuße des Ben Nevis losmarschiere, konzentriere ich mich ganz darauf, den

Gipfel zu erreichen. Was die körperliche Herausforderung angeht, so liegt es an mir, immer wieder einen mit Wanderstiefeln bekleideten Fuß vor den anderen zu setzen. Was die Ungewissheit dieses Wagnisses betrifft, vertraue ich voll und ganz darauf, dass mein Hund mich schon ans Ziel führen wird.

»Wir haben es geschafft!«, sage ich daher ebenso sehr zu Max wie zu mir selbst, als wir endlich am höchsten Punkt stehen und zum Horizont blicken. Kaum zu glauben, dass wir wirklich hier sind. Seit meinem Entschluss hierherzukommen habe ich pausenlos darüber nachgedacht – und vor der Begegnung mit Max wäre es undenkbar gewesen. »Nach allem, was wir gemeinsam durchgemacht haben, haben wir's endlich geschafft.«

Die Besteigung des Ben Nevis ist ein Meilenstein für jeden Wanderer. Der Deutsche, der sich kurz nach unserer Ankunft am Gipfel zu uns gesellt, ist offensichtlich ebenfalls begeistert davon, hier zu sein. Gleichwohl kann er nicht ermessen, was für ein enormer Erfolg dies für Max und mich ist. Nachdem wir Höflichkeiten ausgetauscht, Fotos gemacht und ich meine Frau bei der Arbeit angerufen habe, denke ich an den Abstieg. Max ist damit beschäftigt, das Geröll zu inspizieren, und wenn ich ihn mir so ansehe, spürt offenbar nur einer von uns die Anstrengung des Aufstiegs. Trotzdem kann ich mir nicht vorstellen, dass der Abstieg ebenso schwierig wird.

Nur wenige Minuten nach unserem Aufbruch wird mir klar, dass ich die Herausforderung gewaltig unterschätzt habe.

Wer mit ständigen Schmerzen leben muss, kommt bei Müdigkeit und Erschöpfung erheblich schlechter damit zurecht. Als ich mich mit Max auf den Rückweg mache, muss ich mir bei jedem Schritt ganz genau überlegen, wie ich den vorderen Fuß aufsetze. Ich kann es mir nicht leisten, ab- oder auszurutschen. Eine falsche Bewegung, und glühende Schmerzen schießen meine Wirbelsäule hinauf zum Nacken. Sie können so heftig sein, dass ich zusammenbreche. Ich bin von den Anstrengungen des Tages erschöpft und ertappe mich schon bald da-

bei, dass ich beinahe einen Fehler gemacht hätte. Statt mich locker und frei zu fühlen und Fehltritte zu verhindern, bevor sie passieren, spanne ich mich an, als wollte ich mich auf das Schlimmste gefasst machen. Ich gehe schwerfälliger und spüre, wie sich meine Nackenmuskeln verkrampfen. Die Schmerzen strahlen bis in den Kiefer aus, und sie sind unerträglich. Ich will nur noch runter von diesem Berg, aber es gibt keine Abkürzung. Es gibt nur mich, meinen Hund und ein Gefühl purer Entschlossenheit.

Wo der Weg zu steil oder zu anspruchsvoll wird, muss ich mich mitunter umdrehen und auf Händen und Knien hinunterkrabbeln. Ich rutsche sogar ein paar Meter auf dem Po entlang. Max behält mich die ganze Zeit über genauestens im Auge. Er läuft nicht vorneweg und verliert sich auch nicht in Geräuschen oder Gerüchen. Jedes Mal, wenn ich mich nach ihm umschaue, sehe ich seinen wachsamen Gesichtsausdruck, der so wichtig für mich geworden ist – und natürlich den geliebten Stock in seinem Maul!

»Es tut mir leid«, sage ich, denn vermutlich könnte er wie der Wind diesen Hang hinunterflitzen. »Wenn ich unversehrt am Campingplatz ankomme, bekommst du bei der nächsten Gelegenheit ein Eis. Versprochen.«

Ich lächle in mich hinein. Kann sein, dass Max meine Worte nicht versteht. Aber ich kenne keinen Hund mit einer größeren Schwäche für eine Kugel Vanilleeis.

Als das Gefälle abnimmt, begegnen uns allmählich auch andere Menschen auf ihrem Weg nach oben. Einige tragen Bergsteigerkleidung, andere haben sich in Bootsschuhen und Surfshorts auf den Weg gemacht. Es ist eine bunte Mischung aus allen Alters- und Leistungsklassen, doch meine Laune hebt sich jedes Mal, wenn uns jemand entgegenkommt. Die Leute werden sich wahrscheinlich fragen, warum sich ein Mittvierziger wie ein Greis bewegt und einen – wie sie wohl vermuten werden – Assistenzhund an seiner Seite hat. Ich weiß nur, dass Max und ich etwas erreicht haben, was mir noch *vor Kurzem unmöglich gewesen wäre. So komme ich trotz meines merkwürdig besorgten Gesichtsausdrucks voller Stolz den Berg herunter.*

Als wir erneut über den Zauntritt klettern und über den Waldweg zum Campingplatz zurückgehen, hat sich mein Stolz in Euphorie verwandelt. Am Tor sind meine Wangen tränennass. Statt zu unserem Zelt zurückzukehren, dirigiere ich Max zum Fluss, damit wir uns abkühlen können. Obwohl es am Gipfel erfrischend kühl war, sammelt sich im Tal die Hitze des Tages. Außerdem liebt Max nichts mehr auf der Welt als die Chance, sich ins Wasser zu stürzen.

Minuten später habe ich Max den Stock abgeluchst und sehe zu, wie er mit aufgeregt rotierendem Schwanz ins Wasser springt, um ihn zurückzuholen. Ich kann mich nur vor den Spritzern schützen, ihn anfeuern, klatschen und mir eingestehen, dass ich ohne diesen Hund nicht hier wäre. Vorsichtig folge ich meinem besten Freund ins Wasser, und mir wird klar, was für ein Glück es ist, dass ich am Leben bin und mich an den einfachen Dingen erfreuen kann, die es so kostbar machen.

Hinaus in die Wildnis

Ich war dreizehn Jahre alt, als mein Vater mich eines Tages zu sich bat. Es war ungewöhnlich, dass er mich außerhalb der vereinbarten Besuchszeiten sehen wollte, denn normalerweise hatte er selbst dann, wenn ich bei ihm war, kein Interesse an Gesprächen; er wollte sich nur über meinen Stiefvater lustig machen. Daher wusste ich, dass etwas im Busch sein musste.

»Ich gehe fort«, sagte er kurz nach meiner Ankunft und legte den Arm um meine Stiefmutter. »Wir wandern aus nach Australien.«

Mehr als »ach« und »in Ordnung« fiel mir dazu nicht ein.

Ich empfand weder Begeisterung noch Erleichterung darüber, dass ich mich bald nicht mehr vor meinem Vater würde fürchten müssen. Aber sonderlich traurig darüber, dass er ging, war ich in diesem Augenblick auch nicht. Jahrelang hatte ich Barrieren errichtet, damit mich niemand verletzen konnte, daher sah ich ihn nur ausdruckslos an. Ich nickte zwar bei seiner Erklärung, dass das Leben nicht mehr das Gleiche gewesen sei, seit er sich mit dem Transporter überschlagen hatte, aber ich empfand nicht das Geringste.

»Wir geben eine Abschiedsparty«, sagte er, als würde dadurch alles besser. »Ich hoffe, du kannst kommen.«

* * *

Nachdem ich die Neuigkeit richtig begriffen hatte, dachte ich, dass ich ihn wohl doch vermissen würde. Für mich waren seine Wutausbrüche und die Gefahr, bestraft zu werden, mit einer Alkoholfahne verbunden. Doch die war kein Dauerzustand. Ich rief mir ins Gedächtnis, dass mein Vater ganz in Ordnung sein konnte, wenn er nicht gerade trank. Wir hatten den gleichen Humor, und gelegentlich kam es mir vor, als habe er mich wirklich gern. Wenn er nüchtern war, unterhielt er sich manchmal auf Augenhöhe mit mir, als wüsste er, dass ich kein Kind mehr war. Mir kam der Gedanke, dass seine älteren Söhne längst aus dem Haus waren und er auf diese Weise versuchte, verlorene Zeit gutzumachen. Während er Vorbereitungen traf, um mit seinem alten Leben abzuschließen und ein neues zu beginnen, dachte er beim Blick in die Zukunft auch an mich.

»Vielleicht kannst du irgendwann nachkommen«, sagte er. »Bis dahin habe ich ein Geschäft aufgebaut. Wir können zusammenarbeiten, und wenn ich einmal tot bin, gehört alles dir. Bis auf den letzten Penny. Dann bekommst du alles.«

Da ich keine klaren Ziele hatte und auch nicht glaubte, Ehrgeiz entwickeln zu können, klang das nach einem Angebot, das ich nicht ausschlagen konnte. Mein Vater betonte, dass jetzt nicht der richtige Zeitpunkt sei, um mich mitzunehmen. Außerdem verhinderten die Bestimmungen des Sorgerechts einen derartigen Umzug um den halben Globus. Aber er versprach mir hoch und heilig, dass ich zu ihm ans andere Ende der Welt kommen und diesen Neustart gemeinsam mit ihm wagen könne, sobald sich die Gelegenheit dazu bot.

Meine Mutter legte sein Angebot natürlich ganz anders aus. Sie verstand es als direkte Provokation – als eine Gelegenheit, die viele harte Arbeit mit Füßen zu treten, die sie geleistet hatte, um mich großzuziehen. Sie weigerte sich rundheraus, seinen Vorschlag überhaupt mit mir zu besprechen, und verbot mir sogar, auf seine Abschiedsparty zu gehen. Das machte mich wirklich wütend. Obwohl ich so lange in Furcht vor meinem Vater gelebt hatte, wollte ich daran glauben, dass er sich geändert hatte. Anders als bei meinem Stiefvater suchte ich in dem Bild, das ich mir von ihm machte, stets nach dem Positiven. Wenn er wollte, konnte er ein ziemlich guter Entertainer sein. Er konnte Menschen zum Lachen bringen oder beim Erzählen ein wenig dicker auftragen, um sie zu fesseln. Ich gab die Hoffnung niemals auf, dass er das Trinken und das damit verbundene Verhalten ablegen würde wie das Kostüm eines Bösewichts, wenn es nicht mehr nötig war. Es wäre so einfach, den Menschen hervortreten zu lassen, den ich so gern in ihm gesehen hätte – oder zumindest dachte ich das. Nachdem er mir dieses Angebot unterbreitet hatte, sah ich seine Abschiedsparty als meine Chance, unsere Vater-Sohn-Beziehung zu kitten, bevor wir wieder zusammen sein konnten. Meine Mutter war allerdings derart erbost über seine Entscheidung, uns einfach zu verlassen und davonzufliegen, dass ihr letztes Wort zu diesem Thema einen Keil zwischen uns trieb.

»Du bist genau wie er!«, fuhr sie mich einmal an. »Ein nichtsnutziger Hallodri!«

»Vielleicht hast du ja recht!«, gab ich wütend zurück und meinte es auch so. Ich war meines Vaters Sohn und glaubte einfach nicht, dass ich auf irgendeinem Gebiet glänzen konnte.

Auch meine Noten waren nicht besser geworden. Meine Brüder hatten das Gymnasium besucht, aber ich war einfach nicht gut genug, um in ihre Fußstapfen zu treten. Sie hatten früher Witze über mich gemacht und mich als dumm bezeichnet, und ich hatte es mir zu Herzen genommen. Für mich war das Klassenzimmer ein Ort, an dem ich still und verwirrt an meinem Platz saß und einfach abschaltete. Mathematik war der beste Beweis dafür, was mein Selbstvertrauen noch weiter aushöhlte. Ich mochte ein paar Fächer wie Erdkunde und freute mich auf Sportarten wie Rugby, weil ich dann Teil einer Mannschaft war. Aber ich akzeptierte im Laufe der Jahre, dass ich niemals der akademische Typ sein würde. Einen Hauch von Talent zeigte ich nur in praktischen Fächern wie dem Werken mit Holz und Metall. Ich kam dahinter, dass ich recht geschickt darin war, Dinge zusammen- und folglich auch auseinanderzubauen, um zu sehen, wie sie funktionierten. Ich zerlegte sie gern in ihre Bestandteile – vor allem dann, wenn sie nicht richtig funktionierten. Leider kam ich nie auf den Gedanken, das auch bei mir selbst zu probieren, um herauszufinden, warum ich so unglücklich war. Stattdessen fand ich immer neue Möglichkeiten, meine Gefühle zu unterdrücken, damit niemand merkte, was in meinem Kopf und in meinem Herzen wirklich vor sich ging.

Während meiner Teenagerzeit kamen Mädchen noch am ehesten an mich heran. Ich tat mich zwar grundsätzlich schwer damit, anderen meine Gefühle anzuvertrauen, aber ich verabredete mich gern mit Mädchen, die ich mochte, damit wir uns besser kennenlernen konnten. Und es war auch nicht ich derjenige, der die Beziehung schließlich beendete. Vielmehr genügte ein einziger Besuch bei uns zu Hause, damit mein Stiefvater jeder knospenden Romanze den Todesstoß versetzte. Wenn ich ein Mädchen zum Abendessen einlud, stolz wie Oskar, dass sich jemand für mich interessierte, ignorierte er sie einfach. Sogar wenn er bei meiner Ankunft gute Laune hatte, machte er ein langes Gesicht, sobald er sah, dass ich in weiblicher Begleitung war. Er würdigte sie auch dann keines Blickes, wenn ich sie vorgestellt hatte oder sie versuchte, sich mit ihm zu unterhalten. Ich wäre vor Scham am liebsten im Erdboden versunken. Es war, als hätte mein Stiefvater erkannt, dass ich hier eine Chance hatte, glücklich zu sein, und sie sofort zunichtegemacht. Folglich endete jede zarte Romanze damit, dass sich das Mädchen eine Ausrede einfallen ließ, vorzeitig nach Hause ging und sich anschließend von mir distanzierte. Denn mein Stiefvater war einfach die Pest.

Im Laufe der Jahre wurde seine Einstellung mir gegenüber keinen Deut besser. Ich war längst ein junger Mann, doch er versuchte nach wie vor, mich auf die gleiche Weise zu bedrohen und einzuschüchtern wie damals, als ich noch ein verwirrter kleiner Junge gewesen war. Je größer ich wurde, desto seltener griff mein echter Vater nach seinem Gürtel; statt mit mir zu schimpfen, begann er allmählich, sich mit mir zu unterhalten. Mein Stiefvater hingegen empfand meine zunehmend stärkere körperliche Präsenz als unmittelbare Bedrohung seiner Autorität. Mit seinen immer strikteren Regeln, seinen ständigen Nörgeleien und Drohungen gab er mir das Gefühl, zu viel Platz im Haus einzunehmen und ihm praktisch die Haare vom Kopf zu fressen. Da ich nun älter und unabhängiger war, ließ ich mir einfach etwas mehr einfallen, um ihm aus dem Weg zu gehen – und da kam mir die Army Cadet Force, die Jugendorganisation der britischen Armee, zu Hilfe.

Ich wurde nur deshalb Kadett, weil auch viele meiner Freunde mitmachten. Die Vorstellung, zweimal die Woche draußen an der frischen Luft mit Gewehren und Zelten herumzuspielen, übte einen starken Reiz auf mich aus. Außerdem dachte ich, dass ich dort vielleicht ein paar neue Freunde finden würde. Aber ich hatte nicht damit gerechnet, dass es so erfüllend sein würde. Schon bald ging ich nicht nur hin, um dazuzugehören, sondern weil mir alles daran gefiel.

Jedes Treffen war eine Gelegenheit, mit jungen Menschen zusammen zu sein, die ebenso gern im Freien waren wie ich. Wir trugen alle die gleiche Uniform und waren deshalb alle gleich. Es herrschte Disziplin, aber wir hatten auch viel Spaß, und die geltenden Regeln flößten Respekt ein, statt Angst zu machen. Als Kadetten hatten wir die Gelegenheit, neue Fähigkeiten zu erwerben, und wir wurden sowohl von Höher- als auch von Gleichrangigen dabei unterstützt. Es gab zahlreiche Übungen und gemeinsame Erfahrungen, was viel dazu beitrug, mich aus meinem Schneckenhaus zu locken.

Ich hatte einfach zum ersten Mal im Leben eine Familie gefunden und das Gefühl, dazuzugehören und willkommen zu sein. Vermutlich wusste ich dies mehr zu schätzen als die meisten anderen, weil ich es noch nie wirklich erlebt hatte. Die Army Cadet Force bereitete mich zweifellos auf eine militärische Laufbahn vor, die ich eine ganze Weile auch ernsthaft in Betracht zog. Dagegen sprach nur, dass all meine Zielstrebigkeit, die ich bei den Kadetten empfand, auf dem Heimweg sofort wieder verpuffte.

Mein Stiefvater musste nur einen Blick auf mich werfen, wenn ich in meiner Uniform zur Tür hereinspazierte, um mich sofort wieder daran zu erinnern, wer hier das Sagen hatte. Entweder war ich beim

Heimkommen zu laut gewesen, oder ich hatte Dreck an den Stiefeln hereingetragen. So oder so brach er einen Streit vom Zaun und ließ ihn schnell eskalieren. Er sah sich damals gern Wrestling-Schaukämpfe zwischen Kontrahenten mit Namen wie Giant Haystacks, Big Daddy und Kid Dynamo im Fernsehen an. Ich weiß nicht, ob er sich mit ihnen identifizierte, aber sobald sich ihm die Gelegenheit bot, stürzte er sich auf mich. Als es zum ersten Mal passierte, lief gerade ein Wrestling-Kampf im Fernsehen. Ich hatte neben ihm auf dem Sofa gesessen und seine endlosen Kommentare ausgeblendet, dass er es besser konnte, als er plötzlich die Aufmerksamkeit auf mich richtete. Wir würden nur so tun, als ob wir kämpften – zumindest sagte er das. Aber die Sache war mir von Anfang an nicht geheuer. Meinen Protest wischte er grinsend weg, als sei ich nun in einem Alter, in dem derartige Dinge akzeptabel waren, drehte mir den Arm auf den Rücken oder drückte mich zu Boden, als befänden wir uns im Ring. Im Laufe der Zeit wurde aus seiner Vorstellung von Spaß und Spiel eine Möglichkeit, mich in die Schranken zu weisen.

Als ich von den Kadetten heimkam, sagte mein Stiefvater einmal zu mir: »Du bist zu spät, Kerry.«

Er saß im Wohnzimmer und wandte seine Aufmerksamkeit von der Sendung ab, die gerade über den Bildschirm flimmerte. Ich hatte soeben die Tür hinter mir geschlossen und wusste genau, dass ich rechtzeitig zu Hause war.

»Es ist noch vor acht«, sagte ich. Diese Bemerkung genügte, um ihn aufspringen zu lassen.

»Sieh dich nur an«, sagte er und musterte mich von Kopf bis Fuß. Ich war sehr stolz auf meine Kadettenuniform – von den Stiefeln bis zum Barett. Sie gab mir eine Identität, die nichts damit zu tun hatte, dass ich in diesem Haus wohnte. »Soldatenjunge.«

Er bedachte mich mit einem Blick, der wie eine Kampfansage war. Mit einem Mal fühlte ich mich mutterseelenallein. Ich warf einen Blick in die Küche und die Treppe hinauf: Von meiner Mutter war nichts zu sehen oder zu hören. Sie machte wohl einen Abendspaziergang mit Prince. Wir waren allein zu Hause. Als mir dies bewusst wurde, hätte ich am liebsten nach der Türklinke gegriffen, um gleich wieder zu gehen. Aber dafür war es zu spät.

»Was schaust du an?«, fragte ich in der Hoffnung, ihn abzulenken, während ich an ihm vorbei ins Wohnzimmer schlich. »Hey!«

Mein Stiefvater packte mich grob am Hemdkragen und zerrte mich herum, bis ich ihm gegenüberstand.

»Na los!«, brüllte er mich an. Wir stießen praktisch mit den Nasen aneinander. »Bringen die euch denn nicht bei, wie man kämpft?«

Noch bevor ich Luft holen konnte, um ihn daran zu erinnern, dass es bei den Kadetten nicht um den Kampf Mann gegen Mann ging, hatte er mich in den Schwitzkasten genommen.

»Lass mich los!«, schrie ich. »Lass mich in Frieden!«

Er hatte mich im Würgegriff, und ich empfand sowohl Schock als auch eine tiefe Demütigung. Ich war zwar gewachsen, aber er war immer noch größer als ich und lachte nur, als ich mich wehrte. Ich flehte ihn an loszulassen, aber er drängte mich weiter, wie ein Mann gegen ihn zu kämpfen.

»Mach schon, Kerry! Zeig's mir! Beweis mir, dass du's draufhast!«

Falls dies ein Jux für ihn war, konnte ich darüber nicht lachen. Ich hatte einen großartigen Abend bei den Kadetten verbracht, und beim Nachhausekommen passierte so etwas. In solchen Momenten wurde mein Glaube, ich könne gut genug für die British Army sein, mit Füßen getreten. Wenn ich noch nicht einmal mit meinem Stiefvater fertigwurde, dachte ich, wozu konnte ich dann schon nütze sein? Während ich wild um mich schlug, verwandelte sich meine Ohnmacht in Wut. In diesem Augenblick hatte ich zum allerersten Mal genug. Ich wollte meinem Stiefvater nur noch zeigen, dass ich mich nicht mehr herumschubsen ließ. Ich versuchte, ihn gegen die Wand zu drücken, aber er ahnte, was ich vorhatte. »Mehr hast du nicht zu bieten? Mehr *nicht*?«

Ich wollte den Mistkerl auf den Rücken werfen, aber er hatte mich fest im Griff. Er hatte sich vorgebeugt, meinen Kopf im Schwitzkasten, und verlagerte das Gewicht von einem Fuß auf den anderen, damit ich mich nicht befreien konnte. Ich versuchte ein letztes Mal, mich loszumachen. Dann schluckte ich meine Tränen hinunter und gab auf. Es fühlte sich alles so sinnlos an, wie eine Zusammenfassung meines gesamten Lebens.

Denn je mehr ich mich in meinem verzweifelten Wunsch nach Freiheit wehrte, desto fester wurde sein Griff.

Die Schule des Lebens

Mit sechzehn Jahren verließ ich die Schule. Ich sah einfach keinen Sinn darin, im Klassenzimmer herumzusitzen, während ich das Gefühl hatte, dass mir alle anderen meilenweit voraus waren. Zum damaligen Zeitpunkt befand sich die Arbeitslosigkeit in Großbritannien auf einem Rekordhoch von drei Millionen. Indem ich zum letzten Mal durchs Schultor schritt, trug ich wenig dazu bei, mir meine Möglichkeiten offenzuhalten. Doch es war einfach der einzig mögliche Weg, den ich für mich sah.

Ich hatte zwar kein großes Selbstbewusstsein, aber ich war nicht faul. Ich wollte arbeiten – und sei es auch nur deshalb, weil ich genügend Geld verdienen wollte, um auf eigenen Füßen zu stehen und meinem Stiefvater zu entkommen. Da ich weder einen nennenswerten Plan noch Vertrauen in meine Fähigkeiten hatte, ging ich zum Arbeitsamt. Es war eine furchtbar trostlose Erfahrung. Ich reihte mich in eine Schlange ein, füllte Formulare aus und nahm dann einem Mann gegenüber Platz, der meine Antworten durchging, als hätte er andere Dinge im Kopf. Trotz dieser unerfreulichen Einführung ins Arbeitsleben hatte ich hinterher zwei Termine für Bewerbungsgespräche in der Tasche.

Der erste fand in einer Geflügelverarbeitungsanlage statt. Ich erfuhr, dass ich tote Hühner rupfen sollte, die an Haken von der Decke hingen. Ich wusste zwar nicht recht, was ich mit meinem Leben anfangen wollte, aber ich kannte mich gut genug, um zu wissen, dass dieser Job nichts für mich war. Der Gestank raubte mir den Atem, die Langeweile war nicht zu überbieten, aber vor allem hatte ich ein mieses Gefühl, weil die Hühner, die von Lastwagen in Kisten in der Fabrik angeliefert wurden, so ein elendes Leben gehabt hatten.

Mit ähnlichen Vorbehalten ging ich auch zu meinem zweiten Bewerbungsgespräch. Es war ein Termin bei einem örtlichen Metzger, der einen Lehrling suchte. Zwischen dem Verlassen der Geflügelfabrik und der Ankunft in der Metzgerei fühlte es sich an, als bräche meine Welt zusammen. »Ist das alles, wozu ich tauge?«, fragte ich mich beim Anblick meines Spiegelbilds im Schaufenster. Ich sah gut aus, aber ich fühlte mich erbärmlich, und ich hatte den Eindruck, dass mich der alte Metzger in dem Vorstellungsgespräch wie ein Stück Fleisch taxierte. Ich hätte heulen können, aber ich bewahrte die Fassung und sah ihm in die Augen, während er mir alles über den Familienbetrieb erzählte. Wie ich erfuhr, lag ihm das Wohl der Tiere sehr am Herzen. Er sagte, er biete im Laden nur sorgfältig ausgewähltes Fleisch an, und damit traf er bei mir einen Nerv. Ich hörte interessiert zu, obwohl ich bereits zu dem Schluss gekommen war, dass er sich nur pro forma mit mir unterhielt.

Zu Hause erzählte ich meiner Mutter von meinem Tag. Sie verstand die Sache mit der Geflügelfabrik und machte uns eine Tasse Tee, während ich ihr von meinem Gespräch mit dem Metzger berichtete.

»Das hört sich doch gar nicht so schlecht an«, sagte sie, obwohl ich deswegen so niedergeschlagen war. »Jedenfalls bekämen wir Gratisfleisch!«

Ich wusste nicht genau, ob sie Witze machte, aber wir lachten trotzdem. Mir graute vor der Rückkehr meines Stiefvaters. Er würde bestimmt etwas daran auszusetzen haben, wie ich mich präsentierte, und dann einen Streit über meine Berufsaussichten anfangen.

Doch wie sich herausstellte, konnte ich bei seiner Heimkehr glücklich berichten, dass ich eine Vollzeitstelle hatte.

Bald, nachdem die Geschäfte im Ort geschlossen hatten, klopfte es abends an unserer Tür.

Meine Mutter öffnete, und ich hörte eine vertraute Stimme fragen: »Ist Ihr Junge daheim?« Ich kam zur Tür, und im ersten Augenblick hätte ich den alten Mann ohne seine Schürze und seine Mütze fast nicht wiedererkannt. Als er mich entdeckte, strahlte er mich an. »Du hast die Lehrstelle, Kerry, wenn du sie möchtest.«

Ich hatte keine Ahnung, womit ich den Metzger beeindruckt hatte. Ich war überzeugt gewesen, für ihn nicht in Frage zu kommen. Doch nun lösten sich alle meine Zweifel an der Arbeit im Laden in Luft auf. Da ich so selten das Gefühl hatte, geschätzt zu werden, packte ich die Gelegenheit beim Schopf. Noch besser war, dass ich am Morgen meines ersten Ausbildungstags in der Wurstküche arbeiten durfte. Ich hatte mir große Sorgen gemacht, wie es wohl wäre, hinter einer Theke zu stehen. Denn dann hätte ich mit Menschen umgehen müssen – und dafür, so glaubte ich, sei ich nicht gemacht. Schon bei dem Gedanken, eine Kundin begrüßen zu müssen, wurde mir übel. Deshalb war ich überrascht und sehr erleichtert, als mich der Metzger bat, ihm durch eine Tür nach hinten zu folgen, und mich an einem Edelstahltisch platzierte, wo ich mit dem Radio allein war. Dann begann er, mir mit einer Auswahl von Messern in einem Messerblock die Grundlagen des Fleischerhandwerks beizubringen.

Seiner Ansicht nach machte ich den Job, um den sich alle anderen im Laden lieber drückten. Der alte Metzger verlangte viel von mir. Er stellte hohe Ansprüche, und ich wollte ihn unbedingt mit der Qualität meiner Arbeit beeindrucken. Ich war wild entschlossen, aus allen Fehlern zu lernen, und machte es mir deshalb zum Prinzip, ihn um seine Einschätzung und seinen Rat zu bitten. Die Arbeit mit den Messern erinnerte mich in vieler Hinsicht an die Zeit, als ich allein durch den Wald gestreunt war. Ich fand Gefallen an dem handwerklichen Geschick, das dazu nötig war. Ich machte zwar eine Arbeit, die niemand sonst machen wollte, aber ich machte sie mir zu eigen. Beinahe ein ganzes Jahr lang konnte ich jeden Morgen meine Schürze in dem Wissen umbinden, dass ich den ganzen Tag keine Scherereien mit anderen Menschen haben würde. Natürlich neckten mich der Metzger und seine Gesellen, und als ich schon etwas länger in der Lehre war, gab es auch konstruktive Kritik. Aber das war in Ordnung. Doch dann wurde eines Dienstagmorgens ein Mitarbeiter krank, und es war niemand da, um ihn zu vertreten.

»Kerry, zieh deinen Metzgerkittel an. Du arbeitest heute im Laden.«

Ich erstarrte vor Schreck, als mein Chef um die Ecke schaute, um mir dies zu sagen.

»Was?«

»Wir brauchen Hilfe hinter der Theke.«

»Aber …«

»Nichts aber«, wischte er alle Ausreden weg, die ich mir hätte ausdenken können, und sah mir einen Moment lang fest in die Augen. Er wusste, dass ich mich hier hinten wohlfühlte, aber er war Geschäftsmann und brauchte mich vorne im Laden. »Sei einfach du selbst, Kerry. Du bist ein anständiger junger Mann, und das reicht mir.«

Ein paar Minuten später betrat ich den Laden. Mein Gesicht war so weiß wie mein Metzgerkittel. In diesem Augenblick fühlte ich mich, als stünde ich an der Front. Jeder, der durch die Tür hereinkam, erschien mir als Bedrohung. Da man mir so lange das Gefühl gegeben hatte, wertlos zu sein, glaubte ich, nicht mit Menschen umgehen zu können.

»Sind Sie sicher?«, fragte ich den Metzger, als er meine zitternden Hände bemerkte. »Ich will Sie nicht enttäuschen.«

Aber bevor er Luft holen konnte, signalisierte die Glocke über der Tür die Ankunft der ersten Kundin. Eine Frau mit einem Einkaufswagen aus Schottenkarostoff betrat den Laden. Der Metzger grüßte sie freundlich und zwinkerte mir zu.

»Was kann ich für Sie tun?« Ich räusperte mich, um noch einmal anzusetzen, weil meine Stimme kaum zu hören war. Ich hatte erwartet, dass mich die Frau finster ansehen würde, aber sie lächelte nur und verlangte Frühstücksspeck.

Mag sein, dass sich das nach keiner großen Sache anhört, aber jener Tag war meine Feuertaufe. Ich konnte mich erst entspannen, als es an der Zeit war, das »Open«-Schild an der Tür umzudrehen. Inzwischen war ich erschöpft, aber auch euphorisch. Ich hatte jede Menge Kunden bedient und dabei festgestellt, dass mir diese Arbeit Freude machte. Zugegeben, im ersten Moment hatte ich immer Angst gehabt. Doch die war verschwunden, sobald ich die Leute begrüßt und eine freundliche Antwort erhalten hatte. Es war eine Hilfe, dass die Ladentheke eine echte Barriere bildete – eine Grenze, die niemand überschreiten konnte. Für mich wurde sie umgekehrt bald unsichtbar, als ich weiter im Laden bediente. Nicht alle Menschen waren wie mein Stiefvater oder mein Vater. Niemand hatte versucht, mich kleinzumachen oder mir mit irgendwelchen Strafen zu drohen. Die Kunden hatten mich so behandelt, wie ich sie behandelte, und ich hatte jede Minute genossen.

Eigentlich hätte der Einsatz eine einmalige Angelegenheit sein sollen, aber mein Chef war so beeindruckt, dass er mich bat, es am nächsten und übernächsten Tag gleich noch einmal zu versuchen. Binnen einer Woche teilte ich meine Zeit zwischen meinen Pflichten in der Herstellung und im Verkauf hinter der Theke auf. Es war wie bei meiner Einführung ins Fleischerhandwerk: Nachdem ich meine Ängste erst einmal überwunden hatte, wollte ich alles lernen, was es über den Verkauf zu lernen gab. Es ging nicht nur darum, freundlich zu sein. Man musste auch die Bedürfnisse der Kunden verstehen und lernen, sie zu erfüllen. Dazu musste ich mein Schneckenhaus verlassen und Kontakt zu unserer Kundschaft aufnehmen, und das hat mich zu dem Menschen gemacht, der ich heute bin.

Im Laufe meiner Lehre, die später in eine feste Anstellung mündete, wurde ich allmählich aufgeschlossener. Ich hatte Freunde, mit denen ich abends in Penrith ausging. Als Jugendlicher war ich groß und kräftig für mein Alter und bekam deshalb lange vor meinem achtzehnten Geburtstag in den Pubs etwas zu trinken sowie Zutritt zu den örtlichen Nachtclubs. Nach der Arbeit auszugehen war auch eine gute Möglichkeit, nicht mehr Zeit zu Hause verbringen zu müssen als unbedingt nötig. Ich versuchte, meinem Stiefvater so weit wie möglich aus dem Weg zu gehen. Da ich nun in einem Alter war, in dem er mir nicht mehr vorschreiben konnte, wann ich zu Hause zu sein hatte, blieb ich einfach so lange fort, bis ich sicher sein konnte, dass er tief und fest schlief, wenn ich ins Haus schlich.

Ich bin in dieser Metzgerei praktisch groß geworden und habe mich dort von einem schüchternen Jungen in einen aufgeschlossenen jungen Mann verwandelt, der endlich an sich selbst glaubte. Dieser Wandel vollzog sich nicht von einem Tag auf den anderen, und das gewonnene Selbstvertrauen war zerbrechlich, aber ich lernte, mich nach außen zu präsentieren. Ich war bereit, mir in der Welt einen Namen zu machen.

Als der alte Metzger ankündigte, dass er in den Ruhestand gehen würde, wusste ich, dass es an der Zeit war weiterzuziehen. Da ich mir bei der Arbeit einen guten Ruf aufgebaut hatte, fand ich schnell eine neue Anstellung in einer größeren Metzgerei. Ich hatte gehofft, dass diese Arbeit neue Herausforderungen bieten würde, aber ich merkte bald, dass es nicht mehr das Gleiche war. Anders als in der alten Metzgerei hatte ich nicht das Gefühl dazuzugehören. Es fühlte sich nicht mehr an wie eine Familie. Ich wollte nicht riskieren, unglücklich zu werden, und nahm vorübergehend einen Job als Lagerist an. Ich verdiente genügend Geld, um die Miete zahlen zu können, auf der mein Stiefvater selbstverständlich bestand, und das Beste aus den Abenden mit meinen Freunden zu machen. Ich lernte, genauso viel zu trinken wie die anderen und mit wenig Schlaf auszukommen. Damals machte ich auch den Führerschein. Dadurch wurde ich nicht nur unabhängiger von daheim, sondern stellte auch fest, dass ich gern unterwegs war. Als sich die Gelegenheit bot, mich als Lieferwagenfahrer bei der örtlichen Bäckerei zu bewerben, griff ich ohne Zögern zu.

Der Job hatte viele Vorteile – und damit meine ich nicht nur die Gratis-Doughnuts. Da ich keine Zeit zu Hause verbringen wollte, reizten mich die wenig sozialverträglichen Arbeitszeiten. Ich fing um drei Uhr morgens an, Privathaushalte und Geschäfte in der Region mit Brot zu beliefern, bevor die Welt erwachte. Meine Schicht war geteilt, daher fuhr ich zum Mittagessen nach Hause. Ich wusste, dass mein Stiefvater bei der Arbeit sein und ich das Haus praktisch den ganzen Nachmittag für mich haben würde. Nach dem Mittagsschläfchen fuhr ich dann wieder los, um die Bäckerei mit Mehl zu beliefern, und nach Feierabend blieb mir noch genügend Zeit für ein paar Pints mit den Jungs, bevor der Pub schloss.

Fast ein Jahr lang sah ich kaum etwas von dem Mann, den ich hassen gelernt hatte. Meine Mutter und ich sprachen nie darüber. Wir sahen uns von Zeit zu Zeit und kamen bestens miteinander aus. Ich denke, mein Stiefvater war ganz froh darüber, dass ich eine Möglichkeit gefunden hatte, ihm aus dem Weg zu gehen. Allerdings trug dies nur wenig dazu bei, die Spannungen zwischen uns in den seltenen Momenten zu dämpfen, in denen wir doch einmal gleichzeitig zu Hause waren. Eines Mittags stellte ich bei meiner Rückkehr fest, dass er sich freigenommen hatte. Er saß am Küchentisch und sah von seiner Zeitung auf. Bei meinem Anblick verfinsterte sich seine Miene.

»Gibt's bei euch auf der Arbeit keine Kantine?«, fragte er.

Mittlerweile sprachen wir kaum noch miteinander. Wir konnten höflich sein – vor allem, wenn meine Mutter in der Nähe war. Aber in diesem Moment war außer uns nur der Hund im Haus. Prince lag in seinem Korb und sah aus, als würde er sich aus dieser Sache lieber raushalten.

»Ich bin gleich wieder weg«, sagte ich und ging zum Wasserkocher.

»Schön zu hören.«

Ich hatte ihm den Rücken zugewandt und murmelte leise: »Unglaublich.«

»Was war das?« Beim Aufstehen schob mein Stiefvater den Stuhl zurück, und das Geräusch ließ mich auf dem Absatz kehrtmachen. Er starrte mich wütend an. Der Hund winselte und rollte sich in seinem Körbchen noch kleiner zusammen.

»Nichts«, sagte ich und hob die Hände. Ich wollte keinen Streit. Ich war nach Hause gekommen, um einen Bissen zu essen und mich nach einem anstrengenden Morgen im Lieferwagen ein wenig zu entspannen. »Willst du eine Tasse Tee?«

»Ich will wissen, was du gerade gesagt hast.« Mein Stiefvater machte einen Schritt auf mich zu und baute sich vor mir auf. »Raus mit der Sprache!«

Im Laufe der Jahre hatte ich gelernt, in solchen Situationen schleunigst den Rückzug anzutreten. Es kam zwar immer noch vor, dass er mir trotzdem eine Ohrfeige verpasste oder mich in einem seiner Wrestling-Griffe fixierte. Doch wenn ich schnell war, konnte ich entwischen, ohne mir allzu viel Ärger einzuhandeln. Ich war jünger als er und inzwischen auch größer. Doch dieses Mal – gefangen zwischen den Küchenschränken und meinem immer näher rückenden Stiefvater sowie in dem Gefühl, dass ich diesen Ärger nicht verdient hatte – wich ich nicht von der Stelle.

»Tu das nicht«, warnte ich, als er die Hand gegen mich erhob.

Ich packte ihn am Handgelenk, aber er versetzte mir einen heftigen Stoß. Instinktiv griff ich nach seinem Hemd, um nicht hinzufallen, und die Schlägerei begann. Sie war schneller vorbei, als ich schauen konnte, doch in dieser kurzen Zeit tauschten wir einige Schläge aus, bevor ich ihn auf den Rücken warf.

Schockiert von dem, was soeben passiert war, starrte mein Stiefvater zu mir herauf. Ich stand über ihm und atmete schwer.

»Verschwinde!«, knurrte er mich an. Doch das hätte er mir gar nicht erst sagen müssen.

Ohne ein weiteres Wort drehte ich mich fuchsteufelswild, frustriert und verzweifelt um, ging zur Tür und knallte sie hinter mir zu.

»Ich bin weg«, sagte ich. Von den Seen wehte eine leichte Brise herüber und kühlte tröstend mein Gesicht.

Neue Horizonte

Die Miete für meine erste Wohnung konnte ich mir gerade so leisten. Sie verschlang fast meinen ganzen Lohn, doch das spielte keine Rolle, denn endlich war ich frei von meinem Stiefvater. Ich hatte ein kleines Stück außerhalb von Penrith eine Bleibe gefunden. Sie war den Elementen ziemlich ungeschützt ausgesetzt, aber ich konnte sie mein Eigen nennen. Im Grunde handelte es sich um ein enges kleines Cottage, das stark renovierungsbedürftig war, mit einer neugierigen Nachbarin, die alle meine Bewegungen beobachtete. Außerdem gab es eine Außentoilette.

Am Anfang fand ich mein neues Zuhause ziemlich witzig. Ich war freundlich zu der Dame von nebenan, obwohl sie praktisch wusste, was es bei mir zum Frühstück, Mittag- und Abendessen gab. Ich lachte darüber, dass ich das Haus verlassen musste, um aufs Klo zu gehen. Dann kam der Winter. In Cumbria rollt zu dieser Jahreszeit ein ungewöhnlich starker und unerbittlicher Nordostwind von den Bergen herab. Der sogenannte Helm-Wind kann schon unter normalen Umständen eine Prüfung sein. Aber es ist alles andere als ein Spaß, wenn er auch noch Schnee mitbringt und man die Tür zum Toilettenhäuschen nicht aufbekommt, weil Schneeverwehungen sie blockieren.

Ein heftiger Kälteeinbruch hatte uns in seinen Klauen, als ich anfing, über meinen Vater nachzudenken. Er war seit geraumer Zeit fort, aber wir waren in Kontakt geblieben. Alle Jubeljahre bekam ich einen Brief oder Anruf von ihm. Am anderen Ende der Welt sei alles bestens – zumindest behauptete er das. Dort scheine immerzu die Sonne, und beruflich sei er wieder auf Kurs. Er sagte, seit dem Umzug sei er ein gemachter Mann, und wenn ich zu ihm kommen wollte, könnte dies die Chance meines Lebens sein.

Nachdem ich jeden Kontakt zu meinem Stiefvater abgebrochen hatte, hielt ich die Zeit für gekommen, dieses Angebot anzunehmen. Da ich rund um die Uhr in der Bäckerei arbeitete, hatte ich genügend gespart, und allmählich war ich auch ein wenig ausgebrannt. So wie ich es sah, war dies die perfekte Gelegenheit.

Meine Mutter war natürlich dagegen. Sie gab immer wieder zu bedenken, dass man meinem Vater nicht trauen könne, aber in seiner Abwesenheit hatte ich angefangen, ihn innerlich zu verklären.

In unseren Diskussionen sagte ich immer nur: »Er ist mein Vater«, und irgendwann verstummten ihre Einwände.

Kurz vor Weihnachten buchte ich einen Hin- und Rückflug in den australischen Bundesstaat Queensland, wobei ich tief in meinem Herzen hoffte, dass ich nur den Hinflug brauchen würde. Ich würde zu meinem Vater ziehen, mit ihm zusammenarbeiten und ihn später im Alter unterstützen. Als das Flugzeug aufsetzte, waren alle Turbulenzen, die wir miteinander erlebt hatten, für mich Vergangenheit.

»Da bist du ja endlich! Wie schön, dich zu sehen!«

Bei meiner Ankunft erwartete mein Vater mich bereits. Er sah gut aus, und seine Bräune reflektierte sein neues Leben. Er war fröhlich, gesprächig und sagte auf der Heimfahrt immer wieder, dass dies der Beginn von etwas Wunderbarem für uns beide sei.

Doch innerhalb weniger Tage wurde mir klar, dass ich einen Riesenfehler gemacht hatte.

Ich hatte fast damit gerechnet, dass mir meine Stiefmutter einen frostigen Empfang bereiten würde. Schließlich hatten wir nie eine richtige Beziehung zueinander aufgebaut. Aber die ersten echten Alarmglocken schrillten noch am gleichen Abend, als Dad mir einen Drink anbot. Ich akzeptierte und sah dann zu, wie er sein eigenes Glas gierig hinunterstürzte. An jenem Abend ging ich in der Hoffnung zu Bett, dass dies eine Ausnahme gewesen war. Ein feierlicher Moment, um die Wiedervereinigung mit seinem Sohn zu begehen.

Am nächsten Morgen ging mein Vater mit Verspätung und einem Kater zur Arbeit, und als er nach Hause kam, galt sein erster Griff der Flasche. Wenn wir uns im Vorfeld meiner Reise am Telefon unterhalten hatten, war mir oft aufgefallen, dass er aufgekratzt oder verwaschen geklungen hatte. Es schien, als hätte ich einen Filter im Kopf gehabt, der alles ausblendete, was ich nicht hören wollte. Aber von Angesicht zu Angesicht konnte ich die Tatsachen nicht ignorieren.

Die Alkoholsucht hatte meinen Vater noch immer fest im Griff, doch er benahm sich nach wie vor, als sei alles in bester Ordnung. An den Tagen, an denen er mir die Sehenswürdigkeiten zeigte, war er stets darauf bedacht, um spätestens vier Uhr zu Hause zu sein. Anschließend arbeitete er sich durch acht Flaschen Bier; sie waren der Aperitif für die darauffolgende Flasche Gin. Ich sah meine Stiefmutter entsetzt an, aber sie schien sich nicht daran zu stören: Es war beinahe, als sei dies eine Möglichkeit, ihn unter Kontrolle zu behalten.

Nach ein paar Tagen war der Reiz, mich wieder um sich zu haben, für meinen Vater verflogen. Er behandelte mich nicht mehr wie einen Erwachsenen, sondern fing wieder an, mir zu drohen, wie er es in meiner Jugend getan hatte. Angesichts seiner Trunkenheit und seines Jähzorns fiel ich schnell in das alte Muster zurück, einen möglichst großen Bogen um ihn zu machen. Statt offene Fragen zu beantworten und etwas Licht auf die Umstände zu werfen, die zur Scheidung geführt hatten, fing er wieder an, Punkte gegen meine Mutter machen zu wollen und nach Details aus ihrem Leben ohne ihn zu fragen.

Es war eine herzzerreißende und demoralisierende Erfahrung. Statt mich auf einen Neuanfang zu freuen, wünschte ich allmählich, ich hätte diese Reise niemals angetreten. Ich bekam schreckliches Heimweh. Es wurde so schlimm, dass ich sogar den gnadenlosen Helm-Wind und den Anblick meiner Nachbarin vermisste, die vom Fenster zurücktrat, sobald ich zu ihr hinübersah.

An Weihnachten, das man normalerweise im Familienkreis feiert, fühlte ich mich vollkommen ausgeschlossen. Queensland ist eine wunderschöne Ecke der Welt, und ich verstand, warum sich mein Vater dort niedergelassen hatte. Aber es hatte wenig Ähnlichkeit mit Cumbria. Jedes Mal, wenn ich mich um meinen Vater bemühte, war er völlig weggetreten, und jedes Mal, wenn ich das Gespräch mit meiner Schwiegermutter suchte, sank die Temperatur im Raum. Am Silvesterabend spitzte sich die Lage schließlich zu. Mein Vater bestand darauf, dass ich mit ihnen zu einer großen Party ging, obwohl meine Stiefmutter keinen gesteigerten Wert darauf zu legen schien. Da ich während meines Aufenthalts einige ihrer Freunde kennengelernt hatte und sie sehr nett gewesen waren, hatte ich das Gefühl, dass es besser sei mitzugehen, als zu Hause zu bleiben und mich zu ärgern. Ich amüsierte mich tatsächlich recht gut. Selbstverständlich waren alle gut drauf, und das war eine schöne Abwechslung. Aber als es auf Mitternacht zuging, kippte die Stimmung.

Ich hatte mit meinem Vater, meiner Stiefmutter und ihren Freunden an einem großen Tisch gesessen. Dad war schwankend aufgestanden und hatte verkündet, dass er nun zur Bar gehen würde. Er nahm die Bestellungen aller Anwesenden auf, während ich mit meiner Stiefmutter zurückblieb und sie über seinen leeren Stuhl hinweg anschaute. Inmitten der anderen Unterhaltungen und des Gelächters in dem schummrig beleuchteten und von Rauchschwaden durchzogenen Veranstaltungssaal heftete sie ihren Blick auf mich und teilte mir mit, was ihr offenbar schon seit meiner Ankunft auf der Seele lag.

»Es spielt keine Rolle, was dein Vater dir versprochen hat«, sagte sie ruhig und entschlossen. »Es gibt hier nichts für dich zu holen.«

Ich war so perplex, dass ich sie einen Augenblick lang anstarrte.

»Glaubst du wirklich«, fragte ich und blinzelte endlich, »dass ich deshalb den ganzen weiten Weg hierhergemacht habe? Um etwas zu *erben*?«

Meine Stiefmutter schwieg. Sie lehnte sich zurück, verschränkte die Arme und presste die Lippen aufeinander.

»Fahr nach Hause, Kerry«, sagte sie schließlich – ausgerechnet in dem Augenblick, als der Countdown ins neue Jahr begann.

Ich warf einen kurzen Blick auf meinen Vater an der Bar. Er machte sich gerade mit den Getränken auf den Rückweg durch die Menge und sah dabei so wackelig aus, dass ich nicht sicher war, ob er es bis an den Tisch schaffen würde. Ich stand auf, aber ich hatte nicht vor, ihm zu helfen.

»Du kannst alles haben«, sagte ich zu meiner Stiefmutter, bevor ich der ganzen Gesellschaft den Rücken kehrte.

Es waren die letzten Worte, die ich je mit ihr gewechselt habe.

Ich übernachtete bei Leuten, mit denen ich mich während meines Aufenthalts angefreundet hatte. Am nächsten Morgen kam mein Vater vorbei. Mein Abgang hatte allem Anschein nach einen ziemlichen Wirbel verursacht, und obwohl ein neuer Tag angebrochen war, stand mein Entschluss fest. Ich erklärte ihm, dass sich nichts geändert habe und ich vor allem nicht damit umgehen könne, dass er trank.

»Ich werde damit aufhören«, versprach er und breitete die Hände aus. »Von jetzt an trinke ich nur noch Orangensaft.«

All das hörte ich nicht zum ersten Mal, und das war ihm wohl klar. Am Ende gab er frustriert auf, sodass ich meine Freunde bitten musste, mich zum Flughafen zu bringen. Mein ganzes Gepäck war bei meinem Vater, aber ich hatte nicht vor, noch einmal zurückzufahren. Denn erstens waren wir auf dem Weg zu dieser Party stundenlang durch Queensland gefahren, und zweitens wollte ich nur noch nach Hause. Ich trug Surfshorts, Hemd und Sandalen. Pass und Geldbeutel hatte ich bei mir. Ich buchte telefonisch einen Last-Minute-Flug, und da der Flughafen nur einen Katzensprung vom Haus meiner Freunde entfernt war, bat ich sie, mich direkt hinzubringen.

Ich schaffte es nur wenige Minuten vor dem Start zum Flugsteig und rannte die Treppe zum Flieger hinauf. Es gab kein Zurück. Ich schnallte mich an, schloss beim Start die Augen und wusste, dass ich nicht mehr hierher zurückkehren würde. Ich war mit großen Hoffnungen nach Australien aufgebrochen und fühlte mich bei meiner Rückkehr einsamer denn je. Mein Vater war mir völlig fremd. Seine Liebe zum Alkohol überschattete alles andere. Gleichzeitig wollte ich mich von diesem Vorfall auch nicht herunterziehen lassen. Ich war fest entschlossen, dieser Erfahrung etwas Gutes abzugewinnen. Wenn ich es im Leben zu etwas bringen wollte, so entschied ich auf dem langen Flug, dann musste ich selbst dafür sorgen.

Daheim in Cumbria schrieb ich meinem Vater einen Brief, in dem ich darlegte, weshalb ich nach Hause geflogen war, und schloss mit dem Satz: »Wir sind zwei verschiedene Menschen, und ich finde es sehr schade, dass du niemals herausfinden wirst, wer ich wirklich bin.« Wenn ich damit einen Schlussstrich unter unsere Beziehung setzen wollte, so besiegelte der darauffolgende Anruf meines Vaters die Sache. Er war sternhagelvoll und stolperte über Anfang und Ende der Wörter, als er mir versicherte, dass alles gut werden würde. Ich unterbrach ihn ruhig und höflich mitten im Satz und sagte, ich müsse auflegen.

Nach der Rückkehr aus Australien traf ich innerhalb kurzer Zeit ein paar wichtige Entscheidungen. Erstens hörte ich auf zu trinken. Ich hatte gesehen, was der Alkohol aus meinem Vater machte, und wollte auf keinen Fall in seine Fußstapfen treten. Zweitens nahm ich einen Job als Fahrer bei einem Agrarhändler an. Nicht nur, dass ich nun wieder hinter dem Steuer saß und geregelte Arbeitszeiten von neun bis fünf hatte, sondern wie ich feststellte, beinhaltete die Arbeit auch einen gewissen Verkaufsaspekt. Da es mir Spaß gemacht hatte, in der Metzgerei hinter der Theke zu stehen und die Kunden zu bedienen, bot diese Aufgabe das Beste aus beiden Welten. Schon bald fuhr ich mit einem voll beladenen Lkw los, um Vertriebskontakte zu Landwirten im ganzen Lake District aufzubauen. Die Arbeit war anstrengend, aber sie sorgte auch dafür, dass ich topfit wurde. Sie machte mir wirklich Freude und wirkte Wunder für mein Selbstvertrauen.

Diese berufliche Veränderung ermöglichte es mir, aus dem Cottage auszuziehen. Ich hatte genug von der Außentoilette und der Überwachung durch meine Nachbarin. Mir war zu Ohren gekommen, dass auf einem großen Landgut nordöstlich von Penrith in Glassonby eine Wohnung zur Miete frei werden würde. Sie gehörte einem dort ansässigen Gutsbesitzer namens Robin und seiner Familie. Ich kannte den Namen von meiner Arbeit mit Bauern aus der Gegend. Als ich vorbeifuhr, um mich zu erkundigen, ob die Wohnung noch zu haben war, sah ich, dass das Gebäude einen großen Hof umschloss. Die Wohnung befand sich über der Hofeinfahrt. Noch bevor ich an die Tür klopfte, wusste ich, dass ich hier leben wollte. Das Haus war ein Stück weit von der Straße nach hinten versetzt, verfügte über eindrucksvolle Ländereien und eine imposante Aussicht auf die Landschaft.

»Wären zwölf Pfund die Woche akzeptabel?«, fragte Robins Frau, nachdem wir uns unterhalten und sich herausgestellt hatte, dass ihr Mann Kunde bei dem Agrarhändler war, für den ich arbeitete. Ich sagte, die Miete sei in Ordnung, und sie wollte wissen, ob ich möglicherweise bereit wäre, ihren Mann gegen einen Mietnachlass bei der Arbeit auf dem Grundstück zu unterstützen. »Ich kann Ihnen drei Pfund die Stunde fürs Rasenmähen zahlen«, sagte sie nach einer Besichtigungstour durch die Schuppen, um mir die Ausrüstung zu zeigen, mit der ich arbeiten sollte.

Ein Blick auf den Aufsitzrasenmäher genügte, und ich wusste – hier wollte ich bleiben.

Es war die leichteste und angenehmste Arbeit, die ich je hatte. Das Anwesen war so groß, dass ich die Miete allein dadurch abarbeiten konnte, dass ich einen Nachmittag die Woche mit dem Rasenmäher herumfuhr. Außerdem stellte ich fest, dass das Leben auf dem Gut hervorragend zu mir passte: Ich mochte die Weite, die Ruhe und den Frieden. Innerhalb kurzer Zeit fühlte ich mich dort wirklich zu Hause.

Robin nahm mich unter seine Fittiche. Er hatte schlohweißes Haar, ein wettergegerbtes Gesicht und sah aus, als hätte er sein ganzes Leben im Freien verbracht. Allein deshalb erwärmte ich mich sofort für ihn. Er war fürs Landleben geboren und ebenso freundlich und großzügig mit seiner Zeit wie leidenschaftlich, was die Land- und Forstwirtschaft anging. In seinem neuen Mieter fand Robin einen wissbegierigen Schüler. Ich begleitete ihn auf seinen Spaziergängen und half, neue Bäume zu pflanzen und das Unterholz zu lichten. Er brachte mir bei, welche Bäume gut miteinander harmonierten, und begann, neue Wälder anzulegen, damit künftige Generationen sie nutzen konnten. Je mehr ich lernte, desto mehr Verantwortung übertrug er mir – vom Aalfang bis zum Vertreiben der Elstern aus den Hecken, bevor sie die Eier aus den Nestern der anderen Vögel stahlen. Bald brachte ich meine ganze Freizeit damit zu, mit ihm zu arbeiten. Gemeinsam pflanzten wir unzählige Bäume auf seinen Ländereien. Es war kein Job, und er hat mich nie dazu genötigt. Es entwickelte sich einfach aus unserer gemeinsamen Liebe zur Natur und der Landschaft, und seine Frau Anne und ihre erwachsenen Kinder behandelten mich wie einen der Ihren.

Es war die Familie, die ich nie hatte. Ich stelle mir gern vor, dass sie mich adoptiert hatten, aber in Wirklichkeit war es umgekehrt. Robin war ein außerordentlicher Mensch und wurde mit der Zeit für mich zu einer Art Vaterfigur. Ich hatte zwar meine Wohnung und meine Unabhängigkeit, doch er rief mich oft an, um mir zu sagen, dass es Fish and Chips gab, und lud mich ein, mit ihnen zu essen. All das bot mir zusammen mit meiner Arbeit im Agrarvertrieb endlich eine solide Grundlage. Mit meiner Liebe zum Land wuchs mein Glück, sodass ich nun auch etwas zurückgeben konnte. Und so kam Zak in mein Leben.

Zak

Robin hielt Labradore als Jagdhunde. Da er sein Land verantwortungsvoll verwaltete und unter anderem für den Erhalt eines gesunden Bestands an Moorhühnern und Fasanen sorgte, richtete er seine Hunde darauf ab, ihn bei der Jagd zu unterstützen. Ich sah oft zu, wie er sie in Heide und Unterholz schickte, nachdem die letzten Gewehrschüsse verhallt waren. Einige Minuten später kehrten sie zu ihm zurück, die gefiederte Beute vorsichtig im Maul.

Seinen Hunden war Robin stets ein konsequentes Herrchen. Er achtete darauf, dass sie beschäftigt waren, und sie vergötterten ihn. Die Hunde begleiteten ihn auf Schritt und Tritt. Sie brauchten ihn, und auch ich wollte von einem Hund gebraucht werden. Die Labradore gefielen mir, aber manchmal tauchten auch Leute mit Springer Spaniels als Arbeitshunde bei Jagden auf. Während die Labradore gegen Mittag oft schlappmachten, beobachteten die Springer Spaniels die Rückkehr der Jagdgesellschaft zum Landgut mit einem Ausdruck, als wollten sie sagen: »Warum hören wir denn auf?« Sie hatten unendlich viel Energie, und dafür bewunderte ich sie. Ich hatte auch Prince, unseren Springer-Cocker-Mischling, nicht vergessen. Er war für mich da gewesen, wenn es zu Hause schwierig gewesen war. Da ich die Zeit mit einem halben Springer Spaniel genossen hatte, hielt ich es für angebracht, nun voll einzusteigen.

Ich kaufte Zak als zwölf Wochen alten Welpen von einem Züchter in der Nähe von Appleby. Springer Spaniels haben Ähnlichkeit mit ihren Cousins, den Cocker Spaniels, sind aber länger und muskulöser. Als Zak größer und ungestümer wurde, wusste ich nicht so recht, worauf ich mich da eingelassen hatte, aber er wurde zu einem guten Freund. Er sollte ein Jagdhund werden, damit wir zusammen auf den Ländereien arbeiten konnten. Deshalb ging ich mit ihm zu einem Jagdhundetrainer, doch das war weder für Zak noch für mich eine angenehme Erfahrung. Der Trainer nahm uns mit auf ein Feld und sagte, ich solle meinem Hund das Kommando geben, sich hinzusetzen.

»Sitz«, sagte ich – und Zak nahm prompt Reißaus.

»Jetzt machen Sie das Ganze noch einmal«, sagte der Trainer, als Zak zurückkam. »Aber dieses Mal richtig.«

Ich richtete mich auf und hob die Hand.

»Sitz!«, befahl ich, und als Zak nur verwirrt dreinschaute, wiederholte ich: »*Sitz!*«

Seufzend rief ihn der Trainer zu sich.

»Es wird Zeit, ihm zu zeigen, wer hier der Boss ist«, sagte er.

Ehe ich fragen konnte, ob er mich oder Zak damit meinte, beugte er sich zu dem armen Hund hinunter, hob ihn hoch und drückte ihn an seine Brust. Dann warf er ihn zu meinem Entsetzen auf den Boden und hielt ihn dort fest.

»Hey, das ist mein Hund!«, protestierte ich, als er ihn endlich losließ und Zak sich am ganzen Leibe zitternd aufrappelte und mich ansah, als wollte er sagen: »Wer ist dieser Typ eigentlich?«

Für mich war das nicht der richtige Ansatz. Ich sah ein, dass Hunde wissen müssen, wer der Chef ist. Aber ich war der Ansicht, dass dies auf Respekt, nicht Dominanz beruhen sollte. Ich fuhr mit Zak nach Hause und beschloss, ihn selbst auszubilden. Das Training war mehr oder weniger Glückssache. Ich improvisierte und versuchte, Zak zu verstehen. Ich konnte mich selbstverständlich auch an Robin wenden, der viel Erfahrung mit Hunden hatte und mir gute Tipps gab.

Nachdem Zak und ich die Grundkommandos beherrschten, wollte ich es auch selbst mit der Jagdhundeausbildung versuchen. Robin baute im Garten Tomaten an. Ich holte mir die reifsten Früchte, die ich finden konnte, und legte drei schön matschig-weiche Tomaten hinter Zak auf den Boden. Anschließend zeigte ich auf die Tomate, die er mir bringen sollte. Zak musste lernen, in welche Richtung er sich umdrehen musste und ganz vorsichtig zu sein, um beim Apportieren die Haut der Tomaten nicht zu verletzen. Nach einer Menge harter Arbeit funktionierte es. Plötzlich hatte ich einen Hund, der apportierte, und wir gingen schnell zum Aufnehmen von Federn über. Er sollte sich an das Kitzeln im Maul gewöhnen und sie nicht instinktiv wieder ausspucken. Ich war sehr stolz auf ihn und froh darüber, dass wir unseren eigenen Weg gefunden hatten. Es schmiedete uns noch fester zusammen.

Die Folge davon war, dass ich nun einen voll ausgebildeten, aber auch extrem hyperaktiven Springer Spaniel besaß. Alle Springer Spaniels sind lebhaft; das liegt in ihren Genen. Als junger Hund war Zak ständig aufgekratzt. Ich stellte fest, dass er für meine Kommandos am empfänglichsten war, nachdem wir ein wenig von dieser Energie abgebaut hatten. Deshalb unternahmen wir vor Jagden mit Leuten, die mehrere tausend Pfund für die Teilnahme bezahlt hatten und nicht von einem verrückten Spaniel behelligt werden wollten, einen Ausflug im Land Rover. Ich fuhr mit dem aufgeregt heulenden Hund zu einem großen Feld, wo ich ihn aus dem Wagen ließ und die Fläche anschließend ein paarmal im weiten Bogen umrundete. Zak sprang begeistert neben dem Wagen her, aber ehrlich gesagt wurde er davon nie richtig müde. Wenn überhaupt, machte ihn das nur noch fitter.

Nachdem ich meine Kindheit vollständig hinter mir gelassen hatte, lernte ich das Leben bei den Rowleys lieben. Zak bildete das Herzstück davon. Ich konnte den ganzen Tag bei tosendem Wind und strömendem Regen im Moor verbringen und anschließend in meine Wohnung zurückkehren, wo mir ein nasser Hund Gesellschaft leistete, der vor dem Kamin vor sich hin dampfte. Zak und ich vergötterten einander. Wenn ich frei hatte, war er immer an meiner Seite, und wenn ich mit dem Lkw aufbrach, blieb er bei Robin und seiner Familie. Von Zeit zu Zeit kam er sogar mit, und dann war ich überglücklich.

Nachdem ich ein paar Jahre im Geschäft war, konnte ich meinen Kunden fast alles verkaufen – vom Viehfutter über Gerätschaften bis hin zur Arbeitskleidung. Ich bemühte mich stets, meine Verkaufsziele zu übertreffen, und wurde immer ehrgeiziger. Irgendwann erregte mein Fleiß die Aufmerksamkeit eines konkurrierenden Agrarhändlers, der mir eine Anstellung mit besserer Bezahlung und einem Dienstwagen bot, die ich im Grunde nicht ablehnen konnte. Doch wie sich herausstellte, hatte die Sache einen Haken: Wenn ich den Job richtig machen wollte, musste ich näher an den Firmensitz im Westen Cumbrias ziehen.

Ich liebte das Leben bei den Rowleys und wollte nicht umziehen. Doch gleichzeitig war ich inzwischen auch ziemlich karrierebewusst. Die viele harte Arbeit, die ich in das Anwesen gesteckt hatte, hatte mir zu diesem Erfolg verholfen. Ich wollte mir wohl beweisen, dass ich nicht mehr der verängstigte kleine Junge war, der es tunlichst vermied, die Aufmerksamkeit derjenigen auf sich zu ziehen, die eigentlich auf ihn achtgeben sollten. Ich nahm den Job mit dem versprochenen Dienstwagen und der Gehaltserhöhung an. Aber schon wenige Wochen nach dem Umzug meldeten sich erste Zweifel, ob ich mich richtig entschieden hatte. Zak kam mit, aber es war ein völlig anderes Leben. Ich kaufte mein erstes Eigenheim, eine Doppelhaushälfte in einem Ort namens Dearham. Sie war hübsch, aber meinem Empfinden nach himmelweit von dem Ort entfernt, wo ich mich wohlfühlte. Ich kam mir trotz eines schönen Küstenabschnitts in der Nähe entwurzelt vor und fühlte mich ein wenig gefangen in einem Haus, das mich mehr und mehr an das Haus meines Vaters unter der Eisenbahnbrücke erinnerte. Noch schwieriger war, dass ich Zak nicht mit zur Arbeit nehmen konnte und mich darauf verlassen musste, dass die Nachbarn so freundlich waren, tagsüber auf ihn aufzupassen.

Ich arbeitete hart, um Erfolg in meinem Job zu haben, denn ich wollte mir nicht eingestehen, dass ich ein Leben aufgegeben hatte, das mir so viel bedeutete. Wir nutzten jede Gelegenheit, um zu den

Rowleys zu fahren. Zak drehte sich beim Anblick von Robin und seiner Familie jedes Mal aufgeregt im Kreis, und es war großartig, ein wenig Zeit mit meinem Freund und Mentor zu verbringen. Auf unseren Spaziergängen kamen wir durch die immer größer werdenden Wälder, die wir vor Jahren gepflanzt hatten. Es war etwas ganz Besonderes und ließ mich mein altes Leben in den Bergen noch mehr vermissen.

Manchmal blieb ich übers Wochenende und traf mich am Samstagabend mit Freunden. Einmal fuhren wir zum Ausgehen in die benachbarte Stadt Keswick, wo im Zentrum immer viel los war. An jenem Abend fiel mir eine hübsche junge Frau mit einem verschmitzten Lächeln auf. Sie hieß Angela und war Friseurin. Sie arbeitete im eigenen Salon bei sich zu Hause, lachte und unterhielt sich gern. Kurz, sie war ein sehr geselliger Mensch. Zu meiner Überraschung schien sie sich für mein Leben zu interessieren. Ich wurde von Schüchternheit übermannt, denn Angela besaß ein Funkeln, das ich nur bewundern konnte. Nach ein paar Drinks verabredeten wir uns fürs nächste Wochenende. Ich mochte sie sehr. Ich hatte sogar das höchst merkwürdige Gefühl, dass ich sie eines Tages heiraten würde. Noch bevor ich nach Dearham zurückfuhr, um die Woche über zu arbeiten, war ich voller Vorfreude auf unsere erste Verabredung.

Doch dann wurde Zak aus heiterem Himmel krank, und ich konnte nicht weiter denken als bis zum nächsten Tag.

Verlust und Liebe

Es begann damit, dass Zak eine Mahlzeit ausließ. Er zeigte keinerlei Interesse an dem Frühstück, das ich ihm hinstellte. Als er auch das Abendessen verweigerte, rief ich beim Tierarzt an und ließ mir den nächstmöglichen Termin geben. Nach der Untersuchung wurde entschieden, Zak eine Woche lang zu beobachten. In dieser Zeit nahm er kaum etwas zu sich. Wir gingen noch einmal hin, um einen Scan machen zu lassen, und als der Tierarzt sich mit dem Befund meldete, empfahl er einen kleinen diagnostischen Eingriff.

»Es ist eine reine Vorsichtsmaßnahme«, sagte er. »Damit wir sicher sein können, dass es keinen Anlass zur Sorge gibt.«

Vor der Arbeit brachte ich Zak in der Tierarztpraxis vorbei. Ich machte nicht viel Aufhebens um ihn. Er sollte entspannt sein, wenn ich ging. Außerdem hatte ich vor, etwas früher mit der Arbeit aufzuhören und ihn abzuholen, damit er es sich abends in aller Ruhe gemütlich machen konnte. Als gegen Mittag das Telefon klingelte, dachte ich deshalb schon ans Feierabendmachen, bevor ich abhob.

»Mr Irving?« Ich erkannte die Stimme des Tierarztes sofort. Ich fragte mich auch, weshalb er diesen Routineanruf erledigte und nicht seine Arzthelferin. Er räusperte sich. »Kerry, ich möchte, dass Sie eines wissen: Wenn wir irgendetwas hätten tun können, um Zak zu retten, hätten wir es ohne zu zögern getan.«

»*Was?*«

Bei allem, was der Tierarzt im Anschluss sagte, hatte ich das Gefühl, immer einen Herzschlag hinterherzuhinken. Er erklärte, die Operation habe ergeben, dass Zak an Krebs im Endstadium litt. Der Krebs war überall und inoperabel. Er versicherte mir, realistisch betrachtet sei es das Humanste gewesen, ihn gehen zu lassen.

Ich konnte das verstehen; das konnte ich wirklich. Dennoch war ich nach dieser Nachricht am Boden zerstört. Zak war neun Jahre lang Teil meines Lebens gewesen. Es war, als hätte man mir gesagt, dass ich soeben meinen besten Freund verloren hatte. Und damit nicht genug, hatte ich auch das Gefühl, meine Chance verpasst zu haben, mich von ihm zu verabschieden. Dies war einer der schwierigsten Aspekte des gesamten Trauerprozesses. Das alles nahm mich enorm mit. Gleichzeitig hatte ich jahrelang meine Gefühle verdrängt und machte es nach Zaks Tod nicht anders. Ich ging wieder zur Arbeit. Wohl war ich ein wenig stiller als sonst, doch niemand merkte mir an, dass ich im Inneren ein gebrochener Mann war. Wenn ich am Ende eines Tages in mein Haus zurückkehrte, fühlte es sich an wie eine leere Hülle. Ich hatte das Gefühl, zu Hause zu ersticken. Ich konnte Zaks Gegenwart überall spüren, aber mein Hund war nicht mehr da.

In den Wochen nach Zaks Tod gelangte ich zu dem Entschluss, dass er nicht zu ersetzen war. Wir waren miteinander verbunden gewesen, aber wie viel er mir wirklich bedeutet hatte, war mir erst nach seinem Verlust bewusst geworden. Das Thema Hunde, entschied ich, war für mich erledigt. Ich konnte mit dem Kummer nicht umgehen.

Obwohl es mir gelang, meine Gefühle zu verdrängen, hatte ich das Bedürfnis, Angela bei unserer Begegnung davon erzählen zu müssen. Sie wirkte wie ein Mensch, mit dem ich reden konnte. Aber ich ließ nicht zu, dass das Thema diese oder die nächste Verabredung beherrschte. Angela stammte aus einer Familie, die nie Haustiere gehabt hatte. Genau genommen hatte kein Hund je eine Pfote in ihr Haus gesetzt. Wenn wir zusammen waren, konzentrierte ich mich deshalb lieber darauf, das Zusammensein mit ihr zu genießen, statt in der Vergangenheit zu weilen. Im Laufe der Zeit wurde unsere Beziehung tiefer, was mir half, meine Trauer zu überwinden. Angela wusste, wie viel Zak mir bedeutet hatte, doch inzwischen waren wir verliebt und planten eine gemeinsame Zukunft. Ich habe Zak und unsere Verbindung nie vergessen, aber Angela trat in mancher Hinsicht genau zur richtigen Zeit in mein Leben. Anders als ein Spaniel apportierte sie nicht, aber sie roch besser, und letztlich machten wir einander glücklich.

Angela und ich heirateten im Jahr 1998. Ich suchte mir eine neue Arbeit, damit ich mein Haus verkaufen, ins Seengebiet zurückkehren und zu meiner frisch angetrauten Ehefrau nach Keswick ziehen konnte. Dieser Marktflecken im Herzen der Berge, wo man nach Südwesten über den Derwentwater bis hin zu den bewaldeten Hängen jenseits davon schauen konnte, kam mir vor wie eine eigene Welt. Angela hatte ihr ganzes Leben hier verbracht, und innerhalb kürzester Zeit fühlte auch ich mich zu Hause. Wegen der extremen Höhenunterschiede zwischen der Wasseroberfläche und den Berggipfeln konnte das Wetter im Laufe eines Tages sehr wechselhaft sein. Von einer Stunde zur nächsten konnten dicke Gewitterwolken hereinrollen, um anschließend wieder aufzureißen und die Sonne durchzulassen. Wenn es regnete, trieben die Winde den Regen in Schwaden vor sich her. Ich betrachtete den Ort mit den glücklichen Augen eines Frischvermählten und fand, dass nichts damit zu vergleichen war – und dass ich nirgends lieber wäre.

Ohne Zak, der nichts mehr liebte als einen Spaziergang in freier Natur, suchte ich nach einem anderen guten Grund, um aus dem Haus zu kommen. Ich war immer noch gern draußen, aber Angela hatte oft zu tun, und allein war es nicht das Gleiche. Einer meiner Kumpels fuhr gern Mountainbike. Da ich dies für eine gute Möglichkeit hielt, mich an meiner Umgebung zu erfreuen, kaufte auch ich mir eins. Von unserem Haus war es nicht weit zu den Wäldern und Bergpfaden, und ich verliebte mich schnell in diesen Sport. Ich stellte fest, dass es eine gute Gelegenheit war, Menschen kennenzulernen, und hatte schon bald einen neuen Kreis gleichgesinnter Freunde. Das Mountainbiken war auch gut, um beruflichen Stress abzubauen, während ich die Karriereleiter im Agrarvertrieb immer weiter nach oben kletterte.

Für jemanden, der früher einmal Probleme mit seinem Selbstvertrauen gehabt hatte, war mein Ehrgeiz inzwischen unübertroffen. Ich wechselte von einer Firma zur nächsten und stieg dabei in immer höhere Positionen mit immer mehr Verantwortung und immer größerem Budget auf. Wenn es darum ging, ein gutes Geschäft zu machen, entwickelte ich allmählich sogar eine ziemlich skrupellose Ader. Es fiel mir nicht leicht, aber es war nötig, damit ich meinen Job so gut wie möglich erledigen konnte. Abend für Abend kehrte ich ausgelaugt in ein leeres Haus zurück. Aber statt herumzusitzen und zu warten, bis Angela fertig war, schwang ich mich sofort aufs Rad. Ich gehörte zu den Leuten, die sowohl bei der Arbeit als auch in der Freizeit immer alles gaben. Falls meine Frau doch einmal zu Hause war, wenn ich heimkam, sehnte ich mich danach, einfach loszuradeln.

»Was hältst du von einem Spaziergang am See?«, fragte sie manchmal.

»Klingt gut«, sagte ich dann und rang mir ein Lächeln ab. »Soll ich vorher oder nachher Rad fahren?«

»Ach, lass uns gleich losgehen«, sagte sie, und ich ertappte mich dabei, wie ich sie herumhetzte, damit wir schnell wieder daheim waren, ich aufs Rad steigen und mich entspannen konnte.

Die Zeit ging dahin, und meine Verantwortung wuchs immer weiter, bis ich für den landesweiten Verkauf zuständig war. Ich leitete eine Abteilung in einem Unternehmen in Lancaster und war immer mehr an den Schreibtisch gefesselt. Tag für Tag pendelte ich morgens und abends je eine Stunde mit dem Auto zur Arbeit. Das war kräftezehrend, schmälerte aber keineswegs mein Verlangen danach, bei jeder Gelegenheit mit dem Rad loszufahren. Obwohl der Verlust eines treuen Freundes der Auslöser gewesen war, empfand ich das Mountainbiken in mehrfacher Hinsicht als erfüllend. Ich kam schlammbespritzt, aber grinsend nach Hause, und Angela schickte mich immer erst einmal unter die Dusche. Wenn ich mich danach zu ihr gesellte, fühlte ich mich sauber, müde und zufrieden. Das Leben war gut – auch als sich mein Interesse vom Mountainbiken irgendwann aufs Rennradfahren ausweitete. Ich merkte, dass ich in einer Stunde nicht nur fünfundzwanzig Kilometer über den Berg fahren, sondern sechzig, achtzig oder gar knappe hundert Kilometer am Stück zurücklegen konnte. Der Haken daran war nur, dass diese Touren beinahe den ganzen Tag in Anspruch nahmen, sodass meine Wochenenden ausgefüllt waren.

Samstags setzte mich Angela in Penrith ab und ging zum Einkaufen, während ich mit dem Rad nach Hause fuhr. Allerdings wählte ich einen Umweg und fuhr über die Westküste von Cumbria und die Seen heim. Bei meiner Ankunft war ich immer ganz aufgekratzt, denn ehrlich gesagt war ich sportsüchtig. Ich überprüfte ständig meine Leistung und suchte permanent nach Verbesserungsmöglichkeiten. Es war ein Spiegelbild meiner Arbeitsauffassung. Sogar mein Chef nahm mich damals einmal während einer besonderen Verkaufsaktion zur Seite und deutete an, dass es auch in Ordnung sei, gelegentlich mal keinen Erfolg zu haben. Ich verstand ihn nicht.

»Warum?«, fragte ich. »Wer scheitert schon gern?«

Als Kind hatte ich immer geglaubt, nicht gut genug zu sein, um mich erwünscht oder geliebt zu fühlen. Nun hatte ich alles – von einer liebenden Ehefrau über einen anspruchsvollen Beruf bis hin zu einem zeitaufwändigen Hobby. Ich hatte alles und wollte das Beste daraus machen. Ich hatte den Blick auf den Weg vor mir gerichtet und war entschlossen, das Leben in vollen Zügen zu genießen – nicht ahnend, dass etwas von hinten kommen und drohen würde, mir alles zu nehmen.

Am Zelt angekommen schaue ich zum Gipfel des Ben Nevis hinauf, der in der frühen Abendsonne liegt, und Euphorie steigt in mir auf. Ich bin erschöpft. Ich bin an meine Grenzen gegangen und darüber hinaus, aber zusammen mit Max habe ich den Berg bezwungen.

Max liegt mit einem Stock im Maul flach neben mir auf der Seite und schaut mich an, als wollte er sagen: »Was für ein toller Tag!«

»Der beste aller Zeiten«, erwidere ich laut, wie ich es bei unseren imaginären Unterhaltungen oft tue. Er sieht glücklich und zufrieden aus – genauso, wie ich mich fühle. »Wir haben's tatsächlich geschafft.«

Mir wird bewusst, dass ich neben der gründlichen Planung, den Vorbereitungen und den Zweifeln, ob es mir gelingen würde, nie über das Erreichen des Gipfels hinausgedacht habe. Meine ganze Konzentration und Aufmerksamkeit hatten der Frage gegolten, wie ich den Aufstieg schaffen konnte. Doch nun liegt die Besteigung des Berges hinter uns, und ich kann mich der langen und qualvollen Rückfahrt noch nicht stellen. Es wäre zu belastend für meinen Rücken. Max und ich sind beide erschöpft, und meine Wirbelsäule quält mich. Vor allem aber möchte ich, dass dieser Augenblick nie zu Ende geht. Nachdem ich mich im Zelt mit dem an meiner Seite eingerollten Max ordentlich ausgeschlafen habe, beschließe ich deshalb, weiter Richtung Westen durch Schottland zu fahren. Mit meinem Spaniel auf dem Beifahrersitz nehme ich die mehrstündige Panoramaroute an die Küste südlich von Mallaig.

Ich hatte gehört, dass dieser Küstenabschnitt mit seinen silberweißen Stränden und der Aussicht auf die Small Isles namens Rum, Eigg, Muck und Canna beeindruckend sein soll. Ich finde einen Campingplatz direkt gegenüber von einem langen Strand und stelle fest, dass die Aussicht meine Erwartungen noch übertrifft. Auf dem langen, mühsamen Spaziergang entlang der Küste unter Max' wachsamem Blick fühlt es sich an, als seien wir beide allein auf der Welt. Das Wasser ist tiefblau und glitzert in der Sonne. Auf den Inseln am Horizont könnten geheime Schätze vergraben sein, und die Brandung unter unseren Füßen hat eine lange Reihe von Kostbarkeiten für Max angespült, die das Meer glattpoliert hat. Er entdeckt fast umgehend ein Stück Treibholz und nimmt es mit auf seine Erkundung der Gezeitentümpel. Ich kann nur davon träumen, so leichtfüßig vor mich hin zu laufen. Nach dem Aufstieg habe ich zwar immer noch starke

Schmerzen, aber es fühlt sich nicht mehr an, als könnten sie mich überwältigen. Ich habe keine Angst mehr davor, und sie beherrschen mich nicht mehr. Stattdessen gehe ich am Rande des Wassers entlang, die Schuhe in der Hand, die Hosen hochgekrempelt, und bin vor Freude ganz aus dem Häuschen.

Im Geiste bin ich wieder in Südafrika. Ich bin wieder ein unbekümmerter kleiner Junge, der nicht weiß, welche Schrecken ihn nach der Rückkehr nach England erwarten. Gleichzeitig ist mir bewusst, dass jene prägenden Jahre hinter mir liegen. Ich habe eine schwierige Kindheit überlebt und mich dank eines Gutsbesitzers, der meine Liebe zur Natur teilte, und meines geliebten Hundes Zak als junger Mann selbst gefunden. Als Mittvierziger kann ich nun auf all die Ereignisse zurückblicken, die mein Leben seither beeinflusst haben, und sagen, dass ich ein Glückspilz bin. Ich bin unversehens durch die Hölle gegangen, und das hat mein Leben verändert. Doch dank der Unterstützung meiner Frau habe ich es überstanden – mit dem besten Freund, den man sich nur wünschen kann: Max. Mein Retter, mein Beschützer, meine Inspiration und mein Leitstern.

TEIL ZWEI

Der Unfall

Der Sommer 2006 war überall im Lake District lang und heiß. Die Erde trocknete aus, Gras und Heidekraut verloren die Farbe, und nur ganz oben auf den Gipfeln der Berge wehte ein kühles Lüftchen. Es war kein Wetter, bei dem man auf dem Weg zur Arbeit und nach Hause gern im Wagen eingesperrt war.

Meine Abteilung bereitete gerade eine große Veranstaltung für eine Landwirtschaftsmesse vor. Das Team machte Überstunden, damit der Messestand fertig wurde, und ich unterstützte meine Mitarbeiter nach Kräften. Wir hatten Werbeunterlagen bei einer Druckerei in Kendal bestellt. Als der Anruf mit der Bestätigung kam, dass die Sachen abholbereit seien, bot ich an, auf dem Heimweg vorbeizufahren und sie mitzunehmen. Es war kein allzu großer Umweg, und so konnte ich zumindest prüfen, dass wir alles Nötige beisammenhatten.

Zur Hauptverkehrszeit ist im Nordosten Englands genauso viel los wie überall sonst auf der Welt. Sogar im ländlichen Raum ist so viel Verkehr, dass man irgendwann nur noch im Schneckentempo vorwärtskommt. Kurz bevor ich mit einer Schachtel Hochglanzbroschüren auf dem Rücksitz in Keswick ankam, bremste ich am Ende einer kurzen Schlange von Fahrzeugen, die darauf warteten, an einer belebten Einmündung abbiegen zu können. Mein Dienstwagen war ein Audi-Kombi und hatte eine Klimaanlage, die einem heißen Tag jedes Unbehagen nehmen konnte. Der Wagen war – nach Angela und meinen Rädern – mein ganzer Stolz. Ich wusch ihn regelmäßig und lebte in ständiger Angst, einen Kratzer oder eine Delle zu entdecken. Da das Fahrzeug am Anfang der Schlange keinerlei Anstalten machte weiterzufahren, zog ich die Handbremse an und ließ die kühle Luft aus den Lüftungsdüsen am Armaturenbrett über mich hinwegströmen. Ich schälte mich aus dem Sitz und beugte mich nach vorn, damit auch mein Rücken im verschwitzten Bürohemd etwas davon abbekam. Den Blick hielt ich weiter auf die Rücklichter des Wagens vor mir gerichtet und wartete auf ein Zeichen, dass es weiterging. Als sich schließlich etwas bewegte, wurde meine Aufmerksamkeit automatisch vom Rückspiegel angezogen. Ich hörte das Geräusch quietschender Bremsen und sah, wie der Kühlergrill eines schnell näher kommenden Lkws mein Gesichtsfeld füllte.

Der darauffolgende Aufprall war so laut, dass es sich anhörte, als sei gerade eine Bombe in meinem Wagen explodiert. Ich wurde zuerst nach hinten gegen die Kopfstütze und anschließend wieder nach vorn geschleudert. Mein Sicherheitsgurt bremste mich, aber die Kollision war so heftig, dass der Airbag aufging. Ich weiß noch, wie ich nach Luft rang – entsetzt über das, was gerade geschehen war –, um anschließend in eine plötzliche und unheimliche Stille zurückzufallen.

Ein Lkw war mir von hinten in den Wagen gefahren. Der Fahrer hatte sich beim Bremsen verkalkuliert und war in den Audi gedonnert. Taumelnd kletterte ich in die Hitze des Tages hinaus. Der Audi war zwar knapp vor dem Wagen vor mir zum Stehen gekommen, aber mein Kofferraum war völlig zerknautscht.

»Geht es Ihnen gut?«

Inzwischen waren die Fahrer der anderen Wagen herbeigeeilt, um nach mir zu sehen. Ich weiß nicht mehr genau, was ich sagte. Eine Flut von Adrenalin maskierte den Schock, und zum damaligen Zeitpunkt hatte es den Anschein, als sei ich ohne größere Verletzungen davongekommen. Ich hatte Nackenschmerzen, doch das war angesichts der Wucht des Aufpralls nicht verwunderlich.

»Ich werd's überleben«, sagte ich und kümmerte mich darum, den Audi an den Straßenrand zu fahren, damit der Lkw-Fahrer und ich Adressen austauschen konnten.

Als ich den Wagen, der einiger größerer Reparaturen im Bereich des Kofferraums bedurfte, vor unserem Haus abstellte, wurde mir allmählich bewusst, was gerade geschehen war und dass der Audi meine geringste Sorge war. Er hatte in vieler Hinsicht seine Aufgabe erfüllt und die Energie des Lkw-Aufpralls weitgehend absorbiert. Eines Aufpralls, so gestand ich mir ein, während Angela aus dem Haus eilte, durch den ich hätte sterben können. Ich hatte angerufen und gesagt, dass ich einen Unfall gehabt hätte, sie sich aber keine Sorgen machen müsse. Während ich nach Keswick zurückgefahren war, hatte sie ihren Vater angerufen. Er war pensionierter Rettungssanitäter und ein eher sachlicher Mensch.

Zehn Minuten später stand er vor unserer Tür und drängte: »Ich bringe dich ins Krankenhaus. Du musst dich untersuchen lassen.«

»Das wird schon wieder«, wiegelte ich ab. »Ich fühle mich zwar nicht besonders, aber das geht sicher bald vorbei.«

Mein Schwiegervater trat einen Schritt zur Seite und deutete auf seinen Fiat Panda.

»Steig ein«, befahl er.

Ich hatte den Eindruck, dem Arzt in der Notaufnahme, von dem ich untersucht wurde, nicht viel berichten zu können. Ein Lkw war von hinten auf meinen Wagen aufgefahren. Inzwischen machten sich allmählich auch Kopf- und Rückenschmerzen bemerkbar. Ich dachte, ich bräuchte lediglich etwas Schlaf. Nach der Untersuchung riet mir der Arzt, für den nächsten Tag noch einen Termin beim Hausarzt auszumachen, um auf Nummer sicher zu gehen.

Ich sah meinem Schwiegervater an. Seine Miene verriet mir, dass ich um diesen Termin nicht herumkommen würde.

Am nächsten Morgen stellte ich beim Aufwachen fest, dass es mir nicht besser ging. Ich war benommen, und mir war übel, als käme ich gerade aus der Achterbahn, und mein oberer Rücken fühlte sich immer schlechter an. Trotzdem hatte die Arbeit für mich Priorität. Wegen der bevorstehenden Messe war dies kein guter Zeitpunkt, um zu fehlen. Aber als ich es endlich nach unten geschafft hatte, war mir klar, dass ich mich krankmelden musste. Ich hatte das Gefühl, meine Abteilung im Stich zu lassen, aber es ging mir so schlecht, dass ich vermutlich keine Hilfe wäre.

»Adrenalin ist ein natürliches Schmerzmittel«, erklärte mir meine Ärztin nach der Untersuchung. »Nach dem Unfall wurde Ihr Körper damit überschwemmt, aber jetzt klingt diese Reaktion langsam wieder ab, und wenn es Ihnen heute schon schlecht geht, werden Sie sich etwa eine Woche lang furchtbar fühlen.«

Sie hatte mich gebeten, den Unfallhergang zu schildern, und war zusammengezuckt, als ich erzählte, wie ich den Lkw unmittelbar vor dem Aufprall im Rückspiegel gesehen hatte. Sie war der Ansicht, dass bei einem Auffahrunfall zwischen einem derart großen Fahrzeug und meinem stehenden Wagen eine starke Energieübertragung stattgefunden haben müsse und ein großer Teil davon wahrscheinlich durch meine Wirbelsäule geströmt sei. Dass ich die Zehen nicht einmal annähernd mit den Fingerspitzen berühren konnte, ohne dass mich schreckliche Schmerzen durchzuckten, schien dies zu bestätigen.

»Wie lange wird es dauern, bis ich wieder gesund bin?«, fragte ich und dachte an meine Arbeit.

»Sie müssen Geduld haben«, erwiderte sie.

»Sprechen wir von ein paar Tagen?«

»Ich würde vorschlagen, Sie ruhen sich ein paar Wochen aus, Kerry«, sagte sie, was mich überraschte, und stellte mir ein Rezept für ein Schmerzmittel aus. »Aber Sie sollten bereit sein, regelmäßig diese Tabletten zu nehmen.«

Ich gehöre zu den Menschen, die großes Vertrauen in die Ärzteschaft haben. Deshalb hielt ich mich – gerüstet mit meinem Rezept und wild entschlossen, wieder auf die Beine zu kommen – genauestens an die Anweisungen. Wegen des Schwindels, der Übelkeit und der zunehmenden Krämpfe im Rücken ließ ich mich noch etwas länger krankschreiben und saß praktisch zwei Wochen lang nur zu Hause. Ich versuchte, mich gesund zu schlafen, aber sobald ich die Augen schloss, durchlebte ich den Unfall im Geiste wieder. Angela arbeitete und schnitt in ihrem Salon im Obergeschoss Haare, und ich verbrachte die meiste Zeit vor dem Fernseher. Die Kundinnen kamen und gingen. Ich hörte ihre fröhlichen Stimmen im Flur, wenn meine Frau sie nach oben oder nach draußen begleitete, und fühlte mich nebenan im Wohnzimmer noch stärker von der Außenwelt abgeschnitten.

Da ich mein Leben mit Vollgas gelebt hatte, fand ich es schwierig, zum Schutz vor der Mittagssonne bei geschlossenen Vorhängen vor dem Bildschirm herumzulungern. Ich begann, mich darüber aufzuregen, dass die Tage vergingen und keine Besserung spürbar war. Außerdem hatte ich vorgehabt, mit einem Freund von einer Küste zur anderen zu radeln, und nun lagen diese Pläne bis auf unbestimmte Zeit auf Eis. Mein Rücken machte bei jeder Bewegung Probleme. Stechende Schmerzen strahlten bis in meine Arme und Beine aus, die manchmal so heftig waren, dass ich aufschrie. Selbst wenn es mir irgendwie gelang, auf die Beine zu kommen, war mehr als ein vorsichtiges Schlurfen kaum drin. Parallel dazu wurden die Kopfschmerzen immer schlimmer, bis mir beinahe der Schädel platzte.

»Es geht mir nicht besser«, berichtete ich der Ärztin beim nächsten Untersuchungstermin. »Wenn überhaupt, wird es noch schlimmer.«

Es fiel mir schwer, die Schmerzen zu beschreiben. Das lag zum Teil daran, dass alle Beschwerden seit dem Unfall schlimmer geworden waren. Unmittelbar darauf hatte ich noch gedacht, dass nach einer Tasse Tee alles wieder gut wäre, und nun war ich schon nach einem kurzen Abstecher in die Hausarztpraxis am Ende. Meine Ärztin untersuchte mich erneut und entschied, die Dosis der Schmerzmittel zu erhöhen, was allerdings nicht half. Nach ein paar Wochen versuchte ich, wieder zur Arbeit zu gehen. Ich fühlte mich schlecht, weil meine Abteilung die Messe ohne meine Unterstützung hatte bewältigen müssen, und wollte nur zurück an den Schreibtisch. Als ich aber endlich wieder im Büro war, waren die Schmerzen unerträglich.

Schon bald musste ich erneut bei meiner Ärztin vorstellig werden, um mich für längere Zeit krankschreiben zu lassen. Es war mir peinlich, immer wieder bei ihr aufzutauchen. Vor dem Unfall hatte ich kaum gewusst, wo meine Hausarztpraxis war, und nun war ich Stammkunde im Wartezimmer. Alle Allgemeinmediziner, die ich aufgesucht hatte, waren verständnisvoll und mitfühlend gewesen, aber sie hatten mich stets mit noch mehr Medikamenten nach Hause geschickt.

Inzwischen war der Sommer längst vorüber, und den fitten, aufgeschlossenen Mann, der ich früher einmal gewesen war, gab es nicht mehr. Ich war nur noch ein Schatten meiner selbst. Tage-, wochen- und monatelang litt ich unter ständigen Schmerzen. Eine ganze Weile war ich voller Hoffnung gewesen und hatte stets damit gerechnet, eines Morgens aufzuwachen und zumindest eine gewisse Besserung verzeichnen zu können. Nach und nach aber festigte sich mein Eindruck, mich stattdessen immer stärker zu verkrampfen – und jeder Versuch, mich davon zu befreien, konnte dazu führen, dass ich mich vor Schmerzen krümmte.

Als der Winter kam, fiel es mir schwer, normal zu funktionieren. Sogar das Anziehen war zu einem Kampf geworden. Sobald ich die Arme hob, spürte ich ein furchtbares Brennen in Hals und Rücken. Bei praktisch allen Bewegungen knirschten meine Knochen. Gleichzeitig machten die Medikamente mein Hirn zu Brei. Ich hatte angefangen, Codein zu nehmen, war dann zunächst zu Tramadol und schließlich zu jener Art von Morphinpräparaten übergegangen, nach deren Einnahme man völlig neben der Spur ist. Ich existierte in einem Dämmerzustand, und mein Geduldsfaden wurde immer dünner.

Meine arme Angela musste die ganze Zeit über zusehen, wie ihr Mann zunehmend hilfloser wurde. Sie war von Natur aus hart im Nehmen und tat alles, was in ihrer Macht stand, um mich zu unterstützen. Sie arbeitete länger und nahm mehr Kunden an, um die finanzielle Lücke zumindest teilweise auszugleichen, die der Verlust meines Einkommens gerissen hatte. Zudem führte sie praktisch den gesamten Haushalt. Jedes Mal, wenn ich niedergeschlagen vom Arzt kam, weil es offenbar keinen Plan für meine Genesung gab, bestand sie darauf, dass ich noch einmal hinging und auf weitere Untersuchungen drängte. Sie ermutigte mich, Physiotherapie und sogar alternative Therapien auszuprobieren. Diese Dinge halfen, mich zu entspannen, aber die ständigen Schmerzen laugten mich aus. Zum Jahreswechsel existierte ich in einem Schwebezustand. Ich war in vieler Hinsicht ein gebrochener Mann, und allmählich verdüsterte sich meine Stimmung.

Vor dem Unfall und in den Jahren nach Zaks Tod war das Radfahren zum Mittelpunkt meines Lebens geworden. Es hatte mir geholfen, mit beruflichem Stress klarzukommen und mit der Welt in Kontakt zu bleiben. Da keine Hoffnung bestand, in nächster Zeit wieder auf ein Rad zu steigen, vermisste ich diesen Teil meines Lebens schrecklich. Ich sehnte mich danach, mit meinen Freunden loszuradeln. Irgendwann gab ich auf, aber ich versprach, bald wieder dabei zu sein. Anfangs kamen sie vorbei, rissen Witze und wünschten mir gute Besserung, aber nach einer Weile klopfte es nur noch selten an der Tür. Ich nehme an, ich war nicht sonderlich unterhaltsam, doch diese Entwicklung ließ die Gefühle von Isolation und Verbitterung wegen dem, was mir widerfahren war, noch stärker werden. Ich beklagte mich bei Angela darüber, dass wir nach großen Radtouren stets die perfekten Gastgeber gewesen waren. Damals hatten sich meine Radfreunde bei Tee und Kuchen in unserer Küche gedrängt. Aber nun, da ich förmlich nach Gesellschaft schrie, hatten sie mich praktisch abgeschrieben. So kam es mir jedenfalls vor – als hätte das Schicksal mein Leben genommen und wie Altpapier zusammengeknüllt.

Da die Tage ohne den Hauch einer Besserung verstrichen, ich unter chronischen Schmerzen litt und die verordneten Medikamente mein Denken beeinträchtigten, rutschte ich bald in eine tiefe Verzweiflung.

Ein kalter, finsterer Ort

»Angela? Hilf mir, Angela!«

Ich war auf den Fliesen im Badezimmer zusammengesackt und konnte mich nicht bewegen. Zumindest nicht, ohne Gefahr zu laufen, ein weiteres Mal von den lähmenden Schmerzen durchbohrt zu werden, die mich in die Knie gezwungen hatten, als ich aus der Dusche gestiegen war. Ich hatte gelernt, die Arme nicht zu weit zu heben, da dies ein Schmerztrigger war. Zuweilen konnte aber schon die leiseste Muskelbewegung dazu führen, dass sich mein ganzes Rückenmark anfühlte, als hätte ich einen schlimmen Stromschlag bekommen, wie es gerade der Fall gewesen war.

»Was ist passiert? Kerry!«

Angela war aus der Küche geeilt, als sie hörte, wie ich aufgeschrien hatte und dumpf auf dem Boden aufgeschlagen war. Es war nicht das erste Mal. Bisweilen kam es auch vor, wenn ich mir eine Tasse Tee machte, die Zähne putzte oder einfach den Kopf drehte, weil das Telefon klingelte. Schon diese winzigen Bewegungen konnten den Schalter in meinem Nacken umlegen, und mein Körper wurde von unerträglichen Schmerzen gelähmt. Angela versuchte, mir vorsichtig in einen Morgenmantel zu helfen, und der Schmerz trieb mir den Schweiß auf die Stirn. Sosehr sie sich auch bemühte, mich ganz behutsam anzufassen, mir stockte dennoch der Atem und ich verzog schmerzerfüllt das Gesicht, als steckten meine Muskeln in einem unsichtbaren Schraubstock.

»Ich halte das nicht mehr lange aus«, sagte ich, als sie mich mühsam wieder auf die Beine stellte. Ich bin ein breitschultriger Kerl, und meine Frau ist sehr zierlich. Trotzdem stützte sie mich den langen und schmerzvollen Weg über die Treppe hinunter zum Wagen.

Seit dem Unfall waren wir schon mehrmals wegen derartiger Notfälle ins Krankenhaus gefahren. Dieses Mal mussten wir vier Stunden in der Notaufnahme warten. Als ich endlich einen Arzt zu Gesicht bekam, verschrieb er mir noch mehr Schmerzmittel. Auf körperlicher Ebene stellten die Medikamente einen Zustand her, in dem ich den Tag überstehen konnte. Doch die psychischen Schäden summierten sich allmählich. Mein Kopf schien mit Watte gefüllt zu sein. Ich konnte meine Gedanken und Gefühle nicht richtig verarbeiten, und allmählich wurde meine Welt immer kleiner. Mir fehlte der Zugang zur Natur, die ein zentraler Bestandteil meines Lebens gewesen war. Ich konnte zum Briefkasten hinausschlurfen, aber ich tat es ungern. Wenn ich etwas zu erledigen hatte, fuhr ich meist mit dem Auto, und selbst dann dachte ich mir alle möglichen Ausreden aus, um zu Hause bleiben zu können. Es fühlte sich an, als schlügen überall um mich herum die Türen zu.

Knapp ein Jahr nach dem Unfall bekam ich den ersten Termin für eine MRT-Untersuchung. Ich hatte inzwischen aufgehört zu arbeiten. Die Fahrt zur Arbeit war einfach zu qualvoll. Nachdem meine Ersparnisse aufgezehrt waren, musste ich Sozialhilfe beantragen, was meinem Selbstwertgefühl nicht zuträglich war. Es bedeutete ferner, dass ich aus dem wöchentlichen Budget auch noch die Fahrt in ein Krankenhaus am anderen Ende der Grafschaft bestreiten musste. Ich hoffte einfach, dass man irgendetwas machen konnte. In gewisser Weise war ich froh, als der Scan Schäden an einer Bandscheibe in meinem Hals offenbarte. Dies war für mich der Beweis, dass ich mir all das nicht nur einbildete. Bis dahin war die Ursache meiner Schmerzen ein Rätsel gewesen, doch nun konnte alle Welt sehen, dass sie von Nervenschäden herrührten, die ich bei dem Unfall erlitten hatte. Endlich war klar, warum sie von derart verheerender Intensität waren.

»Dann können Sie jetzt etwas dagegen unternehmen?«, fragte ich den Oberarzt, der den MRT-Bericht mit mir durchging.

Er runzelte die Stirn und erwiderte, dass man dies erst nach weiteren Untersuchungen sagen könne.

In den Wochen nach dem MRT wurde ich von einem Rückenspezialisten zum nächsten geschickt, und jeder von ihnen sah die Sache anders. Einer sagte, er könne das Problem mit einer einfachen Operation lösen, ein anderer warnte, jeder Eingriff könne mich zum Krüppel machen, und die anderen Meinungen lagen irgendwo dazwischen. Es war ebenso frustrierend wie verwirrend, und am Ende gelangte ich zu der Ansicht, dass ich irgendwie mit dem Schmerz zurechtkommen musste. Ich hatte gelernt, mit dem Risiko zu leben, dass ich bei einer falschen Bewegung jederzeit unter höllischen Schmerzen zusammenbrechen konnte. Aber ich wollte nicht riskieren, im Rollstuhl zu landen, um mich davon zu befreien. Ich musste einen Weg finden, die Verantwortung für die Schmerzen zu übernehmen. Da ich nicht wusste, wie ich das anstellen sollte, war ich beim letzten Beratungstermin den Tränen nahe.

»Es muss doch irgendetwas geben«, sagte ich und wischte mit dem Handballen über meine Augen. »Irgendetwas!«

Als das Angebot schließlich kam, klang es weniger riskant als eine Operation und besser als gar nichts. Die Maßnahme bringe keine Heilung, warnte der Oberarzt. Doch wenn alles gut gehe, würde sie den Schmerz für eine Weile dämpfen, sodass ich mein Leben wieder aufbauen konnte. Bei der sogenannten epiduralen zervikalen Injektion werden im unteren Nackenbereich Steroide gespritzt, um die Entzündung zu lindern und die Nerven zu beruhigen. Ich gab meine Einwilligung, noch bevor er fertig umrissen hatte, was ich erwarten konnte.

»Es ist nur eine Spritze«, erklärte ich Angela, als ich ungewöhnlich guter Dinge nach Hause kam. »Nach all der Zeit ist eine Spritze vielleicht die Lösung meiner Probleme.«

Als ich zu meinem Termin erschien, ging ich davon aus, im Nu wieder draußen zu sein. Ich musste ein Formular ausfüllen und wurde gebeten, in einem vollen Wartezimmer auf die Aufnahme in die Tagesklinik zu warten. Das entsprach zwar nicht ganz meinen Erwartungen, aber ich beklagte mich nicht. Von Zeit zu Zeit erschien die Stationsschwester und rief einen Namen von einer Liste auf. Nacheinander verließen alle Männer und Frauen das Wartezimmer, bis ich als Einziger übrig blieb. Als die Stationsschwester wiederkam und ihr Klemmbrett konsultierte, schaute ich hoffnungsvoll auf.

»Kerry Irving?«, fragte sie. Sie ignorierte mich und reckte den Hals, um nachzusehen, ob jemand am Kaffeeautomaten um die Ecke stand. »Kerry?«

»Das bin ich«, sagte ich und hatte sofort ihre volle Aufmerksamkeit.

»Ach.« Wie es schien, brauchte sie einen Augenblick, um sich zu sammeln. »Es tut mir leid, aber wegen des Namens hatte ich angenommen …«

»Dass ich eine Frau bin«, sagte ich und grinste. »Sie wären nicht die Erste.«

Mit glühenden Wangen fuhr die Stationsschwester mit der flachen Seite des Kugelschreibers über die Liste.

»Ich fürchte, bei den Männern ist kein Bett mehr frei«, sagte sie. »Sie sind alle belegt – und zu den Frauen können wir Sie auch nicht legen.« Sie schwieg kurz, sah zu mir auf und zuckte mit den Schultern: »Dann bekommen Sie eben ein Privatzimmer«, sagte sie. »Mit Fernseher.«

»Das sind die Vorteile, wenn man einen Mädchennamen hat«, sagte ich und stand vorsichtig auf, um ihr zu folgen.

Ich war ungewöhnlich entspannt, als ich – fix und fertig in meinem Flügelhemd – zu dem Eingriff abgeholt wurde. Mein Rücken machte weniger Probleme, wenn ich auf ein paar Kissen gestützt im Bett lag, und dank des eigenen Zimmers war es mir gelungen, ein kleines Nickerchen zu machen. Vor allem aber freute ich mich auf meinen ersten echten Vorgeschmack auf eine Linderung der Schmerzen.

Ich hatte angenommen, dass ich selbständig in ein Nebenzimmer humpeln würde; ich hatte nicht damit gerechnet, dass ein Stationshelfer mit einer Transportliege auftauchen würde.

»Wir müssen zuerst noch Ihr Herz untersuchen«, erklärte er. »Damit wir sicher sein können, dass Sie stark genug für die Spritze sind.«

»Ich denke, das halte ich aus«, sagte ich selbstbewusst, legte mich aber trotzdem auf die Liege.

Das Ergebnis des Elektrokardiogramms (EKG) bestätigte, dass ich bei bester Gesundheit war und die Spritze bekommen konnte, und ich wurde sogleich wieder durch die Flure geschoben. Nachdem wir die dritte Tür mit der Aufschrift »Operationssaal« passiert hatten, fragte ich mich dann doch, was genau da auf mich zukam.

»Es ist halb so schlimm, wie es aussieht«, sagte der Leiter des Teams, das auf mich wartete. Er trug OP-Maske, Kittel und Haube. »Streng genommen ist das keine Operation.«

»Jetzt bin ich doch ein wenig irritiert!«, sagte ich, als mir der Stationshelfer von der Liege half.

Der behandelnde Arzt deutete auf den Operationstisch.

»Sie müssen sich nur über den Tisch beugen, und in null Komma nichts sind wir fertig.«

Ich tat, was von mir verlangt wurde, während sich der Arzt umdrehte und ein großes medizinisches Instrument vom Tisch nahm. Etwas beklommen dachte ich, dass es wie eine Silikonpistole aussah.

»Das ist eine Spezialspritze«, sagte eine der beiden Schwestern, die in diesem Augenblick rechts und links an mich herantraten. Sanft, aber bestimmt, griffen sie nach meinen Schultern. Obwohl ich alle Anweisungen genau befolgte, fühlte es sich an, als würden sie mich festhalten. »Wenn Sie sich entspannen, ist es gleich vorbei.«

»Es könnte sein, dass Sie einen dumpfen Stoß spüren«, sagte der Chef des Ganzen, und ich hatte den Eindruck, eher die Mündung eines Gewehrs als eine Kanüle zwischen den Schulterblättern zu haben. »Sind Sie bereit?«

Ich erinnerte mich, weshalb ich hier war, und sagte ihm, er könne anfangen.

Die Spritze war wie ein Eselstritt in den Rücken, danach musste ich mich ein paar Stunden erholen. Anschließend verließ ich das Krankenhaus im Rollstuhl. Ich hatte nicht gewusst, dass man sich abholen lassen sollte, und war deshalb selbst ins Krankenhaus gefahren.

»Ist Ihre Frau hier?«, fragte der Stationshelfer, als ich aus dem Rollstuhl aufstand.

»Sie wartet im Wagen«, log ich. Ich verabschiedete mich und tat anschließend mein Möglichstes, um den Parkplatz zu überqueren, ohne ohnmächtig zu werden.

Als ich endlich das Gefühl hatte, losfahren zu können, kehrte ich etwas später am Nachmittag angeschlagen, aber guter Dinge nach Hause zurück. Zum ersten Mal seit dem Unfall betrat ich das Haus, ohne das Gefühl zu haben, dass ich jeden Augenblick von Schmerzen übermannt werden konnte.

»Es hat funktioniert«, berichtete ich Angela. »Ich glaube wirklich, das ist es!«

Meine Stimmung besserte sich weiter, als ich spürte, was für einen Unterschied die Injektion machte. Ich konnte die Hände über den Kopf heben oder mich nach unten beugen, um einen Teller aus dem Schrank zu holen, ohne von diesen kleinen Bewegungen niedergestreckt zu werden. Ich konnte nur grinsen und lachen und mich allmählich wieder wie ich selbst fühlen.

Leider sollte sich dieses Fenster der Erleichterung schon bald wieder schließen. Nach kurzer Zeit schlichen sich der Schmerz und damit auch die Hoffnungslosigkeit in mein Leben zurück.

Ich ertrug noch fünf weitere epidurale zervikale Injektionen. Bei der zweiten wurde ich ohnmächtig, da die Nadel einen Knochen traf, aber sie brachte einen Monat lang Erleichterung. Alle anderen versagten völlig. Danach gab ich auf. Es war, als hätte ich die Tür zu einer schmerzfreien Zukunft einen Spalt weit aufgestoßen, doch dann wurde sie mir vor der Nase zugeschlagen und fest zugesperrt. Wenn überhaupt, stürzte mich diese Erfahrung in ein noch tieferes Loch.

Dass ich Depressionen haben könnte, zog ich gar nicht in Betracht. In gewissem Sinne war ich zu sehr in meinem Denken gefangen, um es zu registrieren. Ich saß meist den ganzen Tag im Haus, das ich irgendwann gar nicht mehr verlassen wollte. Als die Monate verstrichen, bekam ich sogar Angst davor. Allein der Gedanke an einen Spaziergang, um etwas frische Luft zu schnappen, versetzte mich in Panik. Was, wenn ich einen Krampf im Rücken bekam und es nicht mehr nach Hause schaffte? Da ich das auf keinen Fall riskieren konnte, gammelte ich im Wohnzimmer vor mich hin und versuchte, einen Ort in meinem Kopf zu finden, an dem der Schmerz mich nicht erreichen konnte.

Ich werde Angela ewig dankbar dafür sein, dass sie mich nicht aufgegeben hat. Obwohl ich nicht mehr die geringste Ähnlichkeit mit dem Mann hatte, den sie geheiratet hatte, verlor sie kein einziges Mal die Geduld. Sie hat eine zierliche Gestalt und eine nette, freundliche Art, aber kaum etwas bringt sie aus der Fassung. Innerlich ist sie stark und würde alles tun, um mich zu schützen. Wenn die Wellen des Schmerzes über mich hinwegspülten, war sie auf ihre praktische Art für mich da. Aber wir sprachen kaum darüber, wie ich mich fühlte. Das lag in erster Linie daran, dass ich mich ihr gegenüber niemals öffnete. Ich schottete mich ab, wie ich es schon als Jugendlicher getan hatte, und fraß alles in mich hinein. Natürlich war das nicht gesund, und mit der Zeit wurden die ganzen negativen Gefühle, die sich in mein Leben geschlichen hatten, zur bestimmenden Kraft. Ich war wütend auf mich und die Welt, schnell aufgebracht und neigte zu langen Phasen düsteren Schweigens. Durch die Nervenschädigungen war ich auch Temperaturveränderungen gegenüber unglaublich empfindlich. Ich achtete darauf, dass es immer warm war im Haus, was sich zu einem Zwang entwickelte. Angela wusste das, aber sie konnte einfach nicht ahnen, welche Auswirkungen schon der leiseste kühle Lufthauch haben konnte.

Eines Abends sahen wir im Wohnzimmer fern. Der Gaskamin brannte, wärmte aber nicht besonders. Ich saß auf dem Sofa. Das war für meinen Rücken zwar am angenehmsten, aber anders als in dem Sessel, den Angela bevorzugte, bekam ich dort nicht viel von der Wärme der glühenden Stäbe ab. Für sie war es das Ende eines langen Arbeitstages, während ich den ganzen Tag damit zugebracht hatte, mein Schicksal zu beklagen.

»Ich setze nur schnell Wasser auf«, sagte sie in einer Pause der Sendung, die wir gerade ansahen. »Willst du auch eine Tasse Tee?«

»Klar«, brummte ich, als sie aufstand. »Könntest du die Tür zumachen, Ange?«, fügte ich hinzu, während sie durch den Flur Richtung Küche verschwand. »Ange!«

Ich hob die Stimme, aber sie kam nicht zurück. Angela war nur ein paar Sekunden weg, aber für meine lädierten Nerven war der Luftzug aus dem Flur wie ein arktischer Windstoß. Ich rief erneut nach ihr und brüllte dann ein weiteres Mal in Panik und Wut.

»Was ist denn los?«, fragte sie, als sie endlich zurückkam. »So kalt ist es nun auch wieder nicht.«

»Es ist nicht kalt?« Ich zitterte und schlang die Arme um meinen Körper, um mich zu wärmen, während ich innerlich kochte. »Du hast keine Ahnung, was ich durchmache, Angela. Ich sitze hier fest, Tag für Tag. Ich habe meine Arbeit und meine Freunde verloren, und mein Rad verstaubt. Ich habe schreckliche Schmerzen und war bei unzähligen Experten, aber niemand kann etwas dagegen tun. Also sitze ich einfach da, vollgestopft mit Pillen, und versuche, mich bloß nicht zu viel zu bewegen. Das ist meine Welt!« Ich deutete wütend auf die vier Wände. »Das ist alles, und ich fühle mich hundeelend!«

»Du darfst die Hoffnung nicht aufgeben, Kerry.« Angela schloss die Tür und ging zu ihrem Sessel. »Ich mag es nicht, wenn du so sprichst.«

»Warum nicht?«, fauchte ich zurück und vereitelte damit ihren Versuch, mich zu beruhigen. »Was bleibt mir denn noch? Warum sollte ich weiterleben, wenn ich mich so elend fühle und dich auch noch mit herunterziehe? Das ist keinem von uns gegenüber fair, Angela. Ich kann so nicht weitermachen. Es ist unerträglich!«

In der Stille, die sich zwischen uns ausbreitete, sah mich Angela einen Augenblick an, als wäre sie nie auf die Idee gekommen, dass ich derartige Gedanken hegen könnte. Aus der Küche war zu hören, wie das Wasser zu kochen begann und sich der Wasserkocher mit einem Klick abschaltete.

»Ich mache uns jetzt den Tee«, sagte sie und bedeutete mir, mich auf ihren Platz am Feuer zu setzen. »Und ich möchte, dass du dich von jetzt an in meinen Sessel setzt.«

Keine Milch im Haus

Ein Leben mit chronischen Schmerzen zehrt an den Kräften. Sie bestimmen deinen Tag, sobald du erwachst, und hindern dich sogar am Einschlafen. Ich stellte fest, dass ich herzlich wenig tun konnte, um ihnen zu entrinnen. Obwohl ich mir alle Mühe gab, wurden sie zu einem ebenso festen Bestandteil meines Denkens wie meine Knochen Bestandteil meines Körpers waren. Die Spritzen verhöhnten mich nur. Wenn sie wirkten, erinnerten sie mich kurz daran, wie ein Leben ohne die ständige Angst sein könnte, mich vor körperlicher Pein zu krümmen, aber diese Atempause ging vorbei. Manchmal hielt die Erleichterung ein paar Wochen an. Manchmal verschwand das wohlige Gefühl, dass die Qualen vorüber waren, schon nach wenigen Tagen. Aber die Behandlungen, die überhaupt keine Wirkung zeigten, stießen mich noch tiefer in die Verzweiflung.

Ich schluckte Tabletten, um die Schmerzen aushalten zu können. Manchmal nahmen sie ihnen die Spitze, aber manchmal setzten sie mich auch einfach stundenlang außer Gefecht. Ich nahm sie gewissenhaft, weil ich es für die einzige Möglichkeit hielt. Mit der Zeit wurde mein Medikamentenplan wichtiger, als wann ich aß oder schlief. Ich begann gleich morgens mit der Einnahme und hoffte auf ein schnelles Einsetzen der Wirkung. Die Medikamente brachten die Schmerzen nie vollständig zum Verschwinden, und im Laufe des Tages kehrten sie in vollem Umfang zurück. Dann zählte ich die Stunden bis zur nächsten Dosis. Gelegentlich waren die Schmerzen so stark, dass ich meine Tabletten etwas früher nahm, sodass sich auch die nächste Runde nach vorne verschob. Irgendwann brauchte ich mehr, als ich nehmen sollte, und verlor den Bezug zur Realität. Gleichzeitig schürte die von den vielen Medikamenten verursachte Verwirrung auch heftige Ängste. Ich zerbrach mir zum Beispiel den Kopf darüber, was geschehen würde, wenn mir die Tabletten ausgingen oder ich aus irgendeinem Grund nicht mehr an Nachschub herankäme. Diese Frage bereitete mir so große Sorge, dass ich sie irgendwann zum Vorwand nahm, um überhaupt nicht mehr aus dem Haus zu gehen.

Die Schmerzmittel schenkten mir Trost und Sicherheit, hielten mich aber auch in meinen eigenen vier Wänden gefangen.

Es kam mir nie in den Sinn, dass ich in die Fänge einer Depression geraten war. Der Prozess war so langsam und schleichend, dass ich nicht mitbekam, wie sich meine Stimmung und meine Einstellung veränderten. Nachdem sich der dunkle Schleier auf mein Leben gelegt hatte, wollte ich nur noch funktionieren, statt meine Gefühle zu verarbeiten. Mein Ausbruch, nachdem Angela mich im Wohnzimmer versehentlich einem kalten Luftzug ausgesetzt hatte, war von meiner großen Verzweiflung und Hilflosigkeit getrieben gewesen. Nach dem Vorfall war ich vorübergehend etwas weniger wütend auf mein Leben, als hätte ich dadurch etwas Druck abgebaut, dass ich meine negativen Gedanken in Worte fasste. Angela hatte auf ihre Art demonstriert, dass ihre Loyalität und Unterstützung keine Grenzen kannten. Natürlich fühlte ich mich schlecht, weil ich sie angeschrien hatte. Aber ich war auch erleichtert, dass ich mich geöffnet hatte. Nachdem ich mir meiner armen Frau gegenüber Luft gemacht hatte, baute ich leider nicht weiter darauf auf, sondern fing wieder an zu grübeln. Mein Kopf fühlte sich elend, mein Körper kaputt an, und die finanzielle Belastung war horrend. Seit meiner Krankschreibung fehlte mein Gehalt an allen Ecken und Enden. Unsere Lebenshaltungskosten hatten all meine Ersparnisse aufgezehrt, und ich musste mich darauf verlassen, dass Angela mit ihrem Friseursalon im ersten Stock dafür sorgte, dass wir auch weiterhin ein Dach über dem Kopf hatten und Essen auf dem Tisch stand. Was mich wirklich fertigmachte, war, dass ich nicht einmal im Haushalt helfen konnte. Ob ich Geschirr spülte oder eine Glühbirne wechselte – jedes Mal, wenn ich versuchte, meinen

Teil dazuzutun, krümmte ich mich vor Schmerzen. Und je stärker ich mich im Laufe der Zeit nur noch als Belastung empfand, desto ernsthafter begann ich, über einen Ausweg nachzudenken und wie ich alldem ein Ende setzen konnte.

Im Winter 2009, drei Jahre nach meinem Unfall, fror der See zu. Zu dieser Jahreszeit, wenn ich ans Haus gefesselt war, kroch mir die Kälte bis ins Mark. Nichts konnte sie mir vom Leibe halten, egal, wie viele zusätzliche Schichten ich anzog oder wie weit ich die Heizung aufdrehte. Ich war unglücklich, vollgepumpt mit Medikamenten und hatte jede Hoffnung verloren, dass mir irgendetwas oder irgendjemand helfen konnte. Angela hatte mir davon erzählt, dass sie bei einem Spaziergang am Ufer gesehen habe, wie Kinder Steine über die gefrorene Oberfläche schlittern ließen. Wir waren der Ansicht, dass das Eis jenseits der flachen Uferzone nicht allzu dick sein dürfte, und in diesem Augenblick sah ich im Geiste vor mir, wie ich auf den See hinauslief, um es selbst zu prüfen. Die Vision dauerte nur einen Augenblick, aber sie war so klar, dass ich wie entrückt war. Ich sah mich zielstrebig hinauslaufen, ohne mich darum kümmern, dass ich Schmerzen hatte und draußen in der Kälte war. Ich schätzte, dass das Eis nach etwa dreißig bis vierzig Metern unter meinen Füßen nachgeben, splittern und bersten würde. Und dann wäre es vorbei: Ich würde untergehen, und der See würde mich holen.

Ich hätte entsetzt sein sollen, an etwas Derartiges überhaupt zu denken, doch stattdessen löste der Gedanke den heftigen Impuls aus, mir das Leben zu nehmen. Auf dem Hin- und Rückweg zu Terminen im Krankenhaus, die zu nichts führten, packte ich das Steuer ein paarmal fest, um mit dem Wagen gegen einen Baum zu fahren. Ich trat sogar mit dem Fuß aufs Gas, in der Hoffnung, dass es dann schnell vorüber wäre, sofern ich nur den Mut aufbrachte, die Sache durchzuziehen.

Es war eine Zeit tiefer Verzweiflung. Ich wollte Angela den Schmerz ersparen, mich in dieser Spirale zu sehen. Gleichzeitig war sie auch der Grund dafür, dass ich es nicht tat. Bei all meinen Versuchen entschied ich stets im Bruchteil einer Sekunde, mich doch nicht umzubringen, um anschließend entsetzt festzustellen, in was für einen armen Tropf ich mich verwandelt hatte. Ich gestand ihr nie, wie nah ich daran gewesen war, alldem ein Ende zu machen. Aber ich frage mich bis heute, ob sie nicht trotzdem dahintergekommen war. Denn als ich selbst keinen Ausweg mehr sah, zeigte mir meine Frau buchstäblich, dass ich immer noch eine Zukunft hatte.

»Kerry, wir haben keine Milch mehr im Haus. Würdest du kurz welche holen?«

»*Was?*«

Ich saß in der Küche und bemitleidete mich selbst. Manchmal brütete ich stundenlang schweigend vor mich hin wie an jenem Morgen. Angela hatte uns gerade eine Tasse Tee gemacht und stand am Kühlschrank, einen Tetra Pak in der Hand. Sie schüttelte ihn, um mir zu zeigen, dass er so gut wie leer war.

»Ich kann nicht aus dem Haus«, polterte ich los – immer noch überrascht, dass sie überhaupt gefragt hatte. Es war, als hätte sie von mir verlangt, zum Mond zu fliegen. Fakt war, dass ich das Haus seit Ewigkeiten nicht mehr verlassen hatte. »Schau mich doch an, Angela!«

»Es ist doch nur um die Ecke«, sagte sie. »Was könnte im schlimmsten Fall schon passieren?«

Von uns aus braucht man zu Fuß zwei Minuten zum Tante-Emma-Laden. Er hat rund um die Uhr geöffnet und ist eine große Hilfe, wenn wir beim wöchentlichen Einkauf im Supermarkt mal etwas vergessen. Vor dem Unfall war ich nach ein paar Minuten wieder zurück gewesen, wenn ich mich beeilte. Angela wartete auf meine Antwort, und es fiel mir schwer, einen guten Grund zu finden, weshalb ich nicht gehen konnte.

»Aber du weißt doch«, sagte ich, »wenn ich bergab oder am Randstein einen falschen Schritt mache, bekomme ich höllische Schmerzen.«

»Dann gehst du eben vorsichtig.«

»Was ist, wenn ich stolpere und hinfalle?«

»Es wird nichts passieren, Kerry.«

»Ich könnte Panik bekommen«, sagte ich. Allmählich gingen mir die Argumente aus. »Ich halte das wirklich für keine gute Idee.«

»Nimm dein Telefon mit, und wenn du mich brauchst, rufst du einfach an.« Ruhig schloss sie die Kühlschranktür. »Dann bin ich in knapp einer Minute bei dir.«

Meine Frau hatte an alles gedacht. Sie wusste, wie ich reagieren würde, und ging geduldig auf alle Einwände ein, die mir einfielen. Draußen brachen einzelne Sonnenstrahlen durch die Wolken.

»Na gut«, sagte ich argwöhnisch und ließ mir beim Aufstehen Zeit. »Ich bin gleich wieder da.«

Ich hatte das Haus seit Monaten nur noch verlassen, um zum Wagen zu schlurfen, der an der Straße geparkt war. Unterwegs zur nächsten Straßenecke fühlte ich mich auf dem Gehweg schrecklich verletzlich. Ich atmete schneller, als ich einen Fuß vor den anderen setzte. Bei jedem zweiten mühsamen Schritt klingelte das Kleingeld in meiner Tasche und erinnerte mich an eine Totenglocke. Ich lebte seit Jahrzehnten hier, aber in diesem Augenblick schien mir alles völlig fremd. Ich hatte das Gefühl, dass die Leute hinter ihren Vorhängen standen und mich beobachteten, obwohl ich niemanden sehen konnte. Als eine alte Dame mit einem dieser Einkaufstrolleys näher kam, drängte ich mich an eine flache Mauer. Ich konnte die Vorstellung nicht ertragen, dass mich jemand anrempelte und mein Rücken zu krampfen begann. Sie lächelte im Vorübergehen und bemerkte, dass das Wetter allmählich besser werde. Ich konnte lediglich ihren Blick erwidern und hoffen, dass ich mit meiner Atmung keine ausgewachsene Panikattacke auslöste. Ich wurde immer benommener und wackeliger auf den Beinen, aber davon wollte ich mich nicht unterkriegen lassen. Als sie vorüberging, blieb ich an der Wand stehen und wartete anschließend noch ein Weilchen, um mich wieder zu sammeln. Während das Rattern und

Quietschen der Räder ihres Trolleys allmählich leiser wurde, richtete ich den Blick auf das Ende der Straße und wappnete mich für meinen weiteren Weg. Nachdem ich so weit gekommen und bereits ein paar Meter von meiner Haustür entfernt war, konnte ich nicht umdrehen und mit leeren Händen zurückkehren.

»Ich hab's geschafft!« Dieser Satz war das Erste, was Angela hörte, noch bevor ich die Haustür hinter mir schloss. »Ich habe die ganze Strecke geschafft!«

Meine Frau erschien am oberen Treppenabsatz. Sie sah, wie ich triumphierend einen halben Liter Milch umklammerte, und legte einen Finger an die Lippen.

»Ich habe Kundschaft«, sagte sie. »Aber das ist toll, Kerry. Gut gemacht.«

Wir lächelten uns an, und ich wusste, wenn Angela nicht gerade mit Haareschneiden beschäftig gewesen wäre, wäre sie die Treppe heruntergetanzt, um mit mir zu feiern. Es war ein Durchbruch, den ich lange für unmöglich gehalten hatte. Mit dem Handy in der Hand, damit ich meine Frau im Notfall anrufen konnte, hatte ich bis zum Tante-Emma-Laden durchgehalten. Die Besitzerin hatte mich begrüßt wie einen lange vermissten Freund, was meine Laune deutlich hob, als ich die benötigte Milch holte, an der Theke zahlte und mich auf den Heimweg machte. Der Rückweg war mühsam. Ich war darauf gefasst gewesen, jederzeit von einem Nervenschmerz wie einem Peitschenknall ausgebremst zu werden. Schließlich lebte ich schon lange genug damit, um zu wissen, dass dies schon beim leisesten Zucken eines Muskels passieren konnte. Daher atmete ich erst wieder richtig auf, als ich im Flur stand und zu meiner Frau hinaufsah. Ich mochte meine Zweifel gehabt haben, ob ich es schaffen würde; aber sie war davon überzeugt gewesen. In diesem Moment hatte ich das Gefühl, dass Angela mich besser verstand als jeder Arzt.

»Was ist jetzt mit deiner Tasse Tee?«, fragte ich.

»Die dürfte inzwischen kalt sein«, sagte sie.

Kleine Schritte

Am nächsten und übernächsten Tag musste mich Angela nicht mehr dazu überreden, in den Laden zu gehen. Nach dem ersten Ausflug war ich so euphorisch, dass ich mich schnell nach der Herausforderung und dem Erfolgserlebnis sehnte. Es war nie leicht, und ich bekam unterwegs mehrmals heftig einschießende Schmerzen. Aber ich ließ mich von der Panik nicht überwältigen und rief nicht bei Angela an. Ich erinnerte mich einfach daran, dass die Schmerzen vorübergehen würden, und wenn es besonders schlimm war, versuchte ich, einfach nur zu atmen. Ich war entschlossen, eine einfache Besorgung zu machen – wie schlimm es auch werden mochte.

Ich lernte, den Schmerz nicht mehr zu fürchten, sondern damit zu leben, und meine Welt wurde um eine Handvoll umliegender Straßen größer. Es war nicht viel, aber es half, meinen Tag zu gliedern. Statt die Stunden bis zur nächsten Tablettendosis herunterzuzählen, erstellte ich eine Liste von Dingen, die zwar vermutlich nicht besonders dringend benötigt wurden, wie eine neue Spülbürste oder ein weiteres Briefmarkenheftchen, doch ich machte mich trotzdem auf den Weg zum Laden. Ich sah es als Möglichkeit, einen Beitrag zur Haushaltsführung zu leisten. Ich wusste, dass meine Bemühungen eher symbolischer Natur waren, aber ich wollte meine Frau unbedingt irgendwie unterstützen und das Gefühl haben, etwas Nützliches zu tun. Dadurch, dass ich das Haus verließ, kam ich auch wieder mit meinen Nachbarn und anderen Leuten in Kontakt, die regelmäßig im Laden einkauften. Ich grüßte, und manchmal blieb ich stehen, um ein wenig zu plaudern. Es war höchst erfrischend, dass ich meine Stimme nun nicht mehr nur in Gedanken hörte. Ich gehöre auch nicht zu der Sorte Menschen, die ihre ganzen Beschwerden runterrattern, wenn jemand nach ihrem Befinden fragt. Stattdessen schob ich meine persönlichen Probleme beiseite, was mich in einen positiveren Gemütszustand versetzte.

Auf der körperlichen Ebene machte mir dieser kurze tägliche Spaziergang bewusst, wie stark meine Fitness nachgelassen hatte. Da ich früher zum Spaß hundert Kilometer lange Radtouren unternommen hatte, war das ein ziemlicher Weckruf. Ich hatte mich damit abgefunden, dass ich wohl nie mehr auf ein Fahrrad steigen würde, aber ich fand es furchtbar, dass mir noch vor der Kreuzung am Ende der Straße die Puste ausging. Ich merkte, wie sehr ich die frische Luft genoss. Ich war so lange im Haus gefangen gewesen, dass bereits ein Hauch von Wind auf meinem Gesicht einer Offenbarung gleichkam. Wenn ich in den Sonnenschein hinaustrat, fiel es mir schwer, mich elend zu fühlen, und sogar der Regen war reinigend, nachdem ich im Haus eingesperrt gewesen war. Mit jedem Ausflug hellte sich meine Stimmung auf.

Der tägliche Gang zum Laden um die Ecke war keine Wunderwaffe gegen meine Beschwerden, aber ich fand ihn wirksamer als jede Medizin. Dinge, die ich vorher für unmöglich gehalten und abgeschrieben hatte, betrachtete ich allmählich wieder als Herausforderungen, denen ich mich stellen konnte. Wenn ich einen kurzen Spaziergang schaffte, konnte ich vielleicht auch kurz ein paar Briefe aufgeben oder beim Nachbarn gegenüber vorbeischauen, den ich seit Ewigkeiten nicht mehr gesehen hatte. Es ermutigte mich auch, nicht nur bis zur nächsten Medikamentendosis zu planen, wie ich es so lange getan hatte, sondern mich zu fragen, was ich mit meinem Leben anfangen konnte. Es war unmöglich, wieder Rad zu fahren, und es war gleichermaßen ausgeschlossen, dass ich zu einer Arbeit zurückkehren konnte, wie ich sie zuvor gemacht hatte. Ich hatte immer noch starke Schmerzen. Ich lernte zwar, damit umzugehen, aber ich wusste auch, dass ich nicht am Schreibtisch sitzen konnte.

»Vielleicht solltest du überlegen, was du schon immer einmal machen wolltest«, regte Angela an. »Was du als Kind werden wolltest!«

»Ich habe gern irgendwelche Sachen im Wald verbrannt«, erwiderte ich scherzhaft. »Das dürfte mich beruflich kaum weiterbringen.«

Wir schmunzelten, aber ich fing an zu überlegen. Vieles kam wegen meines Rückenleidens nicht in Frage. Trotzdem hatte ich nach und nach die verzweifelte Stimmung hinter mir gelassen, in der ich keine Zukunft für mich sah. Es musste etwas Sinnvolles geben, das ich tun konnte. Ich hatte mich erfolgreich der Herausforderung gestellt, einmal um den Block zu gehen, und machte aktiv weiter, um wieder zu Kräften zu kommen. Nun musste ich mein Selbstvertrauen zurückerobern und eine Arbeit finden, die mir helfen würde, mich wieder wie ein Mensch zu fühlen. Ich überlegte hin und her. Ich wollte nicht mehr so weit fahren müssen und mir meine Zeit selbst einteilen können. Außerdem wollte ich kein Schreibtischtäter mehr sein und Zahlen in Tabellenkalkulationsprogramme eingeben. Da mir Angelas Bemerkung keine Ruhe ließ, zog ich allmählich auch Dinge in Betracht, die mir tatsächlich Spaß machen würden. Obwohl Land- und Forstwirtschaft nicht zur Debatte standen, gefiel mir die Vorstellung von einer handwerklichen Tätigkeit. Eine Zeitlang dachte ich über eine Umschulung zum Fahrlehrer nach. Es war eine schöne Vorstellung, wieder wie zu Beginn meiner Vertriebstätigkeit durch die Seenregion zu touren. Doch dann malte ich mir aus, wie mein Rücken auf eine Notbremsung reagieren würde, und die Sache war gestorben. Aber Angela hatte mich zum Nachdenken gebracht. Da ich den zweiten Schritt nicht vor dem ersten tun wollte, konzentrierte ich mich im wahrsten Sinne des Wortes darauf, zunächst einmal meinen Radius zu Fuß zu erweitern.

Statt mich auf den einen Block zu beschränken, den ich inzwischen mühelos zurücklegen konnte, suchte ich mir immer weitere Strecken zu unserem Tante-Emma-Laden. Aber ich übertrieb nicht. Ich war noch nicht stark genug, um durch ganz Keswick zu stiefeln. Es ging mir nur darum, meine Reichweite um ein paar Straßen zu vergrößern und das Gefühl zu haben, wieder ein kleines Stück meines Lebens zurückerobert zu haben. Nach dem Unfall waren ein paar

Jahre vergangen, bis ich wieder positiv denken und handeln konnte, und obwohl das nicht viel war, baute ich immer weiter darauf auf.

Meine täglichen Spaziergänge, meine Lebenseinstellung und die Hoffnung, wieder arbeiten zu können, trugen zu dem Gefühl bei, eine zweite Chance im Leben bekommen zu haben. Mir war klar, dass meine Situation inzwischen eine andere war, aber statt zu Hause zu sitzen und mich zu bemitleiden, betrachtete ich jeden Tag als einen weiteren Genesungsschritt. Darüber hinaus ging es mir besser, weil ich die Medikamentenmenge reduziert hatte. Als der nächste Hausarzttermin anstand, fühlte ich mich deshalb bereit, zu Fuß zur Praxis zu laufen, statt die kurze Strecke im Wagen zurückzulegen.

Ich wollte im Sprechzimmer meiner Ärztin Platz nehmen und ihr sagen können, dass ich die ganze Strecke gegangen war. Es war eine Chance, ihr zu zeigen, dass ich Verantwortung für meine Situation übernahm. Also machte ich mich an jenem Nachmittag rechtzeitig vor dem Arzttermin auf den Weg. Es war ein wenig weiter, als ich bis dato gelaufen war, und auch Steigungen ließen sich nun nicht mehr vermeiden. Aber die Aussicht war auch nicht allzu beängstigend. Ich wusste, dass ich mich in der Praxis ausruhen konnte. Außerdem hatte Angela angeboten, mich abzuholen, falls es mir zu viel wurde.

Es war angenehm ruhig draußen. Es parkten nur wenige Autos am Randstein, und mitten auf der Straße saß eine Katze und putzte sich die Pfoten. Es erinnerte mich daran, dass zu dieser Zeit viele Menschen bei der Arbeit waren. Normalerweise verstärkte sich dadurch mein Gefühl, vom Leben ausgeschlossen zu sein. Während ich mich bemühte, wieder ein Teil davon zu werden, ertappte ich mich dabei, dass ich erneut über meine beruflichen Möglichkeiten nachdachte. Auf dem Weg zur Praxis war ich mir der majestätischen Berge bewusst, die über der Stadt thronten, und ich fragte mich, ob ich als Reiseführer Busreisen durch den Lake District betreuen sollte. Das ganze Jahr über kamen Menschen aus aller Welt hierher. Ich unterhielt mich gern mit ihnen, liebte die Gegend und wusste eine Menge über ihre Geschichte. Ich konnte mich durchaus in dieser Rolle sehen, fühlte mich aber tief in meinem Herzen noch nicht bereit dafür. Wenn man mich dafür bezahlte, dass ich eine Gruppe führte, würde ich keine Gelegenheit haben, eine Pause zu machen und mich auszuruhen, wenn es nötig war. In Anbetracht dessen vergaß ich das Ganze. Es fühlte sich gut an, nach vorne zu schauen, statt von früh bis spät meinen Gedanken nachzuhängen, aber mein Selbstvertrauen war nach wie vor zerbrechlich.

Als ich in die nächste Straße einbog, dachte ich wehmütig, dass ich eine Art Schutzengel bräuchte.

Und in diesem Augenblick traf ich Max.

Ich war so sehr in Gedanken versunken, dass ich den Hund anfangs gar nicht bemerkte, der in einem Garten saß und mich beobachtete. Erst als ich ein Winseln hörte, blieb ich stehen und warf einen Blick über meine Schulter.

»Ja, hallo«, sagte ich und ging einen Schritt zurück, damit ich sehen konnte, wer da gerade meine Aufmerksamkeit geweckt hatte. Der Hund steckte seine Schnauze durch den Zaun, um mich zu begrüßen. »Wie heißt du denn?«

Ein braun-weißer Springer Spaniel sah zu mir auf, und ich blickte in zwei seelenvolle braune Augen. Am liebsten wäre ich in die Knie gegangen, um ihm auf Augenhöhe zu begegnen, doch ich fürchtete, dass mein Rücken dies nicht zulassen würde. Andererseits fühlte es sich falsch an, bei einem derart freundlichen Hund auf Abstand zu bleiben. Also stützte ich mich auf den Zaun und ging vorsichtig in die Knie. Sofort versuchte der Hund, mir das Gesicht abzulecken.

»Langsam«, sagte ich und musste lachen, als eine feuchte Zunge über meine Wange fuhr. »Lass mich mal deine Marke sehen.« Es gelang mir, die Metallscheibe mit zwei Fingern durch den Zaun zu greifen. Ich las die Gravur und sagte: »Freut mich, dich kennenzulernen, Max. Ich heiße Kerry.«

Der Klang meiner Stimme erinnerte mich daran, wie gern ich mich mit Zak unterhalten hatte. Ich hatte den ganzen Tag mit ihm geredet und

Spaß daran gehabt, seine Mimik oder sein Verhalten in Worte zu fassen. Das hatte schon mit unserem Hund Prince angefangen, als ich noch ein kleiner Junge war. Damals war ich völlig verloren gewesen und hatte einen Freund gebraucht. In gewisser Weise war dieses Gefühl seit dem Unfall wieder da. Ich musste lächeln, als ich daran dachte, wie mühelos ich bei der Begegnung mit einem fremden Hund in diese Gewohnheit zurückgefallen war. Max war ein hübscher junger Kerl, und ich vermutete, dass er nicht älter als drei Jahre alt war. Er wirkte ein wenig verhalten. Es war ungewöhnlich, wenn ein Spaniel nicht völlig durchdrehte, sobald er etwas Aufmerksamkeit bekam. Dieser Hund schaute einfach weiter durch den Zaun, als sei ich nun mit dem nächsten Schritt an der Reihe, und ich konnte den Blick nicht von ihm abwenden.

»Ich muss jetzt los«, sagte ich schließlich und sah zu dem Haus vor mir auf. Der Hund hatte den ganzen Garten für sich. Er lief zur Stufe vor der Haustür und legte sich auf die Matte, sah mich aber immer noch an. Ich dachte kurz daran zu klopfen – und sei es nur, um den Leuten zu sagen, was sie für einen freundlichen Spaniel besaßen –, besann mich dann aber doch eines Besseren. Ich mochte mich zwar zum Einsiedler entwickelt und den Kontakt zu meiner Umwelt verloren haben, aber ich war nicht völlig abgedreht. Außerdem war unklar, ob überhaupt jemand zu Hause war. »Bis bald«, verabschiedete ich mich von meinem neuen Freund. Als ich ging, hatte ich das starke Gefühl, dass er mir nachsah.

Die Ärztin war von meinen Fortschritten begeistert. Ich versuchte aktiv, die Dosis meiner Medikamente so weit zu reduzieren, dass sie zwar die Schmerzen linderten, doch ohne meinen Kopf mit Watte zu füllen. Sie lobte, dass ich zu Fuß in die Praxis gekommen war und wieder arbeiten wollte. Andererseits warnte sie in beiden Punkten vor zu viel Ehrgeiz. Sie fragte, ob ich weitere Fragen hätte, aber im Augenblick fiel mir nichts ein.

Sobald ich in der Praxis angekommen war, wollte ich nur eines: umdrehen und zu Max zurückkehren.

Auf dem Heimweg musste ich mich daran erinnern, dass Ungeduld zwecklos war. Mein Körper erlaubte es mir nicht, schneller zu gehen, und ein falscher Schritt konnte mich um Monate zurückwerfen. Ich ermahnte mich, dass er nur ein Hund in einem Garten war. Doch irgendetwas an dieser Begegnung hatte mich berührt. Ja, Max war ein Springer Spaniel, und diese Rasse weckte Erinnerungen in mir, aber er war so unglaublich ruhig. Ich lebte in ständiger Angst, doch dieser Hund schien zu mir zu sagen: »Wo liegt das Problem? Entspann dich.«

Und so wünschte ich mir nichts sehnlicher, als ihm noch einmal in die Augen zu schauen und zu sehen, was er für eine Geschichte zu erzählen hatte.

Bei der Ankunft in seiner Straße empfand ich eine seltsame Mischung aus Aufregung und Einfältigkeit. Es ist nur ein Hund, sagte ich mir, als ich mich dem Zaun mit dem Garten dahinter näherte. Ob er mich überhaupt wiedererkennen würde? Ich spürte ein erwartungsvolles Kribbeln und hätte im letzten Augenblick beinahe die Straßenseite gewechselt. Seit dem Unfall hatte ich so viel Zeit damit verbracht, negative Dinge zu denken oder mich wie betäubt zu fühlen, dass mir diese Aufregung völlig fremd vorkam. Aber statt mich heimlich davonzuschleichen, beruhigte ich meine Atmung und ging weiter bis zum Garten.

»Hallo, Max«, sagte ich und warf einen Blick durch die Gitterstäbe des Zauns. »Erinnerst du dich noch an mich?«

Ich schaute erst in die eine, dann in die andere Richtung und trat einen Schritt zurück, um mir einen besseren Überblick zu verschaffen. Der Spaniel war nirgends zu sehen, und ich schob meine Enttäuschung beiseite, bevor sie sich einnisten konnte. Ich konnte hören, dass jemand im Haus war. Es konnte der Fernseher oder auch eine Unterhaltung sein. Da Max nicht im Garten war, blieb mir wohl oder übel nichts anderes übrig als weiterzugehen. Ich war nur noch wenige Straßen von zu Hause entfernt, aber in diesem Augenblick fühlte es sich an wie ein sehr weiter Weg.

Max und ich

»Tut mir leid«, sagte ich etwas später zu Angela und hielt kurz inne, um die Fassung wiederzufinden. »Lass mir bitte einen Augenblick Zeit.«

Ich hatte sie gerade über meinen Arztbesuch auf den neuesten Stand gebracht, als es mir die Kehle zuschnürte. Meine Augen füllten sich mit Tränen, und ich blinzelte heftig, um sie zurückzuhalten.

»Nimm dir so viel Zeit, wie du brauchst.« Sie lächelte mich an. »Du hast also einen Hund gesehen …«

Seit dem Unfall tat ich mich schwerer damit, meine Gefühle zu kontrollieren. Ich hatte sie mein Leben lang unter Verschluss gehalten. Weil ich in keinem glücklichen Zuhause aufgewachsen war, hatte ich das Bedürfnis entwickelt, mir nach außen hin nichts anmerken zu lassen. Es war, als fürchtete ich eine Katastrophe, wenn mir meine Gefühle entglitten. Ich weiß nicht, ob es daran lag, dass die chronischen Schmerzen meine Abwehr zermürbten oder ich mich mehrere Jahre aus der Welt zurückgezogen hatte. Aber inzwischen konnte ich meiner Frau nicht einmal mehr von dem Spaniel erzählen, der meine Aufmerksamkeit erregt hatte, ohne Tränen hinunterschlucken zu müssen.

»Ich benehme mich albern«, sagte ich lachend und wischte mir mit der Hand die Tränen aus den Augen. »Es ist nur … Ich bin unterwegs einem Hund begegnet. Er heißt Max.«

»Warum gehst du nicht noch einmal hin?«, schlug Angela vor. »Die Besitzer haben sicher nichts dagegen, dass du ihm Hallo sagst.«

»Vielleicht«, erwiderte ich und fing mich allmählich wieder. Ein Gedanke schoss mir durch den Kopf, und ich musste grinsen. »Denkst du, ich könnte beruflich Hunde ausführen, Ange?«

Meine Frau sah mich über den Küchentisch hinweg an. Es war nur ein Scherz, denn ich hatte gerade die Stellenanzeigen in unserer Lokalzeitung durchgeblättert, als sie sich nach der Arbeit zu mir gesetzt hatte.

»Tu, was dich glücklich macht«, sagte sie und schwieg kurz. »Auch wenn es dich zum Weinen bringt.«

In der Zeitung standen keine passenden Stellen. Ich sah mir die Anzeigen hauptsächlich zum Vergnügen an oder um Angela die völlig abwegigen Inserate vorzulesen. Es bestand zwar keinerlei Hoffnung, dass ich jemals als Möbelpacker oder bei der Feuerwehr würde arbeiten können, aber das Kursangebot der berufsbildenden Schule vor Ort machte mich neugierig. Eine Umschulung hatte ich bislang nicht in Betracht gezogen, aber in den nächsten Tagen wurde mir klar, dass sich hier eine Chance auftat. Ich war gerade dabei, meine körperliche und geistige Gesundheit sowie meine Unabhängigkeit zurückzuerobern, aber ich hatte auch meine Arbeit verloren. Ich stand vor einem Neustart. Wenn ich das Beste aus diesem zweiten Leben machen wollte, musste ich mir möglicherweise neue Fähigkeiten aneignen.

Am nächsten Tag beschloss ich, auf dem Weg zum Tante-Emma-Laden einen Umweg durch die Straße zu machen, in der ich Max begegnet war. Ich versuchte, entspannt zu sein, was seine Anwesenheit anging. Da mir viele Dinge in Bezug auf die Arbeit durch den Kopf gingen, betrachtete ich die zusätzlichen Meter als wertvolle Zeit zum Nachdenken. Das Inserat für die Kurse hatte meine Aufmerksamkeit gebündelt. Ich war von den Möglichkeiten begeistert, und im Augenblick genügte es mir, einen Spaziergang zu machen und über meine Zukunft nachzudenken. Aber je näher ich der fraglichen Straße kam, desto mehr konnte ich nur noch an den Garten denken, in dem ich einen Hund zu finden hoffte.

Dieses Mal war ich darauf gefasst, den Garten leer vorzufinden. Ich war bereit, einfach vorbeizugehen und meinen Weg zum Laden fortzusetzen. Ich sagte mir, dass dies keine große Sache sei, aber mein Herz machte einen Satz, als ich beim Näherkommen eine weiß-braune Schnauze durch den Zaun ragen sah.

»Max!«, rief ich beim Anblick des Hundes froh. »Wie geht es dir?« Der Spaniel im Garten wedelte glücklich mit dem Schwanz. Erneut senkte ich vorsichtig ein Knie zum Boden, und mir wurde klar, dass ich seit unserer ersten Begegnung praktisch nur an diesen Hund gedacht hatte. Es war wunderbar, ihn leibhaftig vor mir zu haben, und er schien mich wiederzuerkennen. Ich griff durch die Stäbe des Zauns, um ihm das Fell zu kraulen und ihm den Kopf zu tätscheln, und machte einen großen Wirbel um ihn. Es dauerte ein wenig, bis ich bemerkte, dass jemand aus dem Haus hinter ihm gekommen war.

»Das ist ein toller Hund«, sagte ich zu der Frau, die vor mir stand und an einem Teebecher nippte. »Er ist wirklich etwas ganz Besonderes.«

»Fest steht, dass Max Sie mag«, sagte sie herzlich. »Er ist ein ausgesprochen freundlicher Kerl.«

Beim Aufstehen dachte ich, dass ich mich wohl besser vorstellen sollte. Ich erklärte, dass ich ein paar Straßen weiter wohnte, und sie sagte, sie kenne mich. Sie erwähnte eine Familie in unserer Straße, die ein paar Häuser neben uns wohnte, und wie es schien, hatten wir gemeinsame Freunde. Das ist in einer kleinen Stadt wie der unseren nicht ungewöhnlich, und es nahm uns die Befangenheit. Angesichts dieser Verbindung erzählte ich ihr, wie ich Max vor ein paar Tagen kennengelernt hatte.

»Die letzte Zeit war schwierig für mich«, sagte ich, während der Hund meine Aufmerksamkeit genoss. »Da heben Kleinigkeiten wie diese die Stimmung enorm.«

»Auf jeden Fall haben Sie einen Freund gefunden«, sagte sie und schmunzelte, als der Spaniel eine Pfote hob, als fordere er weitere Zuwendung. »Max kommt seltener raus, als ihm lieb ist, und ich glaube, es bedeutet ihm ebenfalls sehr viel.«

Ich kraulte den Hund hinter den Ohren und sah zu ihr auf.

»Viel zu tun?«

»Ich pflege meinen Vater«, sagte sie und wirkte mit einem Mal ein wenig emotional. »An manchen Tagen bekomme ich gar nicht mit, wie die Zeit vergeht.«

Ich erzählte ihr, dass ich früher einen Spaniel gehabt hätte und es nicht leicht gewesen sei, seine Bedürfnisse und meinen Beruf unter einen Hut zu bringen. Wir waren uns einig, dass diese Tiere lebhaft sein konnten.

»Heute habe ich mehr Zeit, als ich ausfüllen kann«, fügte ich hinzu.

Gemeinsam betrachteten wir Max, der noch immer in meinen Streicheleinheiten schwelgte. Wenn ich aufhörte, ihn hinter dem Ohr zu kraulen, hob er die Pfote, damit ich weitermachte. Lächelnd kam ich seiner Aufforderung nach. Wenn Glück ein Mittel gegen meine Probleme war, dann hatte ich es gefunden.

»Wenn Sie Max auch nur die geringste Chance geben, wird er jede Minute füllen, die Sie erübrigen können!«

In diesem Augenblick schoss mir ein Gedanke durch den Kopf. Spontan und ohne weiter darüber nachzudenken, wie peinlich dies die Situation machen konnte, sprach ich ihn aus.

»Wenn es Ihnen hilft, könnte ich gern mit ihm Gassi gehen«, meinte ich und bereute sofort, etwas gesagt zu haben. Ich hatte das Gefühl, die arme Frau in Bedrängnis gebracht zu haben. Schließlich war ich praktisch ein Fremder, der an ihrem Gartenzaun stand und anbot, ihren Hund auszuführen. Da ich mir mit einem Mal ziemlich dumm vorkam, stand ich auf und trat zurück. »Ich sollte gehen«, setzte ich hinzu und holte Luft, um mich von den beiden zu verabschieden.

Zu meiner Überraschung sagte sie plötzlich: »Er mag die Kirche.« Ich folgte ihrem Blick und sah die Straße hinauf. St John's Church thronte in einer Anlage über den umliegenden Straßen. Von dort, wo wir standen, konnten wir die Kirchturmspitze über den Bäumen sehen. »Sie können gern mit ihm dorthin gehen.«

Ich warf Max' Frauchen einen schnellen Blick zu, um mich zu vergewissern, dass ich richtig gehört hatte.

»Tatsächlich?«, fragte ich und räusperte mich. »Ich meine, es wäre mir eine Freude! Um ehrlich zu sein, dürften meine Kräfte auch nicht weiter reichen.«

»Dann wird Max auf Sie aufpassen«, sagte sie fröhlich und bat mich, einen Augenblick zu warten.

Während sie Max' Leine aus dem Haus holte, stand ich einfach nur da und starrte ihn an. Ich sagte mir immer wieder, dass er nur ein Hund war, aber ich empfand es als besondere Ehre. Er schien zu verstehen, dass ihm ein Ausflug bevorstand. Schwanzwedelnd lief er zur Haustür zurück.

»Sie sind sehr liebenswürdig«, sagte ich, als sie mit ihrem Hund zurückkam, der sie umkreiste.

»Sie tun mir einen Gefallen«, erwiderte sie lächelnd, leinte ihn an und öffnete die Gartentür.

Max kam ohne zu zögern herausgetrottet und schnupperte an meinen Schuhen. Ich nahm die Leine und bedankte mich ein weiteres Mal. Dann verabschiedete ich mich schnell, bevor sie die Tränen in meinen Augen sah.

Es überraschte mich nicht, dass ich derart emotional auf einen Hund reagierte. Aber mir war klar, dass es Menschen, die mich nicht kannten, komisch vorkommen würde. Also machte ich mich mit Max auf den Weg. Ich konnte kaum glauben, was gerade passiert war. Ich hatte mir lediglich eine Gelegenheit erhofft, ihn durch den Zaun hindurch begrüßen zu können, und nun gingen wir gemeinsam den Gehweg entlang. Und nicht nur das: Er zerrte weder an der Leine noch musste ich ihn hinter mir herziehen. Er trottete einfach neben mir her, als brächen wir gemeinsam zu einem großen Abenteuer auf.

»Mach dir keine allzu großen Hoffnungen, Max«, sagte ich, als wir uns der Kreuzung und dem Eingang zum Kirchengelände näherten. »Im Spazierengehen bin ich nicht gerade der Schnellste.«

Als wir das Tor zum Kirchhof passierten, war ich erschöpft. Max'
Haus war nicht mehr als hundert Meter entfernt, aber die Straße war
stetig etwas angestiegen. Ich drehte mich um und schaute zurück. Ich
wusste, dass ich viel weiter gegangen war als geplant, und ich konnte
spüren, wie sich die ersten Ausläufer einer Panikattacke um meine
Brust schlängelten. Instinktiv suchte ich an der Kirchenmauer Halt.
Genau in diesem Augenblick hob Max den Kopf und sah mir in die
Augen.

»Alles in Ordnung«, sagte ich, weil ich dachte, dass er diesen
Moment vielleicht mitbekommen hatte. Ich wollte nicht, dass er sich
Sorgen machte. Nicht dass er auch nur im Mindesten besorgt wirkte.
Ich hatte eher den Eindruck, damit seine Gedanken in Worte gefasst
zu haben. Alles ist gut, wiederholte ich noch einmal im Stillen, und
die Spannung, die mich ergriffen hatte, ließ unverzüglich nach. Zur
Sicherheit holte ich noch einmal tief Luft und ging dann weiter mit
ihm den Weg hinauf. Es war so friedlich hier oben. Ein Gärtner kümmerte sich um die Rosenbeete, aber als wir um die Kirche herum zur
anderen Seite gingen, leisteten mir nur noch Max und der Klang meiner eigenen Schritte Gesellschaft. Ein Eichhörnchen sah uns kommen
und huschte in einer Spirale einen Baumstamm hinauf. Max stellte
die Ohren auf, wich mir aber nicht von der Seite.

»Meinst du, ich kann dich von der Leine lassen?«, fragte ich ihn
ebenso sehr wie mich selbst. Ich hatte sein Frauchen nicht danach
gefragt, aber ich hatte schon nach dieser kurzen gemeinsamen Zeit
das Gefühl, den kleinen Spaniel zu kennen. Seit wir aufgebrochen
waren, war Max mir nicht von der Seite gewichen. Dabei war er kein
ängstlicher Hund. Bei jedem Schritt war ich mir seiner beruhigenden
Gegenwart bewusst gewesen. Ich vermutete stark, dass er nicht da-
vonlaufen würde, wenn ich ihn von der Leine ließ. »Das wäre erledigt. Dann suchen wir uns mal ein Plätzchen zum Sitzen.«

Max lief tatsächlich neben mir her, während ich auf eine Bank
zusteuerte, von der aus man über die Stadt auf den See und die um-

liegenden Berge schauen konnte. Er hatte offenbar ebenso viel Freude an diesem ruhigen Augenblick der Freiheit wie ich. Ich stützte mich mit einer Hand auf die Lehne und nahm vorsichtig auf der Bank Platz. Max sprang zu mir herauf, setzte sich neben mich auf die Hinterbeine, hechelte glücklich und lehnte sich an mich.

Ich betrachtete meinen neuen Freund. Ich fand, er müsse mal wieder gebadet und kräftig durchgebürstet werden, aber unter der Oberfläche steckte ein wunderbarer Hund. Wir waren so weit gegangen, wie ich konnte, und obwohl es im Grunde nur ein kurzes Stück gewesen war, wirkte Max ganz zufrieden. Anders als ich vermutet hatte, war er nicht unruhig, weil er mit einem Fremden unterwegs war, oder in irgendeiner Weise schwierig. Ich fragte mich, ob er das gleiche Gefühl von Freiheit genoss wie ich, nachdem er die Welt durch den Gartenzaun betrachtet hatte. Wenn es irgendjemanden gab, der wusste, wie ich mich fühlte, dann war es dieser kleine Kerl. Ich spürte, wie er sich noch etwas stärker an mich drückte, und tat es ihm gleich. Es war ein herrliches Gefühl. Ich entschied, dass wir uns mit der Rückkehr Zeit lassen konnten. Wir waren seit höchstens einer Viertelstunde unterwegs. Ich konnte Max schwerlich gleich wieder nach Hause bringen und behaupten, wir hätten einen anständigen Spaziergang gemacht. Deshalb machte ich es mir auf der Bank bequem und hielt mein Gesicht in die Sonne. Es war so friedlich und still hier oben.

Mit Max an meiner Seite fühlte ich mich das erste Mal seit einer Ewigkeit wieder frei.

An diesem Punkt, in diesem Augenblick der Stille und der Kontemplation, erschien mir meine Situation gar nicht mehr so düster. Ich saß da und überlegte, was ich mit meinem Leben anfangen konnte – eine Frage, die mich schon seit einer Weile beschäftigte –, als sich die Antwort wie von selbst ergab. Ich ließ meine Umgebung auf mich wirken, die sich jenseits eines rostigen Tors über die Dächer der Stadt bis in die wilde Landschaft dahinter erstreckte.

»Siehst du das?«, fragte ich Max und zeigte auf den Berg, der sich majestätisch am anderen Seeufer erhob. »Das ist der Catbells, einer meiner Lieblingsplätze. Früher bin ich mit dem Rad dort hinaufgefahren. Aber ich bin schon seit längerer Zeit nicht mehr fit genug für solche Unternehmungen.«

Ich schwieg eine Weile und richtete den Blick noch einmal auf das Tor. Ich sah das Vorhängeschloss und den Efeu, der daran hinaufgewachsen war, und dachte mir, dass es schon lange nicht mehr geöffnet worden war. Für diesen Tag hatte ich die Grenze meiner Leistungsfähigkeit erreicht, aber ich wollte unbedingt ein andermal an diesem Punkt weitermachen, und dank dieser Empfindung konnte ich meine Zukunft vor mir sehen.

Ich wusste nichts über die Branche, die mir in den Sinn gekommen war, aber die Arbeit erfüllte viele meiner Kriterien. Es hatte mir immer Spaß gemacht, Dinge auseinanderzunehmen, um zu sehen, wie sie funktionierten, und sie anschließend wieder zusammenzusetzen. Seit Angela mich ermuntert hatte, wieder aus dem Haus zu gehen, war mir außerdem klar geworden, dass sich in letzter Zeit zwar viele Türen geschlossen hatten, dass sie sich aber auch alle wieder öffnen ließen. Ich konzentrierte mich wieder auf Max, der immer noch auf den Horizont schaute. Es genügte mir zu wissen, was ich tun wollte.

»Eines Tages«, sagte ich zu ihm, »werden wir dort spazieren gehen. Wir werden diesen Plan in die Tat umsetzen. Was hältst du davon?«

Der Klang meiner Stimme genügte, um Max' Aufmerksamkeit zu erregen. Seine strahlenden braunen Augen erwiderten meinen Blick und luden mich ein, darin zu lesen, was immer ich wollte.

»Ich bin froh, dass wir auf einer Wellenlänge sind«, sagte ich, weil ich Spaß an diesen Gesprächen hatte, und forderte ihn auf, seine Pfote in meine Hand zu legen. »Schlag ein, mein Freund.«

Türen gehen auf

»Ein Schlüsseldienst?«

Ich wusste, dass Angela überrascht sein würde, wenn ich ihr den Beruf präsentierte, der mir in den Sinn gekommen war. An jenem Abend sah sie mich zwar mit hochgezogenen Augenbrauen über den Abendbrottisch an, aber sie lehnte meine Idee nicht rundheraus ab.

»Es gibt da einen Kurs«, sagte ich und zeigte ihr, was ich auf meinem Smartphone entdeckt hatte. »Wenn ich die entsprechenden Qualifikationen habe, kann ich mich als mobiler Schlüsseldienst selbständig machen. Ich bin mein eigener Herr, Angela. Ich kann mir aussuchen, wann ich arbeite, und mich zwischen den Einsätzen ausruhen, wenn es nötig ist. Außerdem bin ich dann aus dem Haus!«

Das letzte Argument war mir auf dem Rückweg mit Max von der Kirche eingefallen. Ich dachte mir, dass es meine Frau überzeugen würde – ganz gleich, was sie von meinen Plänen hielt. Angela griff nach ihrem Wasserglas, musterte mich über den Rand hinweg und trank einen Schluck.

»Wann soll dieser Kurs beginnen?«, fragte sie.

Ich ließ ein paar Tage verstreichen, ehe ich erneut bei Max vorbeischaute. Sein Frauchen hatte mir angeboten, wieder mit ihm Gassi zu gehen. Am liebsten hätte ich gleich bei Tagesanbruch wieder vor dem Gartenzaun gestanden, aber ich hielt es für angemessener, noch ein wenig zu warten. Angela zog mich auf und fragte, ob ich mich mit Max zum Gassigehen oder zum Rendezvous treffen würde, und ich stimmte in ihr Gelächter ein. Tatsache war: Dieser Spaniel hatte dazu beigetragen, mich in einen positiven Gemütszustand zu versetzen. Von unserer Bank mit Aussicht auf die Berge war ich in dem Wissen zurückgekehrt, dass ich trotz allem noch einiges zu bieten hatte. Ich hatte das Gefühl gehabt, dass die Welt sich seit meinem Unfall weitergedreht hatte; doch ein freundlicher Hund hatte mich daran erinnert, dass ich sie immer noch einholen konnte. Im Grunde hatte Max mir wieder gezeigt, wie sich Seelenfrieden anfühlte. Nachdem ich so lange Trübsal geblasen hatte, war dies ein unglaubliches Gefühl. Ich war ihm sehr dankbar dafür und wollte mich einfach revanchieren. Wenn das hieß, dass ich ihn auf meine Spaziergänge mitnahm, während ich Kraft und Selbstvertrauen schöpfte, dann profitierten wir beide davon.

»Wohin wollen wir heute gehen?«, fragte ich meinen neuen vierbeinigen Freund bei unserem zweiten Ausflug. Ich hatte vor, etwas weiter zu gehen als nur bis zur Kirche. Schließlich hatte mich die Erfahrung mit Zak gelehrt, dass Bewegung dieser Rasse guttat. Um die Energie meines Springer Spaniels vor seinen Einsätzen als Jagdhund ein wenig zu dämpfen, war ich früher über die Felder gefahren, und er war in großen Sätzen neben dem Wagen hergesprungen. Von daher war mir deutlich bewusst, dass Max vermutlich mehr Bewegung brauchte, als nur einen weiteren kurzen Bummel den Hügel hinauf. Ich beobachtete ihn, verglich ihn mit Zak und rechnete fest damit, dass er sich an der Leine aufgeregt im Kreis drehen oder daran ziehen würde, weil ich ihm zu langsam war. Stattdessen lief er im gleichen Tempo neben mir her, mit der Schnauze am Boden und fröhlich wedelndem Schwanz. Mir war klar, dass in ihm die gleiche überschäumende Begeisterung steckte wie in allen anderen Springer Spaniels. Dies verriet der Enthusiasmus, mit dem er zwischen den Gerüchen am Boden hin- und herwechselte. Doch obwohl er durchaus Gelegenheit hatte, seinen inneren Spaniel rauszulassen, schien er meine Bedürfnisse über die eigenen zu stellen.

»Also, ich werde in ein paar Wochen mit einer Ausbildung beginnen, damit ich einen Schlüsseldienst betreiben kann«, erzählte ich ihm, als wir quer über den Friedhof zu der Gasse auf der anderen

Seite gingen. »Es wäre gut, einmal ein paar Türen zu öffnen, nicht wahr?«

Wie zur Antwort warf Max mir einen Blick über die Schulter zu. Ich kannte keine andere Rasse, die so häufig Blickkontakt suchte. Dies unterschied sie meiner Ansicht nach von allen anderen Hunden und verlieh ihnen so viel Charakter. Es war, als würde Max nicht nur meinen Tonfall registrieren, sondern mich auch irgendwie verstehen, weshalb ich sofort zur Sache kam.

»Ich dachte jedenfalls, du solltest wissen, dass ich nicht mit dir spazieren gehen kann, solange ich lerne. Aber ich komme wieder, in Ordnung?« Ich blieb kurz stehen. Nicht nur, um meine Kräfte zu sammeln, sondern auch, um Max zu zeigen, dass ich es ernst meinte. »Das verspreche ich dir.«

Da ich etwas früher eingetroffen war, wartete ich im Wagen vor dem Gebäude, in dem die Ausbildung stattfinden sollte, und beobachtete die eintreffenden Mitschülerinnen und Mitschüler. In diesem Augenblick wurde mir zum ersten Mal richtig mulmig. Bis dahin hatte ich es aufregend gefunden, dass ich eine Ausbildung absolvieren und etwas Neues lernen würde. Ich hatte geprüft, ob ein kleiner Schlüsseldienst rentabel war, so viel wie möglich zu diesem Thema gelesen und mit Angela darüber gesprochen, dass ich mit diesem Neustart wirklich erfolgreich sein konnte. Ich war beileibe noch nicht vollständig genesen, argumentierte jedoch, dass ich mir die Zeit selbst einteilen und auf diese Weise ein Gleichgewicht zwischen Arbeit und Erholung herstellen konnte. Wenn ich an einem Tag den Bogen überspannte, so erklärte ich ihr, konnte ich mir den nächsten einfach freinehmen. Ich musste nur mir selbst gegenüber Rechenschaft ablegen, aber ich hatte meinen Ehrgeiz wiedergefunden und konnte mir diese Chance nicht entgehen lassen. Erst als ich die anderen Kursteilnehmer durch den Haupteingang sausen sah, ertappte ich mich dabei, dass ich mich mit ihnen verglich und nicht gut dabei wegkam.

»Ich kenne mich mit Futtermitteln für Nutztiere und mit Gräsern aus«, murmelte ich vor mich hin, während ich meinen Mut zusammennahm, um auszusteigen und mich den anderen anzuschließen. »Was mache ich hier eigentlich?«

Es erwies sich bereits als gewaltiges Unterfangen, auch nur einen Platz im Klassenzimmer zu finden. Ich fühlte mich töricht und fand, dass ich hier nichts zu suchen hatte, und wurde von allen möglichen Erinnerungen an meine Schulzeit geplagt. Panik stieg in mir auf, und ich musste mich zwingen, mich einfach hinzusetzen und darauf zu hoffen, dass ich nicht die Flucht ergriff, bevor der Kursleiter mit dem Unterricht begann. Ich hörte, wie sich die Leute vorstellten und ein wenig unterhielten. Ich wollte nur mit Max reden, wie ich es auf unseren Spaziergängen beinahe täglich getan hatte, während ich diesem Kurs entgegengefiebert hatte.

Inzwischen war der Spaziergang mit meinem Freund zu einem festen Bestandteil meines Tagesablaufs geworden, und es waren keine besonderen Absprachen mit seinem Frauchen mehr nötig. Sie hatte gesagt, dass ich ihn jederzeit gern mitnehmen könne, wenn er im Garten war. Diese Spaziergänge waren zum Höhepunkt meiner Tage geworden. Wir machten uns auf, gingen jedes Mal ein kleines Stück weiter als am Vortag, und während wir so dahinzuckelten, unterhielt ich mich mit Max. Die Unterhaltung war natürlich etwas einseitig, aber nach und nach sprach ich über Gedanken und Gefühle, die ich bislang für mich behalten hatte.

Die Gespräche mit Max waren für mich eine Art Therapie. Ich konnte mich auf eine Weise öffnen, wie es mir andernfalls nicht im Traum eingefallen wäre. Mit der Zeit fühlte ich mich ihm so nahe, dass ich ihn hin und wieder erst »Maximoo« und dann einfach »Moo« nannte. Wenn ich mit Menschen über meine Probleme sprach, konnte ich ihnen ansehen, wie schwer es ihnen fiel zu glauben, dass ein Auffahrunfall mehrere Jahre meines Lebens ruiniert hatte. Aber Max hörte einfach nur zu und urteilte nicht. Jahrelang hatte ich mich in einem Schwebezustand befunden und auf ein Wundermittel gehofft, das mich von meinen Rückenschmerzen befreien würde. Doch meine Verletzungen schienen weder sichtbar noch heilbar zu sein. Ich wirkte äußerlich völlig normal, weshalb ich anderen Menschen manchmal nur schwer begreiflich machen konnte, was ich durchmachte. Erst als ich meine Erfahrung mit Max teilte und all die Gedanken, die sich im Laufe der Jahre angesammelt hatten, in Worte fasste, wurde mir klar, wie sehr mein Wohlbefinden gelitten hatte. Der Umstand, dass ich ganz kurz davor gewesen war, mir das Leben zu nehmen, war fast unerträglich für mich. Inzwischen kam es mir undenkbar vor. Natürlich litt ich nach wie vor unter Schmerzen und Beschwerden. Aber ich lernte, mich damit zu arrangieren, und hatte im Freien nicht das Gefühl, davon beherrscht zu werden. Ich hatte Max, dem ich meine Gedanken präsentieren konnte. Er leistete mir Gesellschaft und gab mir Führung. Er zwang mich aber auch, mir zu überlegen, wie ich ihn zum Baden ins Haus schmuggeln konnte, wenn er sich in einem Fuchshaufen gewälzt hatte. Ich dachte gerade über dieses Problem nach, als vorne im Klassenzimmer eine Stimme um die Aufmerksamkeit der Anwesenden bat.

Fünf Minuten nach Kursbeginn stellte der Seminarleiter die Prinzipien der Arbeit eines Schlüsseldienstmonteurs vor, und ich war Feuer und Flamme. Die ganze Aufregung und alle meine Bedenken lösten sich in Luft auf, und ich lauschte seiner Einführung in das Thema. Als er später den Schließmechanismus einer Tür sowie einen Werkzeugsatz an alle Kursteilnehmer austeilte, konnte ich es kaum erwarten, mich ans Werk zu machen. Noch bevor er wieder an der Tafel war, um Schritt für Schritt zu erklären, wie wir das Schloss auseinandernehmen mussten, hatte ich meines bereits zerlegt. Ich war so wissbegierig, dass ich mich in den Mittagspausen zu den Dozenten setzte und in meiner Freizeit das Gelernte in die Praxis umsetzte. Gleichzeitig begann ich, mich auf den Tag meiner Prüfung zu freuen. Ich kaufte zunächst das Handwerkszeug und wagte dann den Sprung und schaffte mir auch einen Kleintransporter an. Finanziell war dies ein großer Schritt für uns, und er zwang mich, mein Vorhaben zum Erfolg zu führen. Ich empfand Angst und Begeisterung zu gleichen Teilen, aber ich war wild entschlossen, mit meinem Leben weiterzumachen. Es war ein Segen, dass ich Angelas volle Unterstützung hatte und sie die Freude über mein Diplom teilte. Was Max anging, so hielt ich ihn auf dem Laufenden, wann immer sich die Gelegenheit zu einem Spaziergang ergab.

»Ich werde ein paar Prospekte verteilen«, erklärte ich ihm an dem Tag, an dem ich die offizielle Bescheinigung erhielt. »Ich habe mich gefragt, ob du mir vielleicht beim Verteilen behilflich wärst? Ich dachte, wir können jeden Tag ein paar Straßen abhaken und dann die Resonanz abwarten.«

Mit diesem Plan wollte ich nicht nur das Geschäft in Gang bringen; er erlaubte es mir auch, mehr Zeit mit Max zu verbringen. Ich plante eine Route, um die Prospekte in der ganzen Stadt zu verteilen. Die Aktion würde eine Woche in Anspruch nehmen, und wir würden dabei neue Spazierrunden kennenlernen. Manchmal bekamen die Leute es mit, wenn ich den Prospekt durch den Türschlitz warf, und dann blieb ich stehen und sprach mit ihnen über mein Angebot. Dabei fiel mir auf, dass der Hund an meiner Seite häufig ihre Aufmerksamkeit auf sich zog. Manche gingen in die Hocke und streichelten Max oder machten Bemerkungen über sein angenehmes Wesen. Irgendwann hörte ich auf zu erklären, dass ich ihn mir nur geliehen hatte, und pflichtete ihnen einfach bei, dass er in der Tat einmalig war.

Nachdem wir den letzten Prospekt eingeworfen hatten, war ich ebenso erschöpft wie stolz.

»Ohne dich hätte ich das nicht geschafft«, sagte ich auf dem Heimweg zu Max und meinte es auch so. Ich hatte zu jedem einzelnen Haus in einer Straße hingehen und mich oft hinunterbeugen müssen, um einen Briefkasten zu finden. Für meinen Rücken war dies die Hölle gewesen. Es hatte mir stechende Schmerzen und Krämpfe beschert, aber ich wusste: Wie schlimm es auch werden würde, es konnte mich nicht umbringen. Wenn es besonders heftig war, musste ich mich einfach entspannen. Das bedeutete, ich musste mich auf Max konzentrieren, damit ich mich nicht verspannte.

Und wenn diese Momente vorüber waren, fühlte ich mich jedes Mal ein wenig stärker.

Nachdem ich Max abgeliefert hatte, kehrte ich in dem Gefühl nach Hause zurück, meiner Karriere den bestmöglichen Start verschafft zu haben.

»Jetzt wissen die braven Bürger von Keswick, wen sie rufen müssen«, sagte ich zu Angela und legte mein Handy auf den Tisch, als handle es sich um ein religiöses Artefakt. »Sobald jemand ein Problem mit einem Schloss hat, wirst du dieses Telefon aufleuchten sehen.«

»Es steht aber schon die richtige Nummer auf dem Prospekt?«, fragte sie, nachdem sie das stumme Telefon eine Weile betrachtet hatte.

»Guter Witz«, sagte ich und wartete, bis sie nach oben gegangen war, ehe ich den allerletzten Prospekt aus der Tasche zog, um mich zu vergewissern.

Als am nächsten Tag noch immer niemand angerufen hatte, machte ich mir allmählich Sorgen. Hatte ich einen furchtbaren Fehler gemacht? Ich hatte Erkundigungen eingezogen und festgestellt, dass es in der Gegend keinen anderen Schlüsseldienst gab. Ich war mir sicher gewesen, dass irgendjemand in dieser Stadt meine Dienste benötigen würde. Nach einer Weile ertappte mich dabei, wie ich in der Küche und im Wohnzimmer auf und ab lief, als wollte ich das Telefon zum Läuten zwingen. Meine Besorgnis wuchs. Es fühlte sich an, als würde der Sauerstoff im Haus allmählich knapp, und ich hielt es für das Beste, einen Spaziergang zu machen. Ich steckte das Telefon in die Tasche, nachdem ich mich vergewissert hatte, dass es nicht versehentlich auf lautlos gestellt war, und machte mich auf den Weg, um etwas Ruhe zu finden.

»Was würdest du tun?«, fragte ich Max auf unserer Bank bei der Kirche. Er saß neben mir, lehnte sich so nah an mich, dass ich seine Körperwärme spüren konnte, und schaute in die Ferne. »Wir könnten natürlich weiter Prospekte verteilen, aber irgendwie habe ich das ungute Gefühl, dass das Ganze ein großer Fehler war.« Max leckte sich das Maul. Er machte nicht den Eindruck, als gäbe es irgendetwas zu bereuen. Ich nahm das Telefon heraus. Mit einem inneren Seufzer warf ich erst einen Blick auf den Startbildschirm und dann über das Dächergewirr auf den See und die steilen bewaldeten Hügel jenseits davon.

»Vielleicht war's das auch schon wieder mit meinem Schlüsseldienst«, sagte ich zu mir.

Wir saßen eine Minute lang einfach nur da und bewunderten die Aussicht. Angesichts eines derart spektakulären Panoramas konnte man einfach nicht niedergeschlagen sein. Andererseits wusste ich auch, dass wir nicht ewig hierbleiben konnten. Irgendwann würde ich Max nach Hause bringen und mich der Realität stellen müssen. Max zeigte keinerlei Anzeichen von Rastlosigkeit. Er blieb nicht nur neben mir sitzen, sondern rollte sich sogar zusammen und legte die Schnauze auf meinen Schoß. Es war ein enormer Trost, ihn bei mir zu haben. Wir kannten uns noch nicht allzu lange, aber ich konnte mir ein Leben ohne ihn nicht mehr vorstellen. Seine Gegenwart schenkte mir Kraft, und ich sagte mir, dass es langsam Zeit wurde, den Hügel hinunterzugehen und mich um die Sache zu kümmern. Angela würde es verstehen. Sie wusste, dass ich mich in allerbester Absicht zu diesem Kurs angemeldet hatte, und es war eine Chance gewesen, mich auf meine Zukunft zu konzentrieren. Ich konnte es mir nur so erklären, dass der Markt von Schlüsseldiensten aus der weiteren Umgebung abgedeckt wurde, die ich schlicht übersehen hatte. Als wir den Kirchberg verließen und die Straße überquerten, überlegte ich, dass

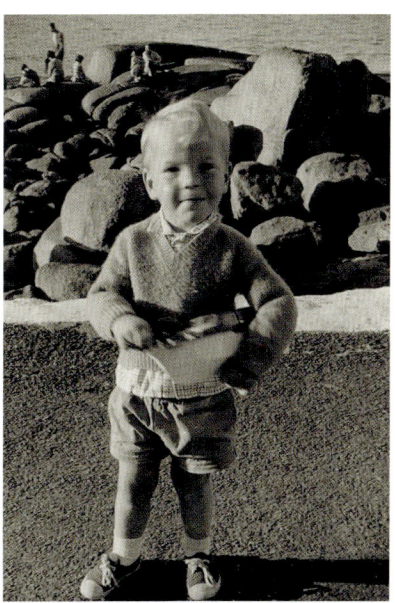

Kerry Irving mit zweiein-
halb Jahren auf dem Jager
Walk in Fish Hoek,
Südafrika.

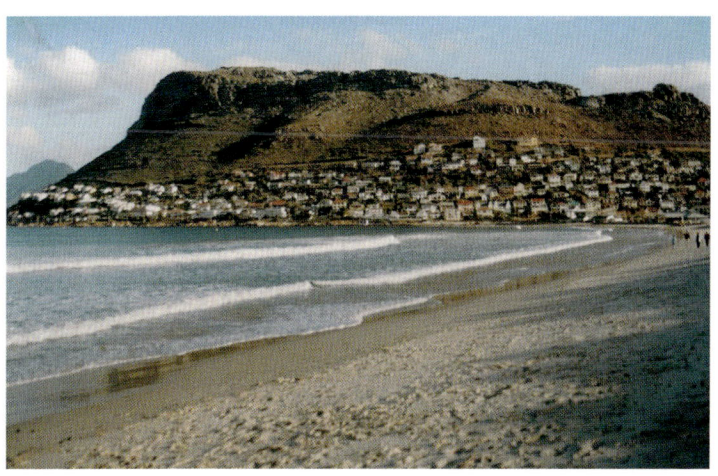

Der Strand von Fish Hoek, aufgenommen 1999 während
eines Urlaubs.

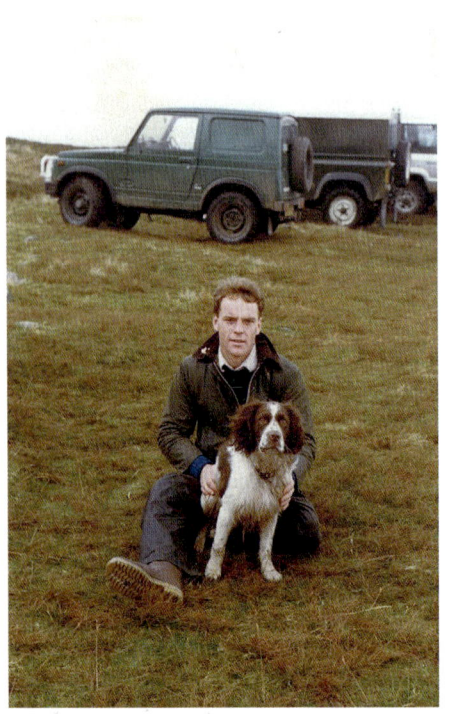

Kerry als junger Mann mit Zak, seinem ersten Hund, in *Melmerby Moor,* Wensleydale Yorkshire.

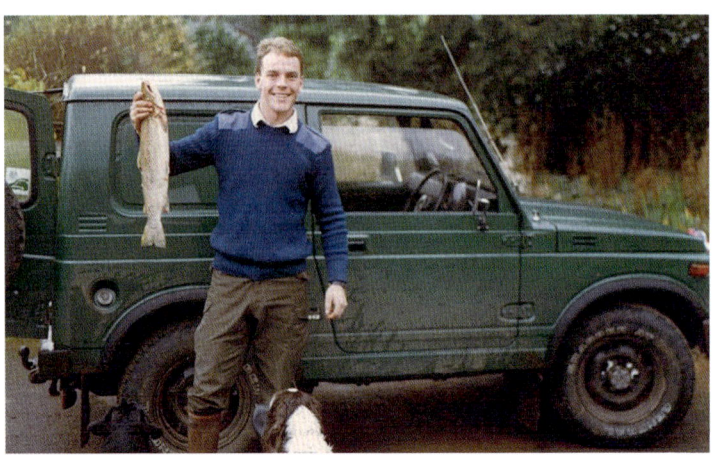

Kerry mit Zak, der natürlich hofft, etwas abzubekommen vom erfolgreichen Fischfang.

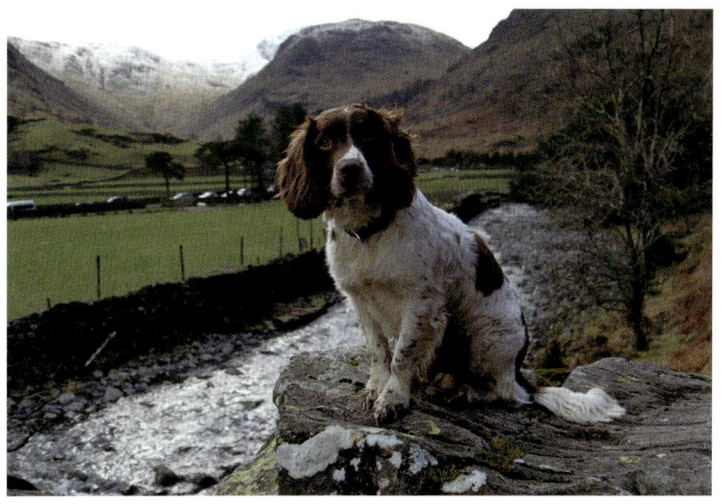

»Bin ich nicht schön!« – Max posiert für die Kamera
in Seathwait, Borrowdale.

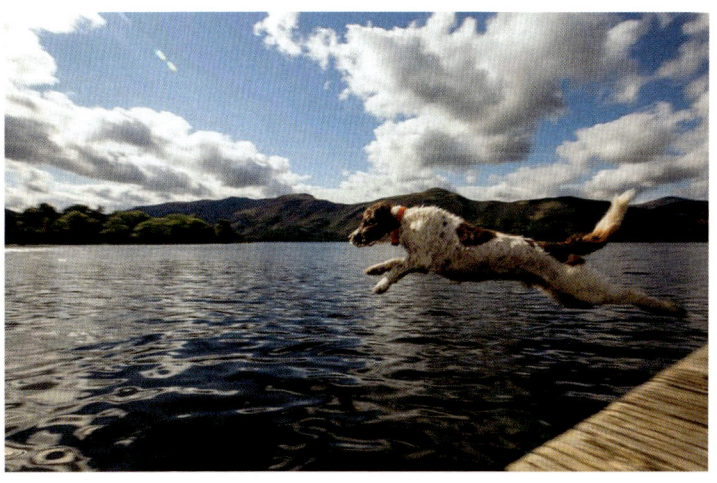

Ins Wasser springen ist das Größte! –
Max bei einer seiner Lieblingsbeschäftigungen.

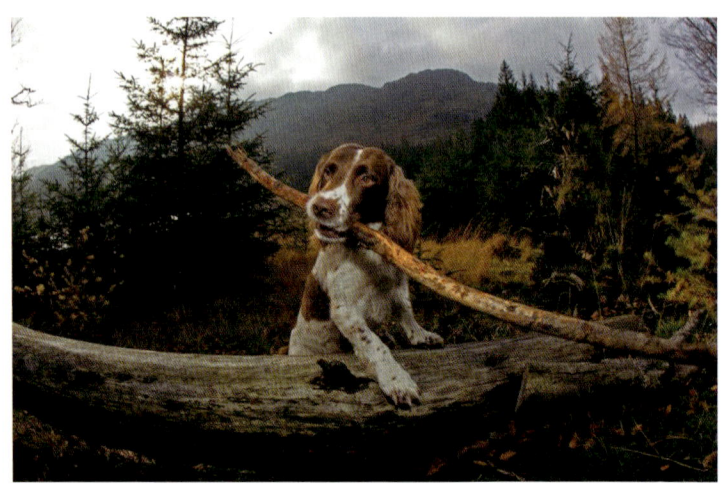

»Den geb ich nicht her!« –
Max mit einem seiner geliebten Stöcke in Harrop Tarn bei
Thirlmere.

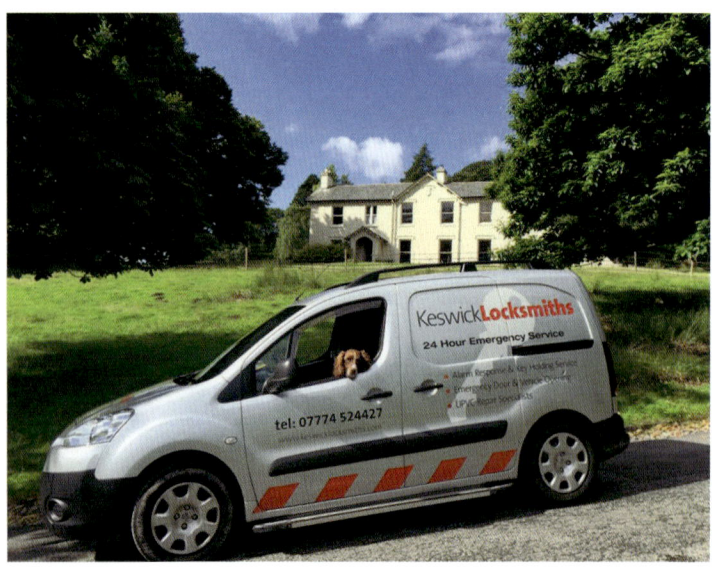

Immer dabei und stets aufmerksam: Max, der »Sicherheitschef«,
bei der Arbeit in Grasmere.

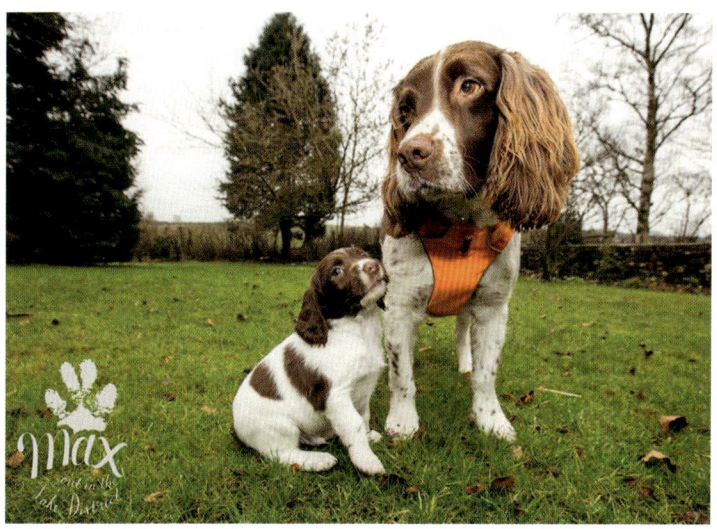

Liebe auf den ersten Blick! Paddy war gerade mal sechs Wochen alt, als er Max zum ersten Mal begegnete.

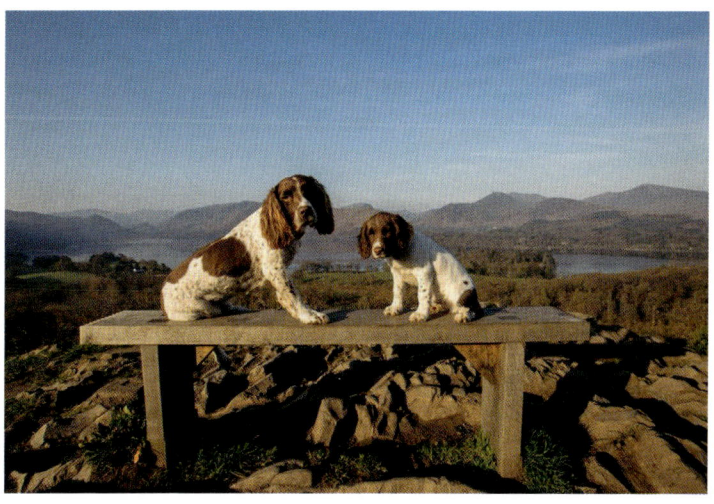

»Schau in die Kamera!« – Max bringt Paddy bei, wie man sich vor der Kamera in Pose bringt, in Castlehead bei Derwentwater.

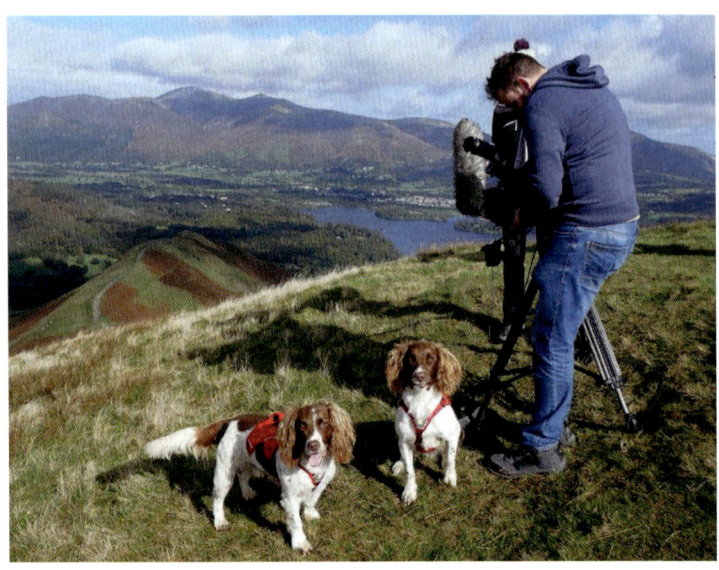

Filmaufnahmen mit Max und dem fast erwachsenen Paddy für einen Beitrag über »Britain's Favourite ›Walks‹« in Catbells mit Blick auf Kerrys Heimatort.

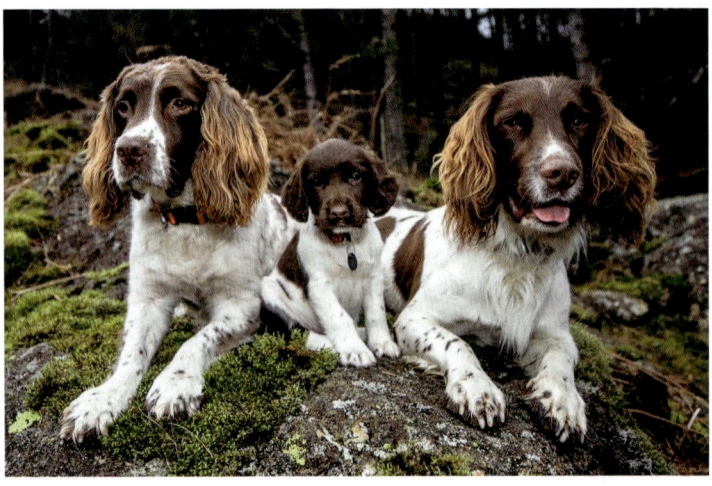

Und jetzt zu dritt! Prinz Harry erobert sich seinen Platz zwischen Max und Paddy, fotografiert 2019 im Lake District.

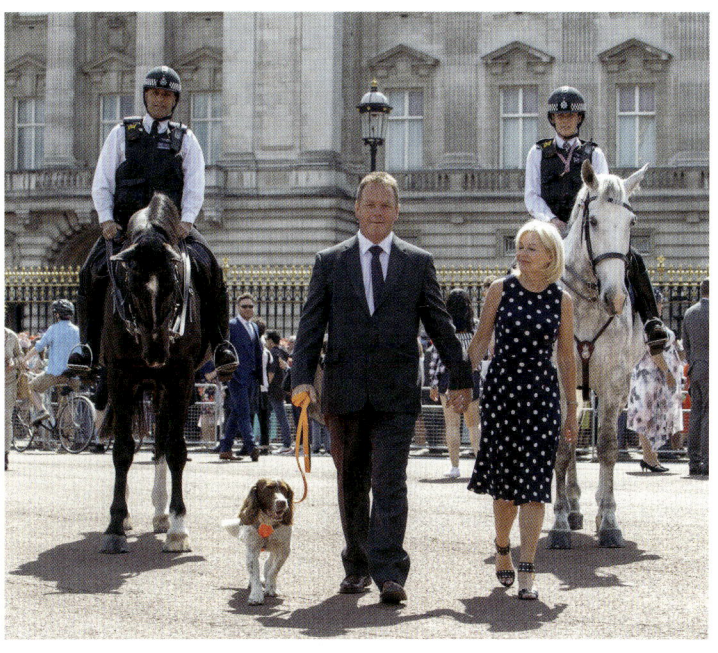

Kerry mit seiner Frau und
Max auf dem Weg zur
Royal Garden Party im
Buckingham Palace,
eskortiert von zwei
Polizisten zu Pferd.

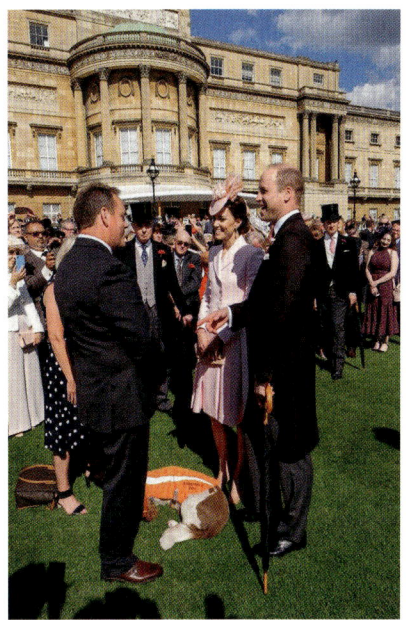

Wir werden dem Duke
und der Duchess von
Cambridge vorgestellt:
der stolzeste Moment
unseres Lebens!

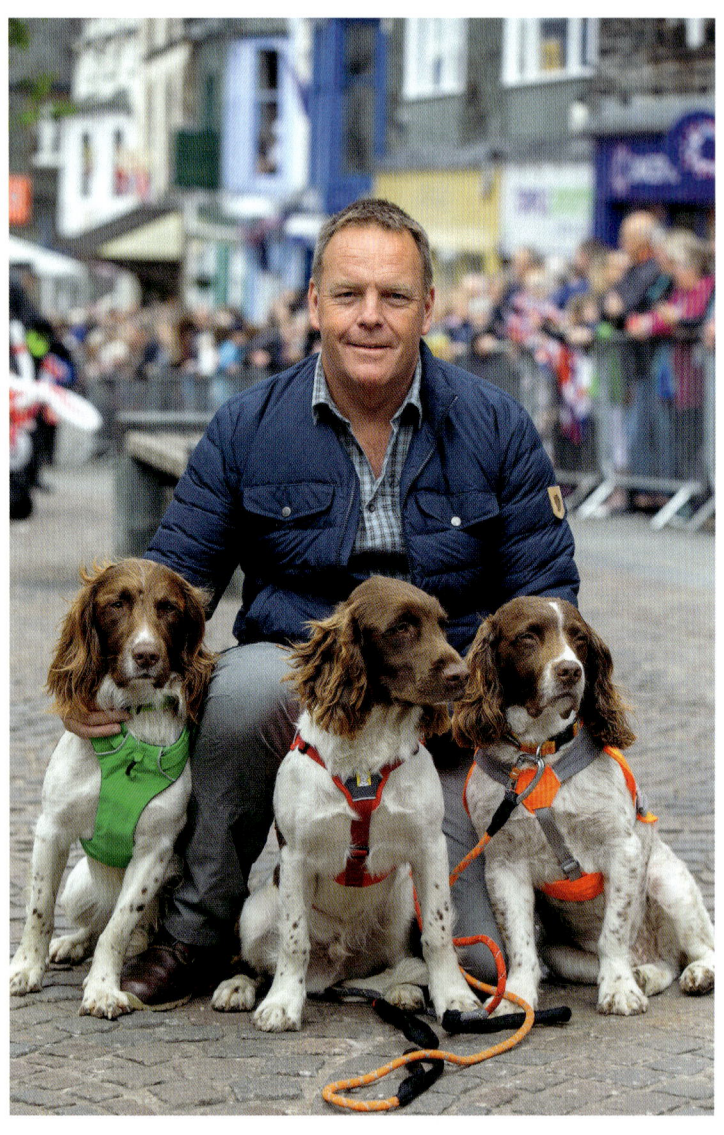

Glücklicher geht es nicht: Kerry mit seinen drei »Boys«.

wir den Transporter wieder verkaufen konnten. Wir hätten natürlich gewisse finanzielle Verluste, aber es war eine wertvolle Erfahrung gewesen. Sie hatte mir bewiesen, dass ich mit meinem Leben weitermachen konnte – und das hatte ich Max zu verdanken.

»Ich bin vielleicht kein Schlüsseldienstmonteur«, sagte ich, als wir in seine Straße einbogen. »Aber ich verspreche dir, dass wir schon sehr bald auf den Catbells gehen werden.«

Inzwischen war mir Max so vertraut, dass ich wusste, er würde mich ansehen, sobald er meine Stimme hörte. Ich genoss diese Verbindung. Sie gab mir das Gefühl, dass wir gemeinsam allem ins Auge sehen konnten. Dann klingelte mein Telefon, das ich völlig vergessen hatte. Es dauerte eine Weile, bis ich herausgefunden hatte, in welcher Tasche es sich versteckte.

»Hallo«, sagte ich angesichts der unbekannten Nummer auf dem Display. »Nein … nein, Sie stören nicht.« Ich warf Max einen Blick zu und grinste von einem Ohr zum anderen. »Ganz genau, der Schlüsseldienst. Was kann ich für Sie tun?«

Der Sicherheitschef

Einen Monat nach meinem ersten Auftrag hatte ich genug zu tun, um zu wissen, dass ich mich richtig entschieden hatte. Ein Auftrag schien zum nächsten zu führen, und ich nutzte jede Gelegenheit, um mit meiner Arbeit die allerhöchsten Ansprüche zu erfüllen. Ich stellte fest, dass im Schlüsseldienst jeder Auftrag anders war – ob der Kunde oder die Herausforderung selbst. Ich lernte neue Leute kennen und konnte problemlösendes Denken mit praktischen Fertigkeiten kombinieren. Die Arbeit war nicht mit einem Schreibtischjob von neun bis fünf vergleichbar, und als sich die Kunde von meinem Geschäft verbreitete, bekam ich nicht nur Anrufe aus Keswick, sondern auch von außerhalb.

Das Beste daran war, mit dem Transporter unterwegs zu sein. Er war mein mobiles Büro und persönlicher Kokon. Seit dem Unfall war ich misstrauisch gegenüber anderen Fahrern und fuhr lieber über die ruhigeren Straßen, die oft auch landschaftlich reizvoller waren. Es konnte vorkommen, dass ich – statt über die Umgehungsstraße zu donnern – über Landstraßen mit Blick auf Seen, Wälder, Wiesen und Täler kurvte. Manchmal hielt ich am Straßenrand, schraubte meine Thermoskanne auf und genoss eine Tasse Tee vor einem herrlichen Panorama. Nach Jahrzehnten im Vertrieb, wo der Umgang mit Druck und Stress einfach dazugehörte, hatte ich einen neuen Beruf gefunden, der mir sehr viel Freude machte. Wenn mein Rücken Sperenzchen machte, ließ ich mich davon nicht ausbremsen, sondern plante einfach ein paar Ruhepausen ein und dachte immer zuerst an meine Gesundheit.

Dieses Leben war anders als alles, was ich mir vorgestellt hatte – aber ich liebte es. Ich fand die Arbeit erfüllend, und sie ermöglichte es mir, mehr Zeit mit Angela zu verbringen. Seit Neuestem gingen wir unter der Woche sogar gemeinsam zum Mittagessen. Wir fuhren zu einem Café in Portinscale mit Aussicht auf den See und die Berge jenseits davon und sprachen über alles, was in der Zwischenzeit passiert war. Wir machten es uns zur Gewohnheit, die Tage auf diese Weise zu gliedern, und es war ein weiteres Element eines neuen Lebens, das ich niemals für möglich gehalten hatte. Bereits wenige Wochen nachdem ich mit dem Schlüsseldienst begonnen hatte, war ein Springer Spaniel namens Max das Herzstück des Ganzen.

»Ich habe überlegt«, fragte ich sein Frauchen eines Tages, nachdem ich den Kleintransporter zu Hause abgestellt hatte und zu Max gelaufen war, »ob er mich vielleicht morgen zur Arbeit begleiten könnte?«

Seit unserer ersten Begegnung hatte ich Max' Frauchen ein wenig besser kennengelernt. Ich wusste, sie hatte sehr viel zu tun und war offenbar dankbar dafür, dass ich mit ihm spazieren ging. Aber ich war mir nicht sicher, wie sie auf diesen Vorschlag reagieren würde, da Max dann einen großen Teil des Tages unterwegs sein würde.

»Das ist eine interessante Idee«, sagte sie und beobachtete, wie Max mir einen Tennisball aus einer Ecke des Gartens brachte.

In diesem Augenblick verspürte ich einen ängstlichen Stich. Es war immer das Gleiche, wenn ich mich dem Haus näherte und befürchtete, er könnte nicht da sein. Es war, als hätte Max mir einen Vorgeschmack auf ein Gefühl von Normalität gegeben, das ohne ihn wieder verloren gehen konnte. Als ich in diesem Augenblick auf die Entscheidung seines Frauchens wartete, hatte ich das Gefühl, dass jeden Moment ein kleiner Traum zerplatzen könnte, mit dem ich geliebäugelt hatte.

»Ich kann verstehen, wenn das zu viel verlangt ist«, sagte ich und versuchte, optimistisch zu klingen. »Ich dachte nur, er hätte vielleicht Spaß daran, im Transporter mitzufahren.«

Max' Frauchen schaute mich an. Im gleichen Augenblick ließ Max den Ball vor meine Füße fallen, als hoffte er darauf, dass ich mit ihm spielte. Sie lächelte breit.

»Spaniels sind Arbeitshunde, nicht wahr?«

»Ja, das stimmt«, sagte ich und lächelte ebenfalls. »Ich glaube allerdings nicht, dass Max mit einem Schraubenzieher viel anzufangen weiß. Ich dachte eher, dass er mir unterwegs Gesellschaft leisten könnte.«

»Was hältst du davon, Max?«, fragte sie. »Vielleicht kannst du ja den Transporter bewachen, während Kerry einen Auftrag erledigt?«

Max stupste den Ball mit der Nase noch etwas näher an meine Füße, als wollte er mich an das erinnern, was im Augenblick wirklich wichtig war.

»Als Teil des Pakets kann ich dir auch einen Titel anbieten«, sagte ich zu ihm. »Wie findest du ›Sicherheitschef‹?«

Ich nahm den Tennisball und ließ ihn einmal auf dem Boden aufhüpfen. Max fing ihn mühelos mit dem Maul.

Vor unserem ersten Einsatz öffnete ich die hinteren Türen des Transporters, um das Werkzeug einzuladen. Max stand neben mir und beobachtete mich aufmerksam, machte aber keinerlei Anstalten hineinzuspringen. Als ich anschließend um den Wagen herumging und die Beifahrertür öffnete, um die Brotdose in den Fußraum zu legen, sprang er auf den Sitz.

»Meine rechte Hand«, sagte ich – obwohl er streng genommen zu meiner Linken saß. Es war mir trotzdem recht. »Dann lass uns fahren!«

Der erste Auftrag führte uns zu einem Haus am anderen Ende von Keswick. Ich parkte an der Straße und ließ die Fenster einen Spalt offen, damit es im Wagen kühl blieb und alles gut durchlüftet war. Aber ich hatte Bedenken, dass Max sich vielleicht fragen würde, wohin ich verschwunden war. Ich arbeitete im Haus und kehrte dazwischen immer wieder zum Wagen zurück, um einen Blick ins Beifahrerfenster zu werfen und nach ihm zu sehen. Er war ganz ruhig und wirkte recht zufrieden. Der Auftrag war schnell erledigt. Als ich fertig war und mich wieder hinters Steuer setzte, sah Max zu mir herüber, als erwartete er einen Bericht.

»Wieder ein zufriedener Kunde«, sagte ich. »Sollen wir vor dem nächsten Einsatz einen Spaziergang machen?«

Das Tolle an einer Stadt im Lake District ist, dass man in wenigen Minuten draußen in der Natur ist. Wir mussten nur in den Transporter springen, den Hügel hinter Keswick hinauffahren, und schon waren die Berge unser Spielplatz. Ich brauchte Max nicht an die Leine zu nehmen, und hier draußen lebte er auf. Er sprang in großen Sätzen durch die Heide – überglücklich über das Gefühl von Freiheit. Aber sobald ich seinen Namen rief, kehrte er umgehend an meine Seite zurück. Anfangs dauerten unsere kleinen Spaziergänge nicht länger als ein paar Minuten. Ich war mir meiner Grenzen deutlich bewusst und wollte meine Arbeitsfähigkeit auf keinen Fall gefährden. Da Max etwa das Vierfache der Strecke zurücklegte, die ich im gleichen Zeitraum bewältigte, hatte ich nie das Gefühl, ihn zu bremsen. Ich betrachtete uns vielmehr als Arbeitskollegen, die ihre Liebe zur Natur teilten und der Öffentlichkeit einen Dienst anboten.

Mit jeder Woche und jedem Monat stieg die Nachfrage. Ich stellte meine Gesundheit über alles andere und legte eine Pause ein, wann immer es nötig war. Doch das änderte nichts an meinem Entschluss, meinen nagelneuen Schlüsseldienst zum Erfolg zu führen. Ich legte mir sogar einen geschäftlichen Facebook-Account zu, weil ich dachte, heutzutage würden die Leute vielleicht online nach Dienstleistern suchen. Den Großteil meiner Aufträge bekam ich durch Mundpropaganda. Das war großartig, und auch online sprachen sich die Dinge auf die gleiche Weise herum. Ich versuchte immer, mit einem fröhlichen Lächeln mein Bestes zu geben, und meine Kundinnen und Kunden hatten umgekehrt das Bedürfnis, mich weiterzuempfehlen.

Es war herrlich, Max dabei an meiner Seite zu haben. Offensichtlich hatte er ebenso viel Spaß daran, mich zu begleiten, wie an der körperlichen Ertüchtigung zwischen den Einsätzen und daran, dass er vom Personal des Cafés verwöhnt wurde, wenn ich mich mit Angela zum Mittagessen traf. Wenn wir dann zum Transporter zurückkehrten, wartete er stets darauf, dass ich ihn anschnallte, und beobachtete die Straße ebenso scharf wie ich. Unterwegs hatte Max' Gegenwart eine beruhigende Wirkung auf mich. Der Unfall beeinträchtigte meine Einstellung gegenüber den anderen Verkehrsteilnehmern in jeder Hinsicht. Er hatte schlicht dazu geführt, dass ich jeden Wagen und jeden Lkw als potenziellen Killer betrachtete. Wenn jemand zu dicht auffuhr, konnte mich das ziemlich stressen. Dann schaute ich immer wieder in den Rückspiegel und murmelte, dass er oder sie gefälligst Abstand halten solle. Ich kann es mir nur so erklären, dass Max diesen Tonfall mit der Zeit erkannte. Wenn ich unruhig wurde, legte er mir eine Pfote auf den Arm, als wollte er sagen: »Entspann dich und lass den anderen einfach vorbei.« Das klappte sehr gut, denn sobald ich rechts ranfuhr, damit der andere Wagen vorbeizischen konnte, löste sich die Spannung blitzschnell auf. Ich weiß, dass ich ohne Max an meiner Seite das Steuer fester gepackt und möglicherweise in den einen oder anderen Unfall durch einen Verkehrsrowdy verwickelt worden wäre. Mir wurde bewusst, was für einen großen Unterschied Max in meinem Leben machte. Ich brauchte ihn nicht nur als Beifahrer, um mich auf der Straße wohlzufühlen, sondern setzte auch darauf, dass er mir Gesellschaft leistete, dass ich mit ihm reden konnte und er mir half, wieder in Kontakt mit der Natur zu kommen. Mit der Zeit nahmen Angela und ich ihn sogar mit zum Mittagessen, wo er still unter meinem Stuhl lag, während Angela und ich unsere Neuigkeiten austauschten. Das Leben war schön, und Max trug dazu bei, es vollkommen zu machen.

Allmählich wurden die Spaziergänge zwischen unseren Einsätzen immer länger. Obwohl ich mich immer noch schwerfällig bewegte und Angst hatte, meinen Rücken zu reizen, nahm ich jedes Mal einen Hügelkamm oder ein Gatter ins Visier, das etwas weiter entfernt war als beim letzten Mal. Die zusätzliche Zeit im Freien tat Max natürlich gut, und ich genoss es, ihn in seinem Element zu sehen. Dieser Springer Spaniel verkörperte die schiere Lebensfreude. Ich fand heraus, dass er eine riesige Leidenschaft für Stöcke hatte. Sobald er aus dem Transporter sprang, bestand seine erste Amtshandlung darin, unter Baumkronen herumzustöbern, bis er etwas gefunden hatte, das er zwischen die Zähne klemmen konnte, selbst wenn es sich dabei nur um einen abgebrochenen Ast handelte. Von ihm trennte er sich dann während des gesamten Spaziergangs nicht mehr. Er war immer sehr stolz auf seinen jeweiligen Fund und trottete hoch erhobenen Hauptes neben mir her – wie breit der Stock auch war. Wir waren oft auf Trampelpfaden unterwegs, die für seine wertvolle Beute eigentlich zu schmal waren, aber Max fand immer einen Weg. Er balancierte seinen Stock wie ein Drahtseilkünstler seine Stange und schwang von einer Seite zur anderen, um die unterschiedlichsten Hindernisse vom Zaunübertritt bis hin zu einer schmalen Brücke über einen Bach zu bewältigen. Das war mitunter komisch anzusehen, aber sein Engagement für die Sache war bewundernswert und zeigte, wie loyal er sein konnte. Ich musste mir nur ansehen, wie er sich mir gegenüber verhielt, und schon wusste ich Bescheid. Von dem Augenblick, in dem er seinen Gartenzaun hinter sich ließ, war ich weniger sein Herrchen als vielmehr ein Partner bei seinen Abenteuern. Wir vertrauten einander. Und mehr noch: Während ich meinen Schlüsseldienst in der Region bekannt machte, stellte ich fest, dass Max eine zentrale Rolle dabei spielte.

* * *

»Wie geht es Ihnen?«, fragte ich eine Immobilienmaklerin, die inzwischen Stammkundin bei mir war. Ich hatte ihr gerade die neuen

Schlüssel zu einem Schloss vorbeigebracht, das ich in einem ihrer Mietobjekte eingebaut hatte.

»Danke, gut«, sagte sie nur, und ich sah, wie ihr Blick über meine Schulter zu dem Hund wanderte, der draußen im Transporter wartete. »Und wie geht's Max?«

Es war immer das Gleiche, wohin ich auch kam. Wer mich kannte, wusste um den besonderen Spaniel, den ich im Schlepptau hatte und der die Aufmerksamkeit aller auf sich zog. Ich war nur zu gern bereit, ihm das Rampenlicht zu überlassen. Max konnte den Menschen an einem trübseligen Montag ein Lächeln entlocken – mich eingeschlossen. Es kam so weit, dass Leute, die sich ausgesperrt hatten, anriefen und mich baten, ihn mitzubringen, damit er ihnen Gesellschaft leistete, während ich arbeitete. Mir war klar, dass Max mein Geschäft unverwechselbar machte: Ich war der Schlüsseldienst mit dem Hund. Mein vierbeiniger Sicherheitschef begleitete mich auf Schritt und Tritt, und wenn es mir mehr Aufträge bescherte, war dies für keinen von uns ein Grund zur Klage. Es bedeutete lediglich, dass wir länger unterwegs waren, öfter draußen in der Natur spazieren gingen und mehr Gelegenheit hatten, zusammen zu sein. Obwohl wir so viel Spaß miteinander hatten, gab es bald an jedem Tag einen Moment, vor dem mir graute. »Wir sind da, Moo. Wir sind wieder daheim, gesund und munter. Wir sehen uns morgen, in Ordnung?«

Wenn ich die Gartentür hinter ihm schloss, verriet mir ein kurzer Blick auf seine Körpersprache, dass es Max kaum anders erging. Es war schrecklich. Ich wollte mich nicht von ihm trennen, und er sah mich an, als würde ich vielleicht nicht zurückkommen. Also versuchte ich stets, so fröhlich wie möglich zu klingen – besonders wenn sein Frauchen aus dem Haus gekommen war, um mich zu begrüßen. Es war nicht fair, ihr zu zeigen, wie stark die Verbindung zwischen uns war. Trotzdem war ich jedes Mal niedergeschlagen, wenn ich ging. Angela konnte ich dies jedoch nicht verheimlichen, und eines Tages sprach sie mich nach der Arbeit darauf an.

»Wenn du mit Max zusammen bist, bist du ein anderer Mensch«, bemerkte sie. »Es ist, als brächte dieser Hund das Beste in dir zum Vorschein.«

»In gewisser Weise ist das auch so«, räumte ich ein. »Leider kannst du nicht mit uns zur Arbeit kommen, damit wir das mit dir teilen können.«

An dieser Stelle hob Angela die Hand, um mich zu stoppen.

»Ich steige nicht in diesen Transporter«, verkündete sie. »Er ist voller Hundehaare!«

Wir lächelten uns an, und ich versprach, den Transporter sauber zu machen.

»Dort bin ich glücklich«, sagte ich zur Erklärung. Dann fiel mir ein, dass ich mit dem Handy eine Aufnahme von Max gemacht hatte, die ich Angela zeigen wollte. Ich kramte das Telefon aus der Tasche und suchte nach dem Bild: Max sitzt auf seinem Platz, das Fenster neben ihm ist offen, und er hat die Pfote auf den Fensterrahmen gestützt wie ein Fernfahrer. »Ist das nicht großartig?«

»Das ist ein spitzenmäßiges Foto«, sagte sie. »Du machst wirklich schöne Aufnahmen von ihm. Vielleicht solltest du ein paar davon auf deine Facebook-Seite stellen.«

»Angela, wenn jemand auf die Seite schaut, dann erwartet er Aufnahmen von Schlössern, nicht von einem Springer Spaniel.«

Meine Frau hatte mein Handy noch in der Hand. Sie schloss die Fotogalerie und rief die fragliche Seite auf. Ich beobachtete sie dabei, wie sie sich die Bilder ansah, die ich gepostet hatte und die zugegebenermaßen öde waren. Es überraschte mich nicht, dass sie die Stirn runzelte. Man konnte nicht allzu viele Fotos von einem in seine Einzelteile zerlegten Schloss machen, bevor die Leute irgendwann aufhörten, die Seite zu abonnieren.

»Max könnte etwas Leben in die Seite bringen«, sagte sie, während sie mir das Handy zurückgab. »Dann würdest du vielleicht sogar von mir ein ›Like‹ bekommen.«

Ich habe schon immer gern fotografiert. Ich halte mich nicht für den geborenen Fotografen, aber ich stelle meine Aufnahmen sorgfältig zusammen. Auf Hochzeiten gehöre ich zu der Art von Fotografen, die sich die Zeit nehmen, um sicherzustellen, dass alle versammelt sind und niemand verdeckt ist. Meine Aufnahmen werden vielleicht nie in einer Galerie hängen, aber ich kann mit Fug und Recht behaupten, dass ich mein Bestes gebe. Seit der Begegnung mit Max stellte ich fest, dass ich immer häufiger die Kamerafunktion meines Handys nutzte. Manchmal sah er so vornehm und gefühlvoll aus, dass ich diesen Ausdruck einfangen wollte. Es war durchaus hilfreich, dass wir in einer der schönsten Gegenden Großbritanniens lebten. Auf Spaziergängen ließen sich mühelos monumentale Hintergründe mit bewaldeten Hängen oder zerklüfteten Felsen finden, und als Model war Max ein Naturtalent. Auf Kommando blieb er stehen oder setzte sich hin, aber am meisten Spaß machten mir die Schnappschüsse von ihm. Wenn ich Glück hatte, drückte ich im richtigen Moment auf den Auslöser, während er sich schüttelte und sich sein Kopf im Fokus und sein Maul im Waschmaschinenmodus befand. Bilder wie diese brachten mich zum Schmunzeln, aber ich war mir nicht sicher, ob sie auch den richtigen Ton für meine Facebook-Seite trafen. Deshalb fing ich an, Max stattdessen in oder neben dem Transporter zu fotografieren, das Bild hochzuladen und in der Bildunterschrift den durchschnittlichen Tag im Leben meines Sicherheitschefs zu skizzieren.

Heute Vormittag sind wir in Borrowdale, schrieb ich dann zu einem Bild, das zeigte, wie Max über das Armaturenbrett spähte, bevor ich die Aufnahme hochlud und mit einem Auftrag weitermachte. Wenn ich etwas später einen Blick auf die Seite warf, hatte eine Handvoll Leute »Gefällt mir« geklickt und Kommentare hinterlassen, dass mein einziger Angestellter gut aussah. Dies inspirierte mich dazu, auch noch ein Bild von ihm neben dem Transporter zu machen, sodass mein Firmenlogo zu sehen war, was mir noch mehr Daumen nach oben bescherte. Ich stellte fest, dass ich Spaß daran hatte, und schon bald beugte ich meine eigenen Regeln, die ich für die Seite meines Schlüsseldiensts aufgestellt hatte.

In den nächsten Wochen begann ich damit, Posts hochzuladen wie: *Mein Sicherheitschef und ich gönnen uns ein Eis in Buttermere.* Es hatte zwar streng genommen nichts mit meiner Arbeit zu tun, aber es lockte Besucher auf meine Seite, was manchmal zu Anfragen bezüglich meiner Dienstleistungen führte, aus denen sich Aufträge ergeben konnten. Ich merkte schnell, dass ich mehr Interesse für meine Arbeit wecken konnte, wenn ich bei den Aufnahmen von Max kreativ wurde. Nachdem ich mit formalen Portraits begonnen hatte, die im Grunde Produktplatzierungen gewesen waren, ertappte ich mich dabei, dass ich mir neue und originelle Aufnahmen ausdachte, wenn wir zwischen den Einsätzen unterwegs waren. Irgendwann ging es mir nicht mehr darum, Max als den Hund eines Schlüsseldiensts zu präsentieren, sondern ich fotografierte ihn an den Hängen, wo er in seinem Element war. Max schien vor der Kamera ebenso viel Spaß zu haben wie ich dahinter. Gemeinsam waren wir auf eine Möglichkeit gestoßen, mein Geschäft anzukurbeln, und es fühlte sich überhaupt nicht wie Arbeit an.

Abschied oder Neubeginn?

Eines Tages war ich etwas früher mit der Arbeit fertig und beschloss, mit Max den Spaziergang zu machen, den ich ihm bei unserem ersten Ausflug zur Kirche versprochen hatte.

»Was sagst du dazu?«, fragte ich an einem vom Wind gepeitschten Aussichtspunkt, den ich vor dem Unfall oft besucht hatte. Der Catbells bot eine herrliche Aussicht auf den Derwentwater und seine Inseln – unter anderem auf eine Insel mit einem Haus aus dem achtzehnten Jahrhundert, das dem National Trust for Places of Historic Interest or Natural Beauty (dt. etwa »Nationale Treuhandgesellschaft für Orte von historischem Interesse oder besonderer Naturschönheit«) gehörte. Ich war schon seit Jahren nicht mehr hier gewesen. Wie immer fragte ich mich beim Anblick des prachtvollen Anwesens, wie es wohl sein mochte, wenn man so von der Welt abgeschnitten war. Damals hatte ich es nur erahnen können, aber nun war ich erleichtert, dass ich mich diesseits des Wassers befand.

»Fühlt sich gut an, oder?«

Ich sah mich nach Max um und grinste in mich hinein. Während ich versucht hatte, die Kirche von Keswick im Norden auszumachen, war er den Hang neben mir hinuntergelaufen. Ich sah, wie er aus einer Baumgruppe kam und sich dann vorsichtig auf den Weg zu mir machte. Er hatte einen Stock im Maul, der länger war als er selbst.

»Du kannst ihn neben dem Transporter liegen lassen«, sagte ich schmunzelnd und wandte mich um, um das kurze Stück zu der Stelle hinunterzugehen, wo ich geparkt hatte. »Aber wir müssen ihn bis zum nächsten Mal hierlassen. Wenn das Wetter hält, ist das vielleicht sogar schon morgen.«

An dem Tag, an dem ich mit Max zum ersten Mal zur Kirche gegangen war, war mir die Aussicht auf einen Abstecher auf meinen Lieblingsberg wie ein ferner Traum erschienen. Es war nicht leicht gewesen, vorsichtig den Weg von der Brücke über den Bach heraufzugehen und bis zu dem Vorsprung mit Blick auf den See weiterzuwandern, doch es war ein weiterer kleiner Erfolg, der Lust auf größere Herausforderungen machte. Indem ich auf diese Weise meine Grenzen immer weiter hinausschob, entdeckte ich die Welt aufs Neue – aber ich sah die Dinge nun in einem anderen Licht. Ich hatte nicht mehr das Gefühl, alles allein schaffen zu müssen, und das hatte ich Max zu verdanken.

Die Rückfahrt war angenehm entspannt, aber wie immer auch ein wenig traurig. Denn obwohl wir so viel Zeit miteinander verbrachten, tat der Abschied weh, wenn ich Max zu Hause ablieferte. Ich sah natürlich ein, dass er dorthin gehörte, aber ich konnte nichts gegen das Gefühl der Leere tun, das mich nach Hause begleitete. Wenn ich ging, warf Max mir zuweilen einen Blick zu, als fragte er sich, was hier eigentlich vor sich ging. Ich stellte mir vor, dass er sagte: »Hey, wir haben doch Spaß miteinander! Warum damit aufhören?«

Als ich an jenem Nachmittag vor dem Haus hielt, kam mir Max' Frauchen entgegen. Ich begrüßte sie am Gartentor und erzählte ihr von den Höhepunkten unseres Tages.

»Er dürfte sich ziemlich verausgabt haben«, sagte ich und erzählte, dass wir gerade vom Catbells kamen.

»Das ist gut«, erwiderte sie, aber ihr Tonfall verriet mir, dass sie etwas anderes auf dem Herzen hatte. »Es gibt da etwas, das Sie wissen sollten, Kerry.«

»Was ist los?«, fragte ich, das Unbehagen in ihrer Stimme wohl wahrnehmend.

»Wir ziehen um.«

»Was?« Überrascht trat ich einen Schritt zurück. »Wohin ziehen Sie denn?«

»Wir gehen weg aus Keswick«, sagte sie und zuckte entschuldigend mit den Schultern. »Neuer Job und neuer Anfang.«

»Also … herzlichen Glückwünsch«, sagte ich. »Das sind tolle Neuigkeiten.«

Max' Frauchen schenkte mir ein mitfühlendes Lächeln. Auch ohne es auszusprechen, wusste sie, was dies für mich bedeutete.

»Es tut mir leid«, sagte sie, doch dann wurde ihr Ton wieder fröhlicher. »Wir ziehen zum Ende des Monats um. Es bleibt euch also noch genügend Zeit, um euch voneinander zu verabschieden.«

Als Angela mich abends fragte, was mich beschäftigte, konnte ich es kaum in Worte fassen. Die Nachricht hatte mich zutiefst schockiert. Eben erst war ich einem Hund begegnet, der mein Leben veränderte, und schon schien unsere Freundschaft wieder zu Ende zu gehen.

»Der Umzug ist ja erst in ein paar Wochen«, redete sie mir gut zu. »Außerdem könntest du dir jederzeit einen eigenen Hund anschaffen, Kerry.«

»Aber es wäre nicht Max«, protestierte ich. »Kein Hund ist wie er.«

Am nächsten Tag kam Max wie üblich mit zur Arbeit. Wir fuhren zu einem Einsatz, und ich ertappte mich dabei, dass ich die übliche einseitige Unterhaltung führte. Aber als er dieses Mal auf dem Beifahrersitz saß und mir zuhörte, erzählte ich ihm ganz offen, wie viel er mir bedeutete. Als wir ankamen, kämpfte ich mit den Tränen. Es war herrlich, ihn an meiner Seite zu haben, aber es erinnerte mich auch daran, dass unsere gemeinsame Zeit bald zu Ende sein würde. Ich nahm mir vor, die verbleibenden Tage so gut wie möglich zu nutzen.

Einmal fuhr ich mit Max an die Küste. Dort aßen wir am Strand ein Eis, das rasch zu seiner Lieblingsleckerei geworden war. Ich entdeckte, dass er noch eine weitere Leidenschaft hatte, die seiner Liebe zu einem schönen Stöckchen beinahe ebenbürtig war: das Wasser.

Als Max bei einem Spaziergang an dem von Bäumen gesäumten Ufer am hinteren Ende des Derwentwater um mich herumflitzte und zum ersten Mal in den See sprang, fürchtete ich, er hätte sich buchstäblich verrannt. Hatte er das Wasser für festen Boden gehalten? Meine Sorge währte nur eine Sekunde, bis ich ihn fröhlich vor sich hin paddeln sah. Ich musste ihn tatsächlich rufen, damit er aus dem Wasser kam, und fühlte mich sofort wie ein Spielverderber. Nachdem er sich gründlich geschüttelt und dabei auch mich patschnass gemacht hatte, schaute er mich einfach an, als wartete er auf einen Beweis dafür, dass es noch etwas Schöneres im Leben geben konnte. Ich musste zugeben, dass nicht viel mit einem erfrischenden Bad mithalten konnte. Ich wünschte nur, er hätte es schon etwas früher genommen.

»Es wird mir keiner danken, wenn ich einen nassen Hund nach Hause bringe«, sagte ich mit Blick auf die Uhr.

Ich hatte zwar kein Handtuch dabei, aber es wehte eine leichte Brise übers Wasser, und ich dachte, dass er schon trocken werden würde, wenn er ein wenig am Ufer entlanglief. Ich wollte noch nicht nach Hause – erst recht nicht, da es sich anfühlte, als blieben uns nicht mehr viele gemeinsame Stunden. Mir wurde schlecht, wenn ich nur daran dachte, wie das Leben ohne Max sein würde. Ich zweifelte nicht daran, dass er mich gerettet hatte. Ich hoffte nur, dass ich ihm Gelegenheit gegeben hatte, die Natur zu genießen, bevor er mich verließ.

Ich war so sehr in Gedanken versunken, dass ich den Anlegesteg beim Vorübergehen gar nicht bemerkte. Ich sah, wie Max in einiger Entfernung umkehrte und zu mir zurücklief, doch das war nicht ungewöhnlich. Im Grunde lief er auf unseren Spaziergängen ständig in großen Spiralen um mich herum. Aber kurz nachdem er an mir vorbeigesaust war, hörte ich das Donnern von Pfoten auf Planken, einen Augenblick der Stille und dann einen lauten Platsch.

»Himmeldonnerwetter, Max!« Als ich mich zum Anlegesteg umgedreht hatte, glitt er bereits fröhlich durchs Wasser wie der Bug eines Schiffs. »Wir können das doch morgen machen.«

Max sah sich nach mir um, während er weiterpaddelte, und schwamm schließlich ans Ufer zurück. Als der sich festem Boden näherte, sah ich den Ausdruck schierer Freude in seinen Augen, und meine Ungeduld wich einem Lächeln. Dieses Mal trat ich einen großen Schritt zurück, als er aus dem See kam und sich ausschüttelte. Dann setzte er sich auf die Hinterbeine, sah mich erwartungsvoll an, und ich musste lachen.

»Du möchtest noch einmal vom Steg springen?«, fragte ich. Es war ein langer Tag gewesen, und ich spürte ein Zwicken im Rücken. Trotzdem wollte mir kein triftiger Grund einfallen, ihm diesen Wunsch zu verwehren. Stattdessen zog ich das Handy aus der Tasche. »Aber dieses Mal mache ich ein Foto!«

Ich hatte immer ein paar alte Lappen im Transporter, die ich für die Arbeit brauchte. Ich suchte nach einem, den ich noch nicht benutzt hatte, um Öl von einem Schloss zu wischen, und rieb Max damit trocken, so gut es ging. Aber der Geruch von nassem Hund würde sich wohl nur mit einem schönen Bad beseitigen lassen.

»Heute Abend solltest du dich lieber zurückhalten«, sagte ich, nachdem ich ihn ermuntert hatte, durchs Gartentor hineinzugehen. »Ich hole dich morgen zeitig ab, dann kannst du bei mir duschen, okay?«

»Hallo, Kerry! Alles in Ordnung?«

Ich schaute hoch und sah, wie Max' Frauchen aus dem Haus kam. Max trottete ihr zur Begrüßung entgegen. Als sie die Hände um seine Schnauze legte, merkte sie sofort, in was für einem Zustand er sich befand, und sah mich an.

»Also«, setzte ich an, »wir waren unten am See spazieren ...«

Ich hatte gerade erst zu sprechen begonnen, aber die Art, wie sie vorgab, Max zu schelten, ließ kaum einen Zweifel daran, dass er so etwas öfter machte.

»Er schwimmt eben gern«, sagte sie und rügte den durchnässten Spaniel zu ihren Füßen sanft.

»Es tut mir leid«, sagte ich. »Sie sollten ihn wohl besser von der Heizung fernhalten, sonst stinkt das ganze Haus.«

Sie warf einen Blick auf Max, dann lächelte sie mich an.

»Er sieht wild aus«, gab sie mir recht. »Aber auch müde und glücklich. Ich kann Ihnen gar nicht genug danken, Kerry. Er ist wirklich gern mit Ihnen unterwegs.«

»Er wird mir fehlen«, sagte ich und verstummte, weil meine Stimme versagte. Max, der zweifellos ahnte, dass es bald etwas zum Abendessen geben würde, war inzwischen ins Haus geschlüpft. So blieb mir nichts anderes übrig, als sein Frauchen anzusehen.

»Es ist jammerschade«, sagte sie, »dass wir Sie bei unserem Umzug nicht mitnehmen können. Ich werde ziemlich viel zu tun haben, und Max wird sich daran gewöhnen müssen, viel länger allein zu sein.«

Ich nickte und vergrub die Hände in den Manteltaschen. Da ich nicht darauf gefasst war, über ein Thema zu sprechen, vor dem es mir graute, sagte ich, dass ich mich auf den Heimweg machen müsse.

»Ein Hund ist eine große Verantwortung«, war alles, was ich auf dem Rückzug zum Transporter sagen konnte: »Aber Sie werden sicher eine Lösung finden.«

* * *

Wie immer konnte Angela aus meinem Verhalten bei meiner Rückkehr schließen, wie mein Tag gelaufen war.

»Ist etwas passiert?«, fragte sie. »Schwieriger Kunde?«

»Meine Kunden sind spitze«, sagte ich und hängte den Mantel auf. »Es geht um Max.«

Angela wartete, bis ich sie ansah.

»Es tut mir leid«, sagte sie. »Natürlich zieht seine Familie weg. Aber das, was er dir bedeutet, kann dir niemand nehmen.«

Ich schilderte ihr das Gespräch mit seinem Frauchen. Als ich mir an der Gartentür ihre Bedenken wegen des Umzugs angehört hatte, war mir wieder eingefallen, wie sich der Ortwechsel auf Zak und mich ausgewirkt hatte. Ich hatte uns der Karriere willen aus unserer gewohnten Umgebung gerissen, und mein armer Hund hatte den Preis dafür bezahlt. Da ich rund um die Uhr gearbeitet hatte, war ich gezwungen gewesen, ihn in die Obhut freundlicher Nachbarn zu geben. Noch immer fühlte ich mich schlecht, dass dies die letzte Phase seines Lebens bestimmt hatte, erklärte ich Angela.

»Ich wünschte einfach, Max könnte hierbleiben«, sagte ich. »Ich kann ihm alles geben, was er braucht, so wie er mir alles gibt.«

»Warum bietest du ihr dann nicht an, Max zu nehmen?« Auf Angelas Vorschlag folgte Schweigen. Ich starrte sie nur an, während ich ihre Worte zu verarbeiten versuchte.

»Du meinst also, ich soll fragen, ob sie uns Max überlässt? Das kann ich nicht machen, Angela!«

»Ach, Kerry«, sagte sie einfach. »Was hast du schon zu verlieren?«

Bleib bei mir

Es dauerte ein paar Tage, bis ich meinen Mut zusammennahm, um mit Max' Frauchen zu sprechen. Angela hatte mir einen Lichtstreif am Horizont gezeigt, aber ich wollte nicht all meine Hoffnung darauf setzen. Ich musste auf eine Enttäuschung vorbereitet sein, denn nach meinem Dafürhalten war die Sache aussichtslos.

In dieser Zeit konzentrierte ich mich ganz darauf, Spaß mit Max zu haben. Während der Einsätze wartete er geduldig im Wagen, und im Anschluss brachen wir zu gemeinsamen Spaziergängen auf. Ich hatte das Smartphone mit der Kamera immer dabei, und Max genoss seine Zeit als Hundemodel in vollen Zügen. Es war eine Freude, sein wahres Wesen einzufangen – ob er von einer Hügelkuppe aus zum Horizont schaute, wie wild einen matschigen Weg entlangstürmte oder in die Luft sprang, um einen Stock zu fangen, den ich ihm zugeworfen hatte.

Darüber hinaus stellte ich fest, dass immer mehr Menschen Max gegenüber genauso empfanden wie ich. Jedes Mal, wenn ich ein Bild auf die Facebook-Seite des Schlüsseldienstes hochlud, konnte ich beobachten, wie die Anzahl der Leute, die »Gefällt mir« und »Teilen« klickten, nach oben ging.

Ich bekam freundliche Kommentare zu Max oder Fragen zur Kulisse der Fotos. Dies machte mir bewusst, dass sich auch viele Menschen für ihn interessierten, die nicht in der näheren Umgebung wohnten. Zwar hielt ich es für etwas unsinnig, jenseits von Keswick und den umliegenden Dörfern für meinen Schlüsseldienst zu werben, doch es gab mir einen großen Kick zu sehen, dass ich nicht der Einzige war, der merkte, was für einen wundervollen Hund ich an meiner Seite hatte.

Wir waren natürlich auch noch einmal beim Anlegesteg. Wir fuhren lediglich etwas früher am Tag dorthin, damit Max wieder trocknen konnte. Wenn ich sah, wie er mit Karacho vom Rand des Stegs ins Wasser sprang, musste ich lauthals lachen. Es sah aus, als würde er buchstäblich vor Freude einen Luftsprung machen. Er konnte gar nicht genug davon bekommen, und sobald er ans Ufer zurückgekehrt war, sprang er umgehend wieder hinein, bis es Zeit war zu gehen. Ganz gleich, welche kleinen Abenteuer wir zwischen den Einsätzen unternahmen – ich wollte, dass sie nie zu Ende gingen.

Eines Nachmittags – wir hatten den Tag mit einem Spaziergang zu einem Aussichtspunkt gegenüber von Keswick auf einem Berg namens Latrigg ausklingen lassen – wappnete ich mich schließlich für die Frage, die mir auf den Nägeln brannte, seit Angela sie zum ersten Mal in den Raum gestellt hatte. Am Gartenzaun angekommen wollte ich allerdings zuerst noch einmal kurz mit Max allein sprechen.

»Du sollst eines wissen«, sagte ich. »Was auch geschieht und wo du am Ende auch landen wirst, du wirst geliebt. Nicht nur von mir, sondern von allen um dich herum. Hast du mich verstanden, Moo?«

Max registrierte meine Stimme mit einem traurigen Blick und richtete seine Aufmerksamkeit aufs Haus. Wie so oft war sein Frauchen herausgekommen, um uns zu begrüßen. Ich atmete tief durch und stieg aus dem Transporter.

»Hallo, Max!«, sagte sie und öffnete die Gartentür, damit er hineinschlüpfen konnte. »Ich hoffe, er hat keine Umstände gemacht.«

»Ganz und gar nicht«, sagte ich. »Nur als Schlüsseldienst-Azubi hat er noch viel zu lernen.«

Sie lachte und lud mich ein, auf eine Tasse Tee ins Haus zu kommen. Instinktiv lehnte ich ihre Einladung mit höflichen Worten ab und sagte, ich müsse mich langsam auf den Heimweg machen. Während ich sprach, schalt mich eine leise innere Stimme einen Feigling. Ich wollte etwas sagen und ihr meinen Vorschlag unterbreiten, aber von Angesicht zu Angesicht erschien mir die Sache so hoffnungslos.

»Das Umzugsdatum steht jetzt fest«, sagte sie als Nächstes. »Wir ziehen in einer Woche aus.«

»In einer Woche?« Ich blinzelte überrascht. Es schien sehr schnell zu gehen. »So bald schon?«

»Es ist alles geklärt«, sagte sie und sah auf Max herunter. »Alles, bis auf eines.«

»Und was wäre das?«, fragte ich, noch immer erschüttert von der Nachricht. Mit einem Mal wurde mir bewusst, dass Max' Frauchen mich mit einem gewissen Zögern betrachtete. »Kann ich Ihnen irgendwie helfen?«

»Ich möchte Sie etwas fragen, Kerry«, sagte sie. »Aber Sie sollen wissen, dass Sie auch Nein sagen können, und dann vergessen wir das Ganze.« Sie schwieg eine Sekunde, bevor sie erneut Luft holte. »Seit wir darüber gesprochen haben, dass Hunde eine große Verpflichtung sind, habe ich gründlich nachgedacht.«

»Ja?«

»Würden Sie Max gern behalten, wenn wir aus Keswick wegziehen?«

Einen Moment lang fiel es mir schwer zu verstehen, was sie gerade gesagt hatte. Da stand ich – zu ängstlich, um mit der Sprache herauszurücken, und nun hatte sie genau dasselbe vorgeschlagen. Ich räusperte mich, um zu antworten. Ich spürte, wie es mir vor Rührung die Kehle zuschnürte.

»Nun, ich bin mir sicher, dass ich mit meiner Frau darüber reden kann«, sagte ich und blinzelte schnell, um nicht loszuheulen. »Ich werde sie fragen und gebe Ihnen morgen Bescheid.«

Als ich meine Gefühle später endlich wieder so weit im Griff hatte, dass ich Angela davon erzählen konnte, schaute sie mich ungläubig an.

»Du bist einfach unglaublich!«, sagte sie schließlich. »Da träumst du seit Wochen von nichts anderem, und auf einmal bist du dir nicht mehr sicher?«

»Es kam so überraschend!«, sagte ich zur Begründung.

»Also hast du sie in der Luft hängen lassen.« Angela musste unwillkürlich lächeln. »Warum hast du nicht einfach Ja gesagt?«

»Ich wollte erst mit dir darüber sprechen«, erklärte ich. »Ich kann Max doch nicht ohne deinen Segen zu uns nach Hause holen.«

Wir hatten uns zum Abendessen hingesetzt, aber ich hatte keinen Hunger. Seit Max' Frauchen angeboten hatte, meinen Traum Wirklichkeit werden zu lassen, fiel es mir schwer zu glauben, dass er tatsächlich wahr werden könnte. Ich war in der Überzeugung aufgewachsen, dass ich es nicht verdiente, glücklich zu sein, und obwohl ich diesen Glauben bei meiner Hochzeit weitgehend hinter mir gelassen hatte, war er doch tief in mir verankert. Als ich nach dem Unfall zusehen musste, wie mein Leben auseinanderbrach, war er wieder zum Vorschein gekommen, doch dann hatte Max mich gerettet.

Meinem Weltbild zufolge war es nur eine Frage der Zeit, bis die Freude, die er mir schenkte, ein Ende finden würde. Nun, da sich mir offenbar die Gelegenheit bot, ihn zu einem festen Teil meines Lebens zu machen, wusste ich nicht, wie ich das alles verstehen sollte.

»Ich weiß, wie viel Max dir bedeutet«, sagte Angela.

»Und ich weiß, dass du nicht sonderlich wild auf Hunde bist«, erwiderte ich.

Angela widersprach mir nicht. »Sie machen so viel Dreck«, sagte sie. »Ich mag keine Hundehaare oder schmutzige Pfotenabdrücke, und das Gebell würde mich zur Weißglut treiben.«

Ich kannte ihre Argumente bereits. Ich musste nur hören, wie sie die Punkte herunterrasselte, und schon lösten sich die Hoffnungen in Luft auf, die sich in mir geregt hatten, während ich versuchte, die Situation zu erfassen.

»Du musst nicht weiterreden«, sagte ich. »Ich gebe ihr morgen früh Bescheid.«

»Warum warten?« Sie hob das Glas und bedeutete mir, es ihr gleich zu tun. »Du kannst sie sofort anrufen und ihr sagen, dass es uns eine große Freude wäre, wenn Max künftig bei uns leben würde.«

»Aber du …«

»Ich werd's überleben.« Angela beugte sich vor und stieß mit mir an. »Wenn es dich glücklich macht, soll es mir recht sein.«

Am nächsten Morgen hätte ich Max beinahe nicht mit zur Arbeit genommen. Ich war sehr emotional, und mir war klar, dass ich nicht in der Lage sein würde, mich auf meine Aufträge zu konzentrieren. Andererseits wollte ich Max und sein Frauchen unbedingt sehen. Ich wollte die Details seiner Übernahme besprechen und ihr versichern, dass ich alles in meiner Macht Stehende tun würde, damit Max es so gut wie möglich hatte. Bevor ich aus dem Transporter stieg, um die beiden zu begrüßen, musste ich mich sehr zusammenreißen. Aber ich war froh, dass ich es getan hatte, denn alles lief wunderbar. Es tat gut, sein Frauchen zu sehen und zu merken, dass sie sich ihrer Entscheidung sicher war.

»Ich weiß, wie schwer das für Sie sein muss«, sagte ich. »Sie sollen wissen, dass Max mir wahnsinnig viel bedeutet.«

»Er wird eine herrliche Zeit haben«, sagte sie, während Max freudig im Kreis herumsprang, weil er wusste, dass er gleich in den Transporter durfte. »Wir werden ihn vermissen«, fügte sie hinzu. »Aber ich weiß, für ihn ist es das Beste.«

Da der Termin für den Umzug feststand, begann ich mit den Vorbereitungen für Max' Ankunft wie ein werdender Vater. In dem Zimmer, das ich als Büro benutzte, richtete ich ihm einen Schlafplatz ein. Ich kaufte ein Körbchen und eine Matte und stöberte im Wäscheschrank nach alten Decken und Handtüchern. In der Küche stellte ich eine Futterstation auf und fing an, Bälle und Spielzeug zu kaufen, damit er beschäftigt war.

»Max ist kein Welpe«, sagte Angela einmal, als ich gerade von einem weiteren Einkauf in der Tierhandlung zurückgekehrte. »Wie alt ist er? Fünf Jahre, oder sechs? Da ist er aus dem Alter für Spielzeug doch sicher schon raus?«

»Ein Hund bleibt im Herzen immer jung«, erwiderte ich und stellte die Einkaufstüte mit der Auswahl an Kauknochen und Spielzeug ab. »Ich will nicht, dass es ihm langweilig wird und er deshalb durchdreht.«

»Na, ich bin einfach froh, dass Max dich wieder ins Lot gebracht hat«, sagte sie schmunzelnd. »Nach allem, was wir durchgemacht haben, sieht es aus, als sei ein Spaniel deine Rettung.«

Ich konnte nicht aufhören, die Tage herunterzuzählen. Jeden Morgen, wenn Max in den Transporter sprang, brachte ich ihn auf den neuesten Stand über die Dinge, die ihn in seinem zukünftigen Zuhause erwarteten. Ich nahm ihn sogar ein paarmal mit. Er sollte mit dem Grundriss, der Größe und dem Geruch des Hauses vertraut werden. Max war immer der perfekte Gast. Ein Teil von mir wünschte sich, er würde vor Aufregung ganz aus dem Häuschen geraten, doch ich ahnte, dass dies bei Angela nicht besonders gut ankäme. Max schnupperte höflich im Haus herum und verhielt sich unauffällig. Dies gelang ihm, wenn wir unterwegs waren, allerdings immer weniger.

»Ist das Max?«

Als es zum ersten Mal passierte, belud ich gerade den Transporter vor dem Haus. Max stand neben mir, inspizierte die Hinterreifen und wartete darauf, dass ich fertig wurde, damit wir uns auf den Weg zum nächsten Einsatz machen konnten. »Ja, das ist er! Schau, das ist der Hund von Facebook! Das ist Max!«

Ich drehte mich um und sah, wie eine Frau mit einem Buggy die Straße überquerte und auf uns zukam. Sie wohnte nicht bei uns in der Nachbarschaft, aber ihrem begeisterten Gesichtsausdruck nach zu urteilen schien sie einen von uns zu kennen.

»Hallo«, sagte ich rein aus Höflichkeit, dabei sah ich sie zum ersten Mal in meinem Leben.

Sie blieb vor uns stehen und ging neben dem Buggy in die Knie. Das in den Sitz geschnallte kleine Mädchen starrte Max mit großen Augen an.

»Das ist das Hundi von Mamas Handy«, sagte die Frau und strahlte mich an. »Wir lieben die Fotos auf der Seite Ihres Schlüsseldiensts«, sagte sie zur Erklärung.

»Vielen Dank«, sagte ich ebenso geschmeichelt wie überrascht, dass jemand einen Spaniel einfach so auf der Straße erkannte. »Sie können ihn gerne streicheln, wenn Sie möchten. Er ist sehr zutraulich und freundlich.«

Ich warf Max einen Blick zu. Er sah zu mir hoch und kam auf mein Nicken hin ein Stück näher herangetrottet. Entzückt streckte das kleine Mädchen im Buggy die Hand aus und berührte seine Schnauze. Max wedelte mit dem Schwanz.

»Er ist einfach hinreißend«, sagte die Mutter und stand auf. »Wir schauen uns jeden Tag Ihre Bilder an. Inzwischen fordert mich meine Tochter schon selbständig dazu auf.«

»Tatsächlich?«, fragte ich erstaunt. »Nun, das ist sehr nett von Ihnen. Vielen Dank.«

»Nein, ich danke *Ihnen*«, sagte sie mit Nachdruck. »Wenn man kleine Kinder hat, kommt man manchmal nur schwer aus dem Haus. Wenn die Kleine mal schläft, setze ich mich mit einer Tasse Tee hin und sehe mir die Bilder von Max an. Manchmal fühlt es sich an, als wäre ich mit Ihnen unterwegs. Es bedeutet mir sehr viel.«

Nachdem wir uns freundlich voneinander verabschiedet hatten, machten sich die junge Mutter und ihre Tochter wieder auf den Weg. Aber ihre Worte gingen mir den ganzen Tag nicht mehr aus dem Kopf. Max hatte nicht nur mein Leben verändert. Mit seiner sanften Art und seiner Liebe zur Natur beeinflusste er offenbar auch andere Menschen.

»Du bist absolut einzigartig«, sagte ich zu Max, als wir später im Transporter unterwegs waren.

Ich hatte das Fenster geöffnet, weil er gern die Schnauze in den Fahrtwind hielt. Er drehte sich nicht um, aber ich sah, dass er mir einen schnellen Blick zuwarf. Wir waren unterwegs zum letzten Einsatz des Tages und fuhren eine Landstraße entlang, nachdem wir uns am Ufer eines Baches eine Weile mit Stöckchenwerfen amüsiert hatten. Als mein Telefon in der Halterung am Armaturenbrett zu klingeln begann und der Name von Max' Frauchen auf dem Display erschien, hielt ich an, um den Anruf anzunehmen und auf Lautsprecher zu schalten.

»Es gibt ein Problem mit dem Umzug«, sagte sie. »Es könnte sein, dass er ins Wasser fällt.«

Während sie die Situation schilderte, saß ich einfach nur da und starrte auf einen imaginären Punkt außerhalb des Transporters. Mir war ganz schlecht, und trotzdem gelang es mir, ihr zu versichern, dass ich verstand. Nachdem sie angekündigt hatte, dass sie zu Hause sein würde, wenn ich Max zurückbrachte, bat ich sie, mich auf dem Laufenden zu halten, und legte auf.

Schweigend saß ich da, mit Max an meiner Seite und dem Handy im Schoß. Ich stieß einen Seufzer aus, der klang wie der letzte Atemzug eines Mannes, der sehr lange darum gekämpft hatte, sich über Wasser zu halten. Dann ließ ich meinen Gefühlen freien Lauf.

Zu Hause

Es war Angela, die mich immer wieder daran erinnerte, dass noch nicht aller Tage Abend war. Der Umzug war nicht gestrichen, würde sich aber möglicherweise verzögern, und es war schlicht und ergreifend höflich von Max' Frauchen gewesen, mich darüber zu informieren. So formulierte sie es jedenfalls, als ich mit rotgeweinten Augen nach Hause kam.

Die Nachricht war zweifellos ein Schock, obwohl ich grundsätzlich immer auf das Schlimmste gefasst war. Dennoch überraschte es mich, dass ich so leicht aus der Fassung zu bringen war, und glaubte, Max könnte nun gar nicht zu uns kommen. Es führte mir vor Augen, was für eine zentrale Rolle er inzwischen in meinem Leben spielte, und ich machte mir Sorgen, welche dramatischen Folgen es für mich haben würde, falls der Plan, ihn bei uns aufzunehmen, am Ende nicht aufgehen sollte.

»Nimm jeden Tag, wie er kommt, und genieße die Zeit mit ihm«, sagte Angela. »Das kann dir niemand nehmen.«

Meine Frau hatte wie immer recht. Am nächsten Tag fuhr ich mit Max über die Berge zu einem Kunden, der ausdrücklich darum gebeten hatte, dass ich ihn mitbrachte. Bei meiner Ankunft schien sich der Mann nicht im Geringsten darum zu scheren, dass ich den Auftrag erledigte, für den er mich engagiert hatte. Als ich klingelte, scharte er stattdessen seine ganze Familie um den Transporter, der draußen in der Auffahrt stand, und stellte ihnen den »berühmten Hund aus dem Internet« vor.

Ich stand hinter ihnen und witzelte: »Der Ruhm ist ihm noch nicht zu Kopf gestiegen.« Aber ehrlich gesagt interessierten sie sich nicht sonderlich für mich oder für irgendetwas, das ich sagte.

Ich amüsierte mich darüber, als wir uns wieder auf den Weg machten. Es war eine schöne Überraschung, dass die Menschen Max so viel Aufmerksamkeit schenkten, und ich genoss es sehr, nicht selbst im Rampenlicht zu stehen. Es war schon ein paarmal vorgekommen, dass ich die Kunden bei Max zurückgelassen und sie ihn durchs offene Transporterfenster gestreichelt hatten, während ich mich der Reparatur ihrer Schlösser widmete. Es half, mich in eine positivere Stimmung zu versetzen, als wir über die Passstraße nach Keswick zurückfuhren.

»Die gute Nachricht ist, dass du als Sicherheitchef weitermachen kannst, auch wenn du bei deinem Frauchen bleibst«, sagte ich zu Max und schmunzelte in mich hinein. »Streng genommen bin ich mir gar nicht sicher, ob das Geschäft ohne dich heute da wäre, wo es ist.«

Während wir nach Keswick hinunterkurvten, wurde mir klar, dass es sinnlos war, mir den Kopf über eine Sache zu zerbrechen, auf die ich keinen Einfluss hatte. Ich fühlte mich hilflos und wünschte mir sehnlich, Max' Herrchen zu werden, aber selbst, wenn es nicht dazu kommen sollte, würde er weiterhin mein Kollege und mein Gefährte auf unseren Spaziergängen durch Berg und Tal bleiben. Die Unsicherheit in der Frage, ob ich Max bekommen würde, hatte mir klargemacht, wie sehr ich ihn inzwischen brauchte. Nichts konnte etwas an unserer Verbundenheit ändern. Mit diesem Gedanken parkte ich den Transporter vor seinem Haus. Ich war ausgelaugt von der Achterbahn der Gefühle infolge des Anrufs. Ich fand es nach wie vor nicht schön, mich jeden Abend von Max verabschieden zu müssen, aber ich begriff allmählich, dass dies ein geringer Preis dafür war, dass wir den ganzen Tag zusammen waren.

»Kerry?« Ein leises Klopfen an meinem Fenster riss mich aus meinen Gedanken. Ich drehte mich um und sah Max' Frauchen mit einem Brief in der Hand. Ich hatte keine Ahnung, was darin stand, aber das Lächeln auf ihrem Gesicht sagte alles.

»Der Umzug?«, fragte ich und sprang von meinem Sitz.

»Geht klar!«, strahlte sie. »Wir sind wieder auf Kurs.«

Max hatte die Chance genutzt, um über die Vordersitze auf den Gehsteig zu klettern.

»Hast du gehört?«, fragte ich. Die Euphorie in meiner Stimme hatte ihn wohl angesteckt, denn er begann, um mich herumzutanzen.

»Ich bin so erleichtert«, verkündete sein Frauchen. »Es war, als hinge mein Leben in der Warteschleife.«

»Da wären wir schon zwei!«, sagte ich. Mit einem Mal erschien mir jeder Versuch herunterzuspielen, wie wichtig dieser Hund inzwischen für mich geworden war, vollkommen sinnlos.

Von da an konnte ich es kaum erwarten, dass Max bei uns einzog. Dennoch sagte ich mir immer noch, dass trotz alledem jederzeit etwas dazwischenkommen konnte. Sicher würde irgendetwas schiefgehen, und ich wollte nicht noch einmal erleben, dass ich mir große Hoffnungen machte, die dann enttäuscht wurden. Es war nicht leicht, aber statt Pläne zu schmieden versuchte ich einfach, jeden Tag mit ihm zu genießen.

Inzwischen hatte Max die Facebook-Seite meines Schlüsseldienstes so populär gemacht, dass ich es unhöflich fand, Werbung für das Geschäft zu machen. Es waren nicht die Informationen über die neuesten Schließmechanismen, die die Leute auf die Seite lockten; sie wollten einen fröhlichen Springer Spaniel in den Bergen herumtollen sehen. Ich stellte einige Experimente an und fand heraus, dass Aufnahmen von Max vor einer wild zerklüfteten Landschaft, die sich kilometerweit hinter ihm erstreckte, am besten funktionierten. Da ich das große Glück hatte, in einer malerischen Ecke Großbritanniens zu leben, hielt ich auf unseren Spaziergängen stets nach potenziellen Kulissen Ausschau, vor denen wir mit der Kamera kreativ werden konnten. Ich hatte das Gefühl, ein großer Glückspilz zu sein. Ich fotografierte für mein Leben gern und stellte hohe Ansprüche an mich, und Max war ein solches Naturtalent und machte so bereitwillig mit, dass sich die Fotosessions zu einer weiteren Sache entwickelten, an der wir gemeinsam Spaß hatten. Eines Abends waren wir bei Sonnenuntergang auf den Hügeln. Während ich Max im Sucher einfing und leichter Bodennebel den See im Hintergrund einhüllte, fiel mir auf, dass ich noch nie so sehr mit der Welt im Reinen gewesen war. Nichts konnte etwas daran ändern. Solange Max an meiner Seite war, war alles in Ordnung.

Am Morgen des Umzugs rief ich mir dies ins Gedächtnis. Ich hatte die ganze Nacht fast kein Auge zugetan – ich wartete noch immer darauf, per SMS oder auch per Anruf die Mitteilung zu bekommen, dass unsere Abmachung ungültig war. Bis zu dem Augenblick, in dem ich in Max' Straße bog und den Umzugswagen vor der Tür stehen sah, machte ich mir Sorgen, dass es schiefgehen könnte. Im Garten war nichts von Max zu sehen. Beinahe wäre ich in Panik geraten, doch dann wurde mir klar, dass er bei dem ständigen Hin und Her zwischen Umzugswagen und Haus vermutlich drinnen bleiben musste. Ich ging zur Haustür, die offen stand.

Ich holte tief Luft und klopfte ein paarmal, um mich bemerkbar zu machen. Max reagierte zuerst. Aus einem Zimmer kam erst ein aufgeregtes Bellen, dann näherten sich Schritte.

»Ich bin's nur«, rief ich zu seinem Frauchen hinein. »Ich komme wegen des Hundes.«

Eine Stunde später schloss ich meine eigene Haustür hinter mir und ließ mir einen Augenblick Zeit, um mich zu beruhigen. Mit einem Mal wirkte dieser Ort, der in meiner schlimmsten Zeit meine Zuflucht und mein Gefängnis gewesen war, völlig verändert. Der Grund dafür war, dass ich gerade mit einem Springer Spaniel an meiner Seite über die Schwelle getreten und dies nun sein Zuhause war.

»Und damit, Max«, sagte ich und konnte meine Freude kaum zügeln, »beginnt die Geschichte.«

Meine Augen waren gerötet von den Tränen, die ich so lange zurückgehalten hatte, bis wir im Transporter saßen und unterwegs waren. Es war zweifellos schwer für sein Frauchen, und ich hielt mich zurück, während sie sich verabschiedete. Ich bot ihr selbstverständlich an, dass sie uns jederzeit besuchen könne, und versprach, sie während Max' Eingewöhnung auf dem Laufenden zu halten. Ich konnte bestens nachvollziehen, wie schwer ihr diese Entscheidung gefallen sein musste, aber wir wollten beide nur das Beste für Max. Max schnupperte währenddessen im Flur herum, und ich fragte mich, ob er wohl wusste, was passiert war. Nach dem Blickkontakt zwischen uns zu urteilen schien er jedenfalls zu wissen, dass ich mich an diesem Tag in einem ziemlich emotionalen Zustand befand.

»Ange!«, rief ich die Treppe hinauf. »Da ist jemand, der dich sehen möchte.«

Ich musste noch einmal rufen, ehe sie mich hörte.

»Kundschaft?«, fragte sie, bevor sie oben am Treppenabsatz erschien. »Oh!«

Mit wedelndem Schwanz trottete Max zum Fuß der Treppe und begrüßte Angela, die herunterhüpfte, um ihn willkommen zu heißen.

»Ist er nicht wunderbar?«, fragte ich. »Ich muss mich immer wieder kneifen.«

Angela war neben Max in die Knie gegangen. Ich sah, wie sie sich nach vorne beugte und an seinem Fell schnupperte.

»Er könnte ein Bad vertragen«, sagte sie.

»Ist das ein Angebot?«

»Nicht in meinem Salon!«, erwiderte sie lachend. »Dafür bist du zuständig.«

»Ich weiß«, sagte ich stolz. »Und ich möchte dir danken, dass du mir die Gelegenheit dazu gibst. Es bedeutet mir so, so viel.«

»Ich sollte mich bei Max bedanken.« Angela stand auf, trat einen Schritt zurück und betrachtete mich mit einem liebevollen Lächeln. »Schließlich hat er dich zu mir zurückgebracht.«

In diesem Augenblick trottete Max zu mir zurück. Er ließ sich zu meinen Füßen nieder und lehnte sich an mich. Er hatte sich angewöhnt, sich an mich zu drücken, wenn mir die Tränen kamen. Dieses Mal schmunzelte ich in mich hinein, während ich versuchte, mich wieder zu fangen.

»Diese ganze Heulerei«, sagte ich und wischte mir über die Augen, »hat angefangen, als ich ihm begegnet bin.«

»Er ist auf alle Fälle günstiger als ein Therapeut«, meinte Angela und stieg die Treppe hinauf. »Ich muss wieder an die Arbeit«, sagte sie. »Und du musst einen Termin beim Hundefriseur machen.«

Max und ich hatten noch viel vor, und ich war froh, dass ich beschlossen hatte, diesen Tag von beruflichen Verpflichtungen freizuhalten. Vormittags bekam Max ein professionelles Bad einschließlich Fellpflege beim Hundefriseur. Nach einem Spaziergang fernab von Schlamm und Wasser statteten wir dem Tierarzt einen Besuch ab. Max bestand seinen Gesundheitscheck und ließ die Impfungen tapfer über sich ergehen. Ich wollte ganz von vorne anfangen, alle wichtigen Punkte abhaken und nichts dem Zufall überlassen. Da ich sämtliche Dokumente zur Hand hatte, ließ ich ihm zum Schluss noch einen Mikrochip implantieren. Ich sah, wie der Tierarzt ihn unter meinem Namen und meiner Adresse registrierte, und beschloss, dass ich nun fürs Erste genug geheult hatte.

Natürlich gelang es mir nicht lange, die Fassung zu wahren. Ich brauchte schon bald wieder einen Moment für mich, nachdem wir am Nachmittag nach Hause gekommen waren. In der Vorbereitung auf diesen Tag hatte ich Max schon ein paarmal mitgenommen, sodass er unser Haus bereits kannte. Doch dieses Mal ging ich nicht gegen vier Uhr nachmittags zur Tür, um ihn nach Hause zu bringen. Stattdessen lag er in seinem Korb, während ich ein wenig Schreibkram erledigte. Jedes Mal, wenn ich einen Blick über meine Schulter warf, schaute er mich erwartungsvoll an, als wollte er sagen: »Sollten wir nicht langsam aufbrechen?« Um die Zeit, zu der wir gewöhnlich das Haus verließen, lief er selbständig zur Haustür.

»Entspann dich, Max«, sagte ich. »Du bist jetzt hier zu Hause, und du hast bestimmt Hunger.«

Sein Abendessen war schon fertig. Ich hatte seinen Fressnapf bereits vorbereitet und stellte ihn an der Stelle neben seiner Wasserschale auf den Boden, die in der Küche zu seinem kleinen Reich werden sollte. Anschließend unternahmen wir einen kleinen Spaziergang, um uns ein wenig die Beine zu vertreten. Bei unserer Rückkehr wurde es allmählich frisch, und ich machte das Gasfeuer an. Ich glaube, Max hatte so etwas noch nie gesehen, aber er mochte die Wärme. Während Angela und ich auf unseren Stammplätzen saßen, legte er sich eine Weile vors Feuer. Ich sah, dass er döste, sich aber nie ganz entspannte.

»Es könnte interessant werden, wenn es ans Schlafen geht«, sagte Angela, als wir uns aufs Zubettgehen vorbereiteten.

»Ich kümmere mich um ihn«, sagte ich und machte mich auf eine lange Nacht gefasst. »Geh schon mal vor.«

Als Angela nach oben gegangen war, blieb ich mit Max noch eine Weile am Feuer und streichelte ihn. Ich konnte noch immer nicht glauben, dass er wirklich hier war und ich nun voll und ganz für sein Wohlergehen verantwortlich war.

»Jetzt sind wir nur noch zu zweit, Max. Von heute an werden wir losziehen und aus jedem Tag das Beste machen.«

Die Wärme des Feuers hatte Max geholfen, den Abend zu genießen und sich zu entspannen. Er streckte sich und seufzte glücklich. Ich klopfte sachte auf seine Flanke: Zeit, ins Bett zu gehen.

Nach einem kurzen Abstecher in den Garten ging ich mit Max hinauf in mein Büro, wo sein Körbchen auf ihn wartete. Er machte es sich darin bequem, und ich deckte ihn zu. Ich hatte mich darauf eingestellt, dass er recht lebhaft sein würde, aber als ich ihm eine gute Nacht wünschte und zur Tür ging, lief er mir nicht hinterher. Er bedachte mich lediglich mit diesem seelenvollen Blick, der mein Herz jedes Mal aufs Neue dahinschmelzen lässt, und legte sein Kinn auf den Rand des Körbchens.

»Schlaf gut«, flüsterte ich. »Dies ist der Beginn unseres neuen gemeinsamen Lebens. Wir werden das Geschäft weiter ausbauen und neue Gipfel erklimmen. Ich möchte dir die Berge zeigen und vieles mehr. Denn wenn wir gemeinsam ein Ziel erreichen, fühlt es sich immer an, als sei noch lange nicht Schluss. Eines Tages, wenn ich stark genug bin, werden wir vielleicht auf einen Berg steigen, von dem ich schon immer träume. Im Augenblick ist es noch ein Traum. Aber mit dir an meiner Seite, Max, werde ich es schaffen. Das weiß ich.«

Nachdem ich die Tür mit einem Klick geschlossen hatte, hörte ich ein leises Winseln. Ich verhielt mich ruhig und war bereit, sofort wieder hineinzugehen, falls Max leiden würde. Ich war so leise wie möglich und hoffte, er würde nicht mitbekommen, dass ich lauschte. Ich hielt sogar den Atem an. Als ich erst einen Seufzer vernahm und dann hörte, wie sich ein müder Springer Spaniel schlafen legte, schlich auch ich ins Bett. Ich habe die Entscheidung für Max nie bereut.

TEIL DREI

Nach der Besteigung des Ben Nevis

Gut ein Jahr, nachdem Max zu mir gezogen war, nahmen wir uns eine Woche frei. Wir packten den Transporter, fuhren nach Norden und überquerten die schottische Grenze.

Die Wanderung auf den Gipfel des Ben Nevis war immer noch eine große Sache für mich. Obwohl die Spaziergänge mit Max zu einem wichtigen Teil meines Lebens geworden waren, litt ich weiterhin unter chronischen Schmerzen. Wirklich gebessert hatte sich nur meine Haltung dazu. Ich hatte gelernt, selbst die heftigsten Momente auszuhalten und meine Einstellung dahingehend zu verändern, dass ich mich weniger gefangen fühlte. Nach einer ruckartigen Rückenbewegung oder einem falschen Schritt erstarrte ich nach wie vor regelmäßig vor Schmerz, aber nun musste ich nicht mehr allein damit fertigwerden.

Selbst in den schlimmsten Augenblicken konnte ich jederzeit die Hand nach Max ausstrecken, weil ich wusste, dass er für mich da war. Ich kannte ihn schon so lange, und in all den Jahren hatte er mich nie im Stich gelassen. Im Gegenzug wollte ich ihm das Leben so schön machen, wie ich konnte. Ich war überzeugt, dass Max mich gerettet hatte. Das würde ich ihm niemals vergelten können, aber mir wurde immer klarer, dass auch andere die Eigenschaften in ihm erkannten, die mich vor dem Abgrund bewahrt hatten. Das ganze Jahr über stellte ich weitere Bilder von meinem Sicherheitschef auf Facebook. Ich wusste, dass seine Popularität inzwischen weit über den Kundenstamm meines Schlüsseldienstes hinausging, denn es kamen Kommentare aus aller Welt. Manchmal war es nur ein Kompliment für seinen Gesichtsausdruck oder die Kulisse, aber von Zeit zu Zeit erhielt ich auch private Nachrichten. Die Absender waren Menschen, die ich nicht kannte und die mir dennoch ihr Herz ausschütteten und mir von ihren Problemen erzählten, um Max anschließend dafür zu danken, dass er ihr Leben erträglicher machte. Ich war jedes Mal tief berührt, wenn sich Menschen auf diese Weise an mich wandten, und sah mich gleichzeitig in der Verantwortung sicherzustellen, dass Max diejenigen erreichte, die ihn brauchten. Es schien mir die beste Möglichkeit, auch weiterhin Bilder auf Facebook zu stellen, die das Leben anderer Menschen schöner machten. Natürlich konnte ich auch ein Bild des Transporters mit meinen Kontaktdaten auf der Seite posten, Fakt war jedoch, dass die Leute auf die Seite kamen, um die schiere Lebenslust eines Spaniels zu sehen.

»Bist du bereit, Max? Drei …«

Ich hatte die Handykamera in der einen und einen Stock in der anderen Hand. Natürlich galt Max' Aufmerksamkeit ausschließlich dem Stock. Sobald ich ihn in die Luft geworfen hatte, musste ich schnell sein. Denn Max würde der Rasse der Springer Spaniels alle Ehre machen und wie der Blitz hochspringen, um den Stock zu fangen, wenn er durch die Luft flog.

»… zwei … eins … und los!«

Eigentlich wollte ich das Gebäude im Hintergrund einfangen, während sich Hund und Stock begegneten. Ich versuchte immer, meine Aufnahmen so zusammenzustellen, dass es hinter Max etwas Interessantes zu sehen gab. Normalerweise nutzte ich dazu sämtliche Möglichkeiten, die mir die natürliche Umgebung bot. Aber dieses Mal waren wir beruflich hier, und ich hatte eine Chance auf eine tolle Aufnahme in der Auffahrt gewittert.

Die Geschäfte gingen gut. Ich hatte einen steten Strom von Aufträgen, sodass Max und ich ständig unterwegs waren und zwischen den einzelnen Einsätzen viel Zeit für Spaziergänge blieb. Ich half nicht nur Kunden, die sich aus Häusern, Firmen oder Fahrzeugen ausgesperrt hatten, sondern wurde auch oft mit der Verwahrung der Schlüssel zu leerstehenden Anwesen betraut. Der Lake District ist übersät mit Ferienhäusern. Manchmal wollten Eigentümer, die nicht aus der Gegend waren, einfach sicher sein können, dass jemand ein Auge auf ihre Hütte, ihr Cottage oder ihren Schäferwagen hatte. Ich musste regelmäßig vorbeifahren und nachsehen, dass alles abgeschlossen war. Bei diesem speziellen Termin wandte ich meine Aufmerksamkeit dem herrschaftlichen Anwesen hinter Max zu, nachdem ich im Bild festgehalten hatte, wie er mit dem Stock zwischen den Zähnen wieder zur Erde herabgesegelt war.

Tagsüber waren das Haus und seine Außenanlagen für Besucher geöffnet. Nachts stand es leer. Die Verwaltung hatte natürlich ein großes Interesse daran, die vollständige Sicherheit des Gebäudes zu gewährleisten. Man hatte mich unlängst mit der Aufgabe betraut, sämtliche Schlösser nach den Vorgaben der Versicherung zu erneuern. Ich hatte eine Woche gebraucht, um mich durch alle Zimmer zu arbeiten und dafür zu sorgen, dass die Vernetzung mit der Alarmanlage funktionierte. Jetzt war ich gekommen, um die Schlüssel zu übergeben.

»Arbeitet Max heute auch mit Ihnen?«, fragte der Sicherheitsberater, der im Eingangsbereich auf mich wartete. Er war mein Kontakt zu der Organisation, der das Anwesen gehörte.

»Max ist immer im Dienst«, sagte ich und deutete über meine Schulter. »Im Augenblick bewacht er den Transporter.«

Es war nicht überraschend, wenn sich ein Kunde mehr für Max interessierte als für mich. Das war in Ordnung. Es machte die Arbeit erheblich angenehmer.

»Sie haben das ganz hervorragend gemacht«, sagte der Mann, als ich ihm erklärte, welcher Schlüssel zu welcher Tür gehörte. »Könnten Sie sich vorstellen, die Schlüssel für uns zu verwahren? Es wäre gut zu wissen, dass wir uns im Notfall an Sie wenden können.«

»Selbstverständlich«, erwiderte ich und sagte, ich würde regelmäßig mit der Verwahrung der Ersatzschlüssel für Ferienwohnungen betraut. Ich passte auf die Anwesen auf, und wenn gelegentlich ein Urlauber den Schlüssel verlegte, war ich zur Stelle und sorgte dafür, dass ihm dies nicht den Spaß verdarb. Mein Kontakt musste schmunzeln und forderte mich auf, mich umzusehen.

»Das hier ist eine etwas andere … Größenordnung«, sagte er. »Im Grunde hätten Sie Bereitschaft, wenn das Haus geschlossen ist – für den Fall, dass ein Alarm ausgelöst wird. Und nicht nur hier, sondern in allen anderen Anwesen im Nordwesten, die wir verwalten.«

Ich wusste, wie diese Alarmanlagen funktionierten. Heutzutage ging alles vollautomatisch. Wenn ein Alarm ausgelöst wurde, wurde die Notrufzentrale benachrichtigt, die wiederum bei der Person anrief, welche die Schlüssel verwahrte. Ich sah mich um. Dieses Anwesen war erheblich größer als eine Ferienwohnung – genau wie die anderen großen alten Gemäuer, die von der Firma verwaltet wurden. Ich hatte keine Angst vor der Dunkelheit, sondern dachte vor allem an den Umfang dieser Aufgabe, da ich keine Angestellten hatte, die mir dabei helfen konnten.

»Es wäre mir eine Freude, die Aufgabe zu übernehmen«, sagte ich, während ich alle Zweifel verbannte.

Mein Kunde sah mich an, als wüsste er ganz genau, was ich gerade gedacht hatte.

»Nehmen Sie Ihren Sicherheitschef mit«, sagte er mit einem Augenzwinkern. »Er wird dafür sorgen, dass Ihnen nichts passiert.«

Springer Spaniels sind bekannt für ihre Lebenslust. Sie stürzen sich mit Haut und Haar in alles, was sie tun – ob sie ihr Frühstück hinunterschlingen oder zur Haustür hinaus in den Tag stürmen. Wenn es darum geht, grimmig und einschüchternd zu wirken, bleibt ihr Ruf allerdings ein wenig hinter den Erwartungen zurück.

»Kannst du furchteinflößend wirken?«, fragte ich Max bei meiner Rückkehr zum Transporter. Ich rutschte auf den Fahrersitz und sah zu meinem Sicherheitschef hinüber, dem die Zunge seitlich aus dem Maul hing.

»Nein. Das hatte ich mir schon gedacht.«

Obwohl Max der vielleicht am wenigsten furchteinflößende Hund aller Zeiten war, sind Spaniels unglaublich gelehrig. Sie sind hochintelligent, wollen beschäftigt sein und lernen liebend gern neue Tricks. Ich hatte nicht vor, ihm ein aggressives Verhalten anzutrainieren – dafür fehlten ihm einfach die Voraussetzungen. Aber mir ging auf, dass ich ihm das Mäusefangen beibringen konnte.

Der erste Anruf kam in einer dunklen, stürmischen Nacht, und ich hoffte sehr, Max würde mich nicht im Stich lassen.

»Bin schon unterwegs«, sagte ich zu dem Angestellten der Notrufzentrale, der soeben einen Einbruchsalarm in einem Anwesen in Grasmere gemeldet hatte. Ich kannte das Haus gut. Es war bei Touristen beliebt, stand in einer weitläufigen Anlage und war ein Labyrinth aus Zimmern, das sich auf mehrere Stockwerke und mehrere Flügel verteilte. Wenn jemand eingebrochen hatte, dachte ich, würde es ihm nicht schwerfallen, sich vor mir zu verstecken. Dies war ein Job für meinen Sicherheitschef.

Ich öffnete die Tür zu meinem Büro und flüsterte: »Komm, Max! Es könnte sein, dass wir ein Problem mit Nagetieren haben.«

Die Fahrt nach Grasmere dauerte keine Viertelstunde. Auf der Straße, die aus Keswick hinausführt, lagen Blätter und abgestorbene Äste, die der Sturm aus den Baumwipfeln geschüttelt hatte. Als ich in die Anlage fuhr, glitten die Scheinwerfer meines Transporters über die Fassade des Gebäudes vor uns hinweg. Ich wusste, dass ich jederzeit die Polizei rufen konnte, wenn ich mich auch nur im Geringsten unwohl fühlte. Es gehörte bei Einsätzen wie diesem zur Standardvorgehensweise. Im Grunde bestand meine Aufgabe lediglich darin, den Einsatzkräften Zugang zum Anwesen zu verschaffen. Da Max an meiner Seite war, hatte ich nicht das Gefühl, sofort Hilfe anfordern zu müssen. Stattdessen stellte ich den Wagen ab, ging mit Max zum Haupteingang und öffnete mit dem Generalschlüssel die Tür. Dann ging ich in die Hocke, um sicherzustellen, dass ich seine volle Aufmerksamkeit hatte.

»Du weißt, was du zu tun hast«, flüsterte ich und bereitete mich darauf vor, die Tür zu öffnen. »Max ... *such die Maus!*«

Bei dem Kommando spitzte Max die Ohren. Wir hatten es bei jeder Gelegenheit geübt. Im Grunde hatten wir Verstecken mit Bällen, Stöcken und allen anderen Dingen gespielt, für die er sich interessierte. Anschließend musste ich ihn nur noch anfeuern, während er den Gegenstand aufstöberte, bis er sich nicht mehr zurückhalten konnte und zu bellen anfing. Wie immer bei der Ausbildung von Springer Spaniels war es ein großer Spaß gewesen und hatte schnell Erfolge gezeitigt. Nun musste ich lediglich das Kommando geben, und Max setzte sich in Bewegung.

»Such, Max. Such ...!«

Ich öffnete die Tür. Max bellte rau, als wollte er bestätigen, dass er mich verstanden hatte, und huschte ins Haus. Ich stand auf und war sehr erleichtert, ihn bellen zu hören, während er durchs Erdgeschoss sauste. Für Max galt ohne Zweifel das Sprichwort: »Bellende Hunde beißen nicht.« Aber er hörte sich zumindest an, als meinte er es ernst.

»Such die Maus, Max! Wo ist die Maus?«

Ich schaltete das Licht in der großen Eingangshalle ein, und sofort wirkte das Haus nicht mehr so unheimlich. Max flitzte die geschwungene Treppe hinauf und machte dabei so viel Radau, dass ich, wäre ich auf Beutezug herumgeschlichen, längst mit erhobenen Händen auf den Treppenansatz hinausgetreten wäre. Er donnerte in einem solchen Tempo kreuz und quer durch die Zimmer, dass es mir schwerfiel, den Überblick zu behalten, wie viele er bereits durchsucht hatte. Ich wusste nur, dass mir seine Anwesenheit den Mut gab, nun meinerseits mit der Inspektion zu beginnen. Den Anfang machte ich im Erdgeschoss, und es beruhigte mich, dass ich Max immer noch bellen hören konnte, während er durch den ersten Stock tobte. Die Ursache für den Alarm entdeckte ich erst, als ich mich in einem der Zimmer auf diesem Stockwerk umsah.

»Da!« Als ich den Lichtstrahl der Taschenlampe auf das offene Fenster richtete, kam Max zu mir. Der Vorhang flatterte lose im Sturm, und ich konnte die Regenspritzer noch am anderen Ende des Raumes spüren. Ein schneller Blick auf den Fenstersims verriet mir, dass hier niemand hätte ins Haus klettern können. Die Scheibe war unversehrt, und der ordnungsgemäß gesicherte Feststeller ließ darauf schließen, dass das Fenster versehentlich offen gelassen worden war. Ich schloss das Fenster und nahm ein Leckerli aus der Tasche, um Max für seine Mühe zu belohnen. »Man kann mit Fug und Recht behaupten«, erklärte ich, »dass du als Sicherheitschef deine jährliche Beurteilung mit Bravour bestanden hast.«

Nach einem Jahr im mobilen Schlüsseldienst konnte ich ohne ein Gefühl von Verlust auf meine frühere Karriere zurückblicken. Ich vermisste es nicht, ans Büro gefesselt zu sein, und auch das unermüdliche Streben danach, Verkaufsziele zu erreichen und zu übertreffen, fehlte mir nicht, obwohl ich es genossen hatte. Inzwischen war ich ein anderer Mensch – ein Mensch, der endlich behaupten konnte, mit dem Leben zufrieden zu sein. Ich musste nicht erst hundert Kilometer auf dem Rennrad zurücklegen, damit ich mit der Welt im Reinen war und schätzen konnte, was sie mir bot. Ich musste mir lediglich ansehen, wie sich mein Hund bei der Aussicht auf einen Spaziergang vor Aufregung im Kreis drehte. Max war mir aus verschiedenen Gründen wichtig, aber als ich die verlorenen Jahre abhakte, in denen ich zu Hause eingesperrt gewesen war, wurde ich mir einer Sache bewusst, die mich noch immer zu Tränen rühren konnte: Dass ich diese neue Chance im Leben seiner treuen Kameradschaft, seiner Energie und seinem Mut zu verdanken hatte.

Hätte mir jemand vor dem Unfall gesagt, dass ich in einem neuen Job aufblühen würde, bei dem ich nachts oft Bereitschaftsdienst hatte, so hätte ich ihn für verrückt erklärt. Wenn nachts um drei Uhr das Telefon klingelte, erwachte ich beileibe nicht voller Angst. Ich fand es aufregend. Es war eine Chance auf ein Abenteuer mit Max – als wären wir ganz allein auf der Welt. Es machte mir Spaß, und dass auch Max die Einsätze genoss, machte die ganze Sache noch befriedigender. Dieses Leben konnte seltsam sein, und manchmal brauchte ich bei Tagesanbruch erst einmal eine Mütze voll Schlaf. Aber dank meines sorgfältigen Zeitmanagements klappte alles wunderbar.

Bei Max' Einzug war ich ein wenig besorgt gewesen wegen Angela. Sie hatte noch nie mit einem Haustier zusammengelebt, und ich wusste aus Erfahrung, dass Springer Spaniels mitunter nach einem langen Spaziergang im Matsch ins Haus stürmten, bevor man sich die Stiefel ausziehen konnte. Aber Max war da anders. Natürlich sprang auch er in alle Pfützen, die er finden konnte. Doch wenn es darauf ankam, hörte er auf mich. Ich sprach ständig mit ihm, was ihm geholfen haben dürfte, sich auf meine Stimme einzustellen. Das war sehr nützlich, als es darum ging, meine Frau an ein »Hundeleben« zu gewöhnen. Max blieb so lange im Transporter sitzen, bis ich ihn rief, und ließ sich dann auf der Treppe vor dem Haus von mir mit dem Handtuch trockenrubbeln, bevor er hineinlief. Umgekehrt besaß er die verblüffende Fähigkeit, auf meine Gedanken und Gefühle zu reagieren. Wenn ich auf einem unserer Spaziergänge müde war oder Schmerzen hatte, entfernte er sich nicht so weit wie sonst, und wenn ich von ihm verlangte, nach Einbruch der Dunkelheit laut bellend durch ein herrschaftliches Anwesen zu donnern, tat er es ohne zu zögern. Wir hatten eine erstaunliche Verbindung, und ich war nicht der Einzige, der dies bemerkte. Angela wusste ebenfalls, wie viel mir Max bedeutete, genau wie Freunde und Nachbarn. Sogar Menschen, die ich noch nie gesehen hatte, machten Bemerkungen über unsere besondere Beziehung. Als Max immer mehr »Likes« und Kommentare auf der Facebook-Seite meines Schlüsseldienstes bekam, beschloss ich, dass es an der Zeit war, ein eigenes Profil für ihn zu erstellen.

Max Out in the Lake District

Bevor ich mich mit einem Schlüsseldienst selbständig machte, hatte ich mich – eingesperrt in meinem Haus – kaum für die sozialen Medien interessiert. Ich hatte mir Facebook zwar einmal angesehen, aber meiner Ansicht nach handelte es sich dabei lediglich um eine Reihe von Beiträgen über das wunderbare Leben, das andere Menschen führten. Es schien nichts mit der Realität zu tun zu haben. Alles funkelte und glänzte, aber niemand postete Updates, mit denen ich mich damals hätte identifizieren können. Wenn ich, statt von Cupcakes und Lauferfolgen zu lesen, den Beitrag eines Nutzers gefunden hätte, der schrieb, dass er den ganzen Tag vor dem Fernseher versumpft sei und sich am liebsten umbringen würde, hätte ich mich darin wiedererkennen können. Doch da es solche ehrlichen Beiträge nicht gab, hatte ich mich von Facebook ferngehalten, bis ich mein Geschäft eröffnete.

Ich hatte nur das eine Ziel gehabt, für mein Geschäft die Werbetrommel zu rühren. Mir war klar, dass eine Facebook-Seite hilfreich sein würde, um in der Region bekannter zu werden. Alle Menschen verließen sich im Alltag auf Schlösser und betrachteten dies als selbstverständlich. Ich wollte, dass sie bei mir anriefen, wenn sie mitten in einem Wolkenbruch vor verschlossenen Türen standen, und hinterher schwärmten, wie schnell und problemlos ich sie ins Trockene gebracht hatte. Als ich das erste Foto von Max machte und teilte, hatte ich keine Ahnung, wohin das alles führen würde. Die Aufnahmen von meinem Hund waren zweifellos eine gute Werbung für meine Arbeit, doch natürlich wusste ich, dass die Besucher nicht deshalb in Scharen meine Seite besuchten, weil sie gerade meine Telefonnummer nicht fanden.

Eingedenk meiner ersten Erfahrungen mit Facebook, als mir schien, hier würde jeder nur eine Idealvorstellung von sich präsentieren, richtete ich die Seite zu Ehren von Max vor allem in der Absicht ein, aufrichtig zu sein. Dieser Hund konnte nur sein, wie er eben war. Er konnte albern und aufgekratzt, ehrgeizig, verlässlich und unverbrüchlich treu sein. Max war völlig ungekünstelt und genoss das Leben in vollen Zügen. Wenn er so dazu beitragen konnte, das Leben anderer Menschen schöner zu machen, statt ihnen das Gefühl zu geben, nicht mithalten zu können, dann würde die Seite einen sinnvollen Zweck erfüllen.

»Lass uns das Leben wirklich leben«, sagte ich zu Max an dem Abend, als ich die Facebook-Seite fertigstellte. Dass ich darauf nichts verkaufen wollte, nahm in mancher Hinsicht den Druck aus der Sache. Ich hatte die Seite nur zum Spaß. Sogar eine Digitalkamera hatte ich mir gegönnt, denn Max hatte meine Liebe zum Fotografieren neu entfacht. Ich lud ein neues Bild von ihm hoch, um es anschließend auf der Seite meines Schlüsseldienstes zu teilen und meine Abonnentinnen und Abonnenten darauf aufmerksam zu machen. »Herzlichen Glückwunsch«, sagte ich, als ich mit dem Tippen fertig war. Max lag in seinem Körbchen und sah zu mir herüber. Er hatte natürlich keine Ahnung, dass er nun seine eigene Facebook-Seite hatte. Aber ich wusste, er war froh darüber, mich entspannt lächeln zu sehen. Ich wandte mich vom Computer ab, drehte mich mit meinem Bürostuhl im Kreis herum und kniete mich anschließend auf den Boden, um Max zu umarmen. »Sei bloß nicht enttäuscht, wenn sich niemand für die Seite interessiert«, sagte ich. »Aber man weiß ja nie. Wenn nur ein Mensch darüber stolpert und die Seite ihm ein Lächeln entlockt, dann ist es der Mühe wert.«

In den darauffolgenden Wochen bemühte ich mich, jeden Tag ein neues Bild online zu stellen. Gelegentlich wechselte ich in den Videomodus und filmte, wie Max im Farnkraut herumhüpfte und einem Stock hinterher ins Wasser sprang. Ich erfuhr, dass Max'

Facebook-Seite vielen meiner Kundinnen und Kunden gefiel, und es war irgendwie befreiend, keine Werbung für meinen Schlüsseldienst machen zu müssen. Der entwickelte sich prächtig durch Mundpropaganda, und auf dieser Seite drehte sich alles um meinen Hund. Jeden Abend nach der Arbeit öffnete ich die Seite und sah, wie die Zahl der »Likes« und Kommentare allmählich zunahm. Die Leute teilten meine Bilder und Videos, und das fachte das Interesse weiter an. Ich rutschte immer ein wenig zur Seite, damit Max am Bildschirm schnuppern konnte.

»Siehst du das?«, fragte ich und zeigte auf den Kommentar eines Lesers. Er hatte geschrieben, er habe ein Portrait von Max, auf dem er besonders gelassen und heiter wirkte, zum Bildschirmhintergrund seines Smartphones gemacht. »Du bewirkst etwas.«

Einige Wochen später brachen wir zu einem herrlichen Spaziergang durch den Wald an einem steilen Hang oberhalb der Straße nach Keswick auf. Wir überquerten eine Brücke über einen tiefen Bacheinschnitt und folgten einem Weg, auf dem ein Teppich aus Kiefernnadeln lag. Unterwegs wurde ich von einem Pärchen mit einem Labrador angesprochen, nachdem sie einen Blick auf Max geworfen hatten.

»Ist das Ihr Hund?«, fragte die Frau.

»Ja.«

Ich dachte zuerst, dass Max in der kurzen Zeit, in der ich ihn nicht hatte sehen können, vielleicht etwas angestellt hatte.

»Ist das Max?«, fragte sie und streckte die Hand aus, um ihn zu streicheln.

»Ja, das ist er«, sagte ich ein wenig überrascht und ging sofort davon aus, dass ich die Frau kennen müsste. Vielleicht war es eine von Angelas Kundinnen? Da sie mich oft vorstellte, wenn sie kamen und gingen, fühlte ich mich vergesslich und unhöflich.

In diesem Augenblick sagte ihr Partner: »Wir lieben Ihre Fotos. Meine Freundin hier schickt sie ihrer Mutter.«

»Sie lebt allein«, sagte die Frau und stand wieder auf. »Sie dürfen nicht aufhören, weiter Bilder zu posten, sonst macht sie Ihnen Dampf.«

»Dann weiß ich ja Bescheid«, sagte ich ein wenig überwältigt. »Und grüßen Sie Ihre Mutter von Max und mir.«

Die Frau strahlte und wechselte einen Blick mit ihrem Partner.

»Denken Sie, Max würde sich vielleicht mit mir fotografieren lassen?«, fragte sie. »Darüber würde meine Mutter sich riesig freuen.«

»Kein Problem«, sagte ich und bot dem jungen Mann an, das Foto mit seinem Smartphone zu machen, damit beide mit aufs Bild konnten.

Natürlich kam Max der Bitte bereitwillig nach, und es war eine Freude, das glückliche Lächeln des Pärchens zu sehen. Sie machten den halbherzigen Versuch, ihren Labrador ebenfalls mit ins Bild zu holen, doch der schnupperte viel lieber an Baumstämmen. Die Begegnung dauerte nur wenige Minuten, aber sie ging mir den ganzen Tag nicht mehr aus dem Kopf.

»Vielen, vielen Dank«, sagte die junge Frau bei unserer Verabschiedung. »Meine Mutter wird nicht glauben, dass wir Max wirklich getroffen haben.«

»Gern geschehen«, erwiderte ich und wünschte ihnen einen schönen weiteren Spaziergang.

Als wir uns zum Gehen wandten, rief sie mir noch eine Frage zu.

»Mutter wird mich sicher danach fragen«, sagte sie. »Wie heißen Sie eigentlich?«

Ich habe noch nie gern im Rampenlicht gestanden. Ich bleibe lieber hinter den Kulissen und biete von dort meine Unterstützung an. Als Max im Laufe der Zeit sowohl im Internet als auch im echten Leben immer mehr Aufmerksamkeit auf sich zog, war ich mit meiner Rolle als Mann im Hintergrund ganz zufrieden. Angela amüsierte sich sehr darüber – besonders bei unserem täglichen Mittagessen in Portinscale, wo die anderen Gäste oft zaghaft an unseren Tisch kamen und fragten, ob dies wirklich der Spaniel aus dem Internet sei.

»Und das ist Kerry«, sagte Angela stets. Aber da stand Max bereits im Mittelpunkt.

Ich störte mich nicht im Geringsten daran, sondern freute mich sehr darüber, dass mein Hund eine solche Wirkung hatte. Ich musste mir immer wieder ins Gedächtnis rufen, dass Max bei unserer ersten Begegnung allein in einem Garten gesessen und sich nur ein wenig Gesellschaft gewünscht hatte. Diesen Wunsch hatten wir einander erfüllt, aber mit der Zeit hatte ich erkannt, dass Max einzigartig war. Als wir uns begegnet waren, war er nicht sonderlich gut erzogen gewesen, und ich hatte mich auch nicht bemüht, ihn viele neue Tricks zu lehren. Abgesehen von seiner Fähigkeit, auf Kommando zu mausen und damit zweifellos die Einbrecher im Lake District in Angst und Schrecken zu versetzen, schien er mich einfach instinktiv zu verstehen. Eines Nachmittags, nachdem ich Angela heimgebracht und bei einem langwierigen Einsatz in einem Ferienhaus ein besonders hartnäckiges Schloss geknackt hatte, fuhren wir auf den Latrigg. Die Wolken waren den ganzen Nachmittag wie Zeppeline über den Himmel gezogen, und ich hatte vor, bei Sonnenuntergang ein schönes Bild von Max auf der Bank am Gipfel zu machen.

Tatsächlich glühte der Himmel bei unserer Ankunft rot in der untergehenden Sonne. Mir blieb nicht viel Zeit, bevor die ganze Pracht verblasste.

»Max«, sagte ich, als wir uns der Bank mit Blick auf Keswick und den majestätischen See näherten, »jetzt zeig mal, was du kannst.«

Während ich die Kamera aufbaute, sprang Max auf die Bank. Er setzte sich auf die Hinterbeine und richtete den Blick auf die dunkler werdende Bergkette und den blutroten Halbmond dahinter. Das Licht auf seinem Fell war unglaublich und verwandelte die hellbraunen Flecken in tiefes Rostbraun, doch beim Fotografieren drehte sich letztlich immer alles um seine Ohren. Ich musste nur die spektaku-

lärste Einstellung finden und seinen Namen sagen, damit er mich ansah, und schon hatte ich das perfekte Bild von meinem besten Freund
in seinem Element.

»Das ist hübsch«, sagte Angela, als ich ihr meine Aufnahmen zeigte. »Wieder ein Bild für Max' Facebook-Seite?«

Ich war gerade dabei, mir die einzelnen Aufnahmen anzusehen, als
sie sich zu mir ins Wohnzimmer setzte. Max lag in seinem Bett neben
meinem Sessel und schnarchte zufrieden. Da ich eine ganze Reihe
von Aufnahmen gemacht hatte, wollte ich sicher sein, dass ich mich
für die beste entschied.

»Genau genommen ist es für einen Wettbewerb«, erklärte ich ihr.
»Ich werde ein paar Bilder einschicken. Vermutlich wird nichts dabei
herauskommen. Aber man weiß ja nie!«

Ein paar Tage zuvor hatte ich im Zeitschriftenladen eine Ausgabe des *Countryfile*-Magazins mitgenommen. Da ich die Natur liebe,
verfolgte ich die gleichnamige Sendung der BBC stets mit großer
Begeisterung. Die Zeitschrift bot eine schöne Lektüre, und als ich
sah, dass man ein selbstgeknipstes Lieblingsfoto von einem Aufent-
halt in der Natur einsenden konnte, musste ich einfach mitmachen.
Ich zeigte Angela zuerst die Zeitschriftenseite und dann das Bild, das
ich gerade inspizierte.

»Er hat etwas Dreck an der Pfote«, bemerkte sie bei der eingehen-
den Musterung der Aufnahme.

»Keine Sorge«, sagte ich grinsend. Ich wusste, wie pingelig Angela in Sachen Sauberkeit sein konnte. »Ich habe ihn sauber gemacht,
bevor ich ihn ins Haus gelassen habe.«

Angela betrachtete den Spaniel, der tief und fest neben mir schlief.
Es war wieder ein langer und schöner Tag gewesen. Max wirkte erschöpft und glücklich, und mir ging es nicht anders.

»Eine meiner Kundinnen hat vorhin nach ihm gefragt«, sagte sie.
»Sie folgt ihm auf Facebook.«

»Es ist schon erstaunlich, dass ein so kleiner Hund wie Max einen so großen Eindruck hinterlassen kann.«

Bei meinen Worten rümpfte Angela die Nase.

»Oh, Kerry!«, sagte sie und wedelte mit der Hand vor dem Gesicht herum, als der Geruch auch meine Nase erreichte.

»Tut mir leid«, entschuldigte ich mich im Namen meines Hundes. »Er hat gerade zu Abend gegessen.«

Die Sintflut

Etwas später im gleichen Herbst schoben sich dunkle Wolken über die Berge und blieben über Keswick hängen. Der Sommer war heiß und ruhig gewesen, und es hatte den Anschein gehabt, als würde er nie zu Ende gehen. Max und ich freuten uns schon auf kühlere Abendspaziergänge, als es zu regnen begann.

Der Boden war so ausgetrocknet, dass er das Wasser aufsaugte wie ein Schwamm. Schon bald schrumpften die Risse in unseren Lieblingswanderwegen und verschwanden, und allmählich wurde es matschig. Wir waren so viel im Freien, auf der Straße und in der Natur unterwegs, dass ich die Veränderung sehr schnell bemerkte und mir ein wenig bang ums Herz wurde. Schlechtes Wetter stört mich nicht. Als ich noch Mountainbike gefahren war, hatte ich es sogar genossen. Aber diese Wetterfront war gnadenlos. Es regnete Tag um Tag, und wir erhaschten nur flüchtige Blicke auf die Sonne.

Nach einer Woche nahmen Max und ich Abstand von einigen unserer Lieblingsstrecken. Es störte Max nicht im Geringsten, wenn er nass wurde bis auf die Knochen – er hatte sogar seinen Spaß daran. Doch bei der Rückkehr zum Transporter waren wir beide regelmäßig so schlammverkrustet, dass das Saubermachen allmählich lästig wurde. Deshalb hielten wir uns stattdessen an die Uferwege entlang der Seen. Nass wurde Max natürlich trotzdem, aber zumindest konnte ich sein Handtuch hinterher einfach trocknen lassen, statt es heimlich in die Waschmaschine schmuggeln zu müssen, wenn Angela nicht hinsah.

Zwei Wochen nach Beginn der heftigen Regenfälle hatten sich alle Bäche und Rinnsale, die früher spärlich über die Hügel hinabgeronnen waren, in pulsierende Wasseradern verwandelt. Wasserläufe tauchten auf, die mir bisher nie aufgefallen waren. Es war nicht zu übersehen, wie viel es geregnet hatte, da das Wasser von allen Hängen zu strömen schien.

Einen knappen Monat nach Beginn der heftigen Regenfälle rissen die Sturmwolken auf, und die Sonne kam durch. Inzwischen war der Boden unter unseren Füßen völlig durchgeweicht. Sobald Max und ich den Weg verließen, versanken meine Stiefel im Matsch, und sogar hoch oben auf den Hügeln war die Erde pitschnass. Sicher würde es eine ganze Weile dauern, bis es wieder abtrocknete.

Es war richtig ungewohnt zu beobachten, dass die Leute beim Verlassen der Häuser und Geschäfte nicht sofort die Regenschirme aufspannten oder schleunigst in ihrem Wagen oder unter dem nächsten Dach Schutz suchten. Auf den Straßen spiegelte sich die Sonne in den Pfützen, und in den Rinnsteinen und Gullys gurgelte das Wasser. Jedes Mal, wenn ich an dem Fluss vorbeikam, der durch den Ort in den See floss und den das Wasser aus den Hügeln hatte anschwellen und schnell werden lassen, wurde mir klar, wie viel Glück wir gehabt hatten. In der Vergangenheit hatten schwere Regenfälle zu Überschwemmungen in einigen Häusern geführt. Und tatsächlich erfreute sich ein neuer Zweig meines Geschäfts mit steigenden Pegelständen immer größerer Beliebtheit: Ich hatte Hochwassersperren entdeckt, die man vor Eingängen installieren konnte, was hervorragend zu meinem Kerngeschäft zu passen schien. Als es anfing zu regnen, rüstete ich sowohl Anwesen am Fluss als auch Ferienhäuser in tieferliegenden Gebieten der Region mit etlichen dieser Einheiten aus. Die Arbeit hielt mich auf Trab, aber ich war trotzdem dankbar, als das Wetter wieder besser wurde, da es unsere Spaziergänge so viel schöner machte.

Eine Woche nach den Regenfällen waren Max und ich nach Süden Richtung Borrowdale gefahren und hatten dort eine kleine Wanderung auf dem Hügelkamm mit Aussicht auf den Derwentwater gemacht. Danach zu urteilen, wie sehr das Wasser die Inseln bedrängte, schien der See das Ende seiner Aufnahmekapazität erreicht zu haben. Es war ein unruhiger, stürmischer Morgen, aber wir wollten uns die Chance auf etwas frische Luft nicht entgehen lassen. Erst als ich sah, wie sich die anrollenden Wolken allmählich verdunkelten und zusammenballten, wurde mir klar, dass uns weiterer Regen bevorstand.

»Hoffentlich ist es nur ein Schauer«, sagte ich, als Max angesprungen kam, um mir seinen Stock zu zeigen. »Mehr als einen leichten Nieselregen verkraften wir nicht mehr.«

Während wir mit dem Transporter auf dem Weg zum nächsten Einsatz waren, schaltete ich die Intervallfunktion des Scheibenwischers ein, doch nach wenigen Minuten betätigte ich den Schalter erneut, bis der Scheibenwischer ununterbrochen auf höchster Stufe lief. Als der Regen heftiger wurde, ging ich vom Gas und bedachte Max mit einem nervösen Blick.

»Es könnte sein, dass es in der Stadt Probleme gibt«, sagte ich und hob die Stimme, um das Hämmern des Regens zu übertönen. »Wenn der See voll ist, kann das Wasser aus den Hügeln nirgendwohin.«

Bis wir wieder zu Hause waren, hatte sich der Regen in einen Wolkenbruch verwandelt, der einfach kein Ende nahm. Auf dem Weg nach Keswick hinunter hatte die Straße unter Wasser gestanden, und der Verkehr hatte sich gestaut. Sogar in unserer Straße bewältigten die Abwasserkanäle die Fluten nur mit Mühe. Als Angela mit der Arbeit fertig war und zu uns ins Wohnzimmer kam, sah ich besorgt aus dem Fenster.

»Es wird eine Überschwemmung geben«, sagte ich zu ihr. »Da bin ich mir sicher.«

»Musst du heute Nacht unbedingt Bereitschaftsdienst machen?«, fragte sie. »Wäre es nicht besser daheimzubleiben?«

»Wenn jemand meine Hilfe braucht, sollte ich fahren«, erwiderte ich und warf einen Blick auf meinen Hund in seinem Körbchen, um Angela daran zu erinnern, dass ich nicht allein war. »Wohin ich auch gehe: Max ist immer an meiner Seite.«

Da ich die Schlüssel zu sehr vielen Anwesen aufbewahrte, war ich nicht überrascht, als in den frühen Morgenstunden ein Anruf kam. Der Mitarbeiter der Notruf- und Serviceleitstelle sagte, die Feuerwehr sei den Meldungen von einer Überschwemmung in einem leerstehenden Landsitz in einer abgelegenen Gegend nachgegangen, der in meine Zuständigkeit fiel, und bräuchte Zugang zu einem bestimmten Flügel des Hauses. Das Anwesen befand sich in der Nähe des Ullswater und war etwa zehn bis zwölf Minuten mit dem Auto entfernt.

»Wir sind gleich wieder da«, versprach ich Angela, die wach wurde, als ich aus dem Bett schlüpfte.

Es dauerte fast eine Stunde, bis Max und ich neben dem Feuerwehrfahrzeug vor dem Landsitz ankamen. Es war eine haarsträubende Fahrt gewesen, an fast allen Ecken waren die Straßen durch Überschwemmungen blockiert.

»Wir waren uns nicht sicher, ob Sie es schaffen würden«, sagte der Einsatzleiter, als wir gemeinsam das Gebäude betraten. Max lief brav hinterher und erregte damit die Aufmerksamkeit des Mannes. »Ihren Hund scheint das ganze Drama nicht zu beeindrucken.«

»Er ist mein Sicherheitschef«, erklärte ich. »Für ihn ist das nichts Besonderes.«

Nachdem ich die beiden großen Eichentüren zu dem gewünschten Flügel des Hauses aufgesperrt hatte, kehrte ich mit Max zum Transporter zurück und ließ die Feuerwehrleute ihre Arbeit machen. Ein paar von ihnen blieben beim Fahrzeug. Sie sagten, sie würden schon seit Schichtbeginn von ähnlichen Anrufen aus der gesamten Region auf Trab gehalten.

Einer von ihnen fragte: »Wohin fahren Sie jetzt?«

»Nach Keswick«, antwortete ich.

Die beiden Feuerwehrleute warfen sich einen vielsagenden Blick zu.

»Fahren Sie vorsichtig«, sagte der eine, als Max in den Transporter sprang.

Die Fahrt zum Einsatz war schon schlimm gewesen, doch bei der Rückfahrt hatten sich die schieren Wassermassen, die sich über die Hänge herabwälzten, zu einem Crescendo gesteigert. Nach knapp einem Kilometer kamen wir an eine Stelle, an der sich ein Sturzbach über eine Mauer auf die Straße ergoss. Ich blieb mit aufgeblendeten Scheinwerfern stehen und stieg mit Max aus, um mir ein Bild davon zu machen, wie schlimm es wirklich war. Die Straße führte durch eine Senke, um anschließend nach rechts abzubiegen und weiter abzufallen. Ich konnte nur schäumendes Wasser sehen, das hoch oben über die äußere Mauer schoss.

»Dieses Risiko gehen wir lieber nicht ein«, sagte ich zu Max, der von dem Schauspiel vor uns gleichermaßen ergriffen war. »Ich weiß, du schwimmst gern, aber das hier ist etwas anderes.«

Nachdem ich den Transporter gewendet und die obere Straße in die Stadt genommen hatte, wurde mir bewusst, wie ernst die Lage inzwischen war. Max und ich waren mutterseelenallein. Andere Fahrzeuge waren nicht unterwegs. Der Nachthimmel wirkte eher wie die tiefsten Tiefen des Meeres – mit Wasser, das in Strömen die Windschutzscheibe herablief, und Blättern, die heftig im Wind taumelten. Dies war kein Spiel; es ging um Leben und Tod. Ich vergewisserte mich, dass Max gut angeschnallt war, und durchquerte vorsichtig eine weitere Stelle, an der die Straße in voller Breite unter Wasser stand.

Es waren ausgedehnte Überschwemmungen, und da Keswick in einem Becken lag, fragte ich mich besorgt, was mich dort erwarten würde. Ich wusste, dass Angela in Sicherheit war. Unsere Straße war ein ganzes Stück vom Fluss entfernt, der durch die gesamte Stadtmitte und unter einer Brücke hindurchfloss, ehe er breiter wurde und in den See mündete. Doch Hunderte von Häusern waren in Gefahr, und bei diesem Gedanken wurde mir ganz schlecht.

»Mal sehen, ob wir irgendwie helfen können, Max«, sagte ich, als wir in die Stadt hinunterfuhren.

Mittlerweile folgten wir dem Weg des Wassers. Es rauschte vor uns die Straße hinab und kannte nur ein Ziel. Was eine kurze Fahrt hätte werden sollen, dauerte über eine Stunde. Gegen drei Uhr morgens fuhr ich zu Hause vorbei, um nach Angela zu sehen, die mich bereits erwartete.

»Gott sei Dank«, sagte sie, als Max und ich zur Tür hereinkamen.

»Ich hole nur schnell meine Regenausrüstung«, sagte ich. »Ich habe jede Menge Hochwassersperren im Transporter. Wenn ich helfen will, muss ich mich schnell an die Arbeit machen.«

»Nimmst du Max mit?«, fragte sie, als er an ihren Beinen vorbeistrich, um aus seinem Wassernapf zu trinken.

Ich hatte mir meine Gummistiefel geschnappt, die unter der Garderobe standen, und als ich mich umdrehte, bemerkte ich, wie besorgt meine Frau war.

»Solange Max bei mir ist, wird alles gut«, versprach ich ihr.

Langsam krochen wir mit dem Transporter durch die Fluten Richtung Seeufer. In einigen Straßen schwappte das Wasser über den Bordstein, sodass sie eher wie Kanäle wirkten. Wir kamen an Anwohnern vorbei, die ihre Wege verbarrikadierten. Ich parkte den Transporter auf dem Bürgersteig an der Ecke und machte mich daran, in den nächsten Stunden alle Anwesen, die ernsthaft in Gefahr zu sein schienen, wenn der Fluss über die Ufer trat, mit Hochwassersperren auszurüsten. Max blieb brav im Transporter sitzen, und bei Tagesanbruch ging ich mit ihm in den Park hinüber, damit er sich die Beine vertreten konnte. Der Park wird auf einer Seite vom Fluss begrenzt. Es war wahrlich beängstigend, zu sehen und zu hören, wie die Wasserfluten gegen die Brücke brandeten, auf der die Hauptstraße um den See verlief. Da dies nicht die erste Überschwemmung in Keswick war, hatten die Behörden hohe Elemente zum Schutz der Straße angebracht. Doch beim Anblick des tosenden Wassers war ich mir nicht sicher, ob sie ausreichen würden. Es regnete immer noch in Strömen, und es würde eine Weile dauern, bis der größte Teil des Wassers aus den Bergen hier ankam.

»Wir sind hier noch nicht fertig, Max«, sagte ich zu dem Hund an meiner Seite.

Den Rest des Vormittags half ich den Bewohnern von Keswick, sich auf das Unausweichliche vorzubereiten. Zusammen mit Freunden, Nachbarn und Menschen, die ich zwar vom Sehen kannte, mit denen ich aber noch nie gesprochen hatte, schleppte ich Möbel über Treppen hinauf und verteilte Sandsäcke. Die ganze Zeit über behielten wir den Fluss im Auge. Der Höhenunterschied zwischen Uferböschung und Wasserspiegel war verschwunden. Der Fluss schlängelte sich düster am Park entlang, und es war gut, dass die Polizei den Uferweg gesperrt hatte. Max blieb im Transporter, damit ich mich aufs Helfen konzentrieren konnte. Da das Fenster offen war, erwies er sich als beliebte Attraktion und tolle Ablenkung für die Kinder, deren Eltern unermüdlich arbeiteten, um ihr Hab und Gut vor dem nahenden Hochwasser in Sicherheit zu bringen. Hin und wieder ging ich zum Transporter, um Max herauszulassen. Er war sofort von neugierigen Kindern umringt und genoss ihre Aufmerksamkeit.

»Er ist ein echter Schatz«, sagte eine Mutter. »Er ist sehr ruhig, nicht wahr?«

»Hoffen wir mal, dass wir uns an ihm alle ein Beispiel nehmen können«, sagte ich und warf einen besorgten Blick auf den Fluss.

Mittags kehrten Max und ich nach Hause zurück, um etwas zu essen. Ich war erschöpft, aber ein Gefühl heraufziehenden Unheils hatte die Stadt erfasst: Wir wussten, dass die Überschwemmung kommen würde. Die Frage war nur, wann. Eine Stunde später fuhren Max und ich wieder los, um nachzusehen, ob wir noch irgendetwas tun konnten. Als wir uns auf den Weg zur Uferstraße machten, stellten wir fest, dass die Polizei die Brücke gesperrt hatte. Die Hochwasserschutzmauern konnten nichts gegen die unglaublichen Wassermassen ausrichten. Auf Feuerwehrfahrzeugen und Streifenwagen blinkte das Blaulicht, und kreuz und quer stapften Menschen durchs Wasser, die aussahen, als seien sie hektisch aus ihren Häusern gekrabbelt. Ich stand ebenso unter Schock wie alle anderen, und eine Weile standen Max und ich nur da und sahen zu, wie sich das Wasser an der Brückenauffahrt sammelte. Binnen einer halben Stunde war die Polizei gezwungen, den Bereich noch weiträumiger abzusperren. Als der Asphalt unter den Fluten verschwand, wurde die Straße schließlich gänzlich abgeriegelt.

Jetzt, da der Fluss über die Ufer getreten war, hatte die Sicherheit oberste Priorität. Einige Straßen entlang des Flusses hatten sich in reißende Ströme verwandelt. Das Wasser hatte die Gullideckel aufgedrückt, und man konnte nicht mehr einfach durch die Straßen waten, da man ernsthaft Gefahr lief zu ertrinken. Außerdem schwamm jede Menge Abfall im Wasser, und dort, wo es mit Macht entlangtoste, war es potenziell tödlich. All dies hielt uns freilich nicht davon ab, uns gegenseitig zu helfen und zu retten, was zu retten war. Als das Wasser aus den Bergen die Stadt erreichte, erwies sich die Überschwemmung als ebenso gnadenlos wie hartnäckig. Sie dauerte die ganze Nacht über weiter an.

In den nächsten drei Tagen packte ich mit an, wo ich nur konnte. Doch es war Max, der für viele zum Rettungsanker wurde. Während ich in die Häuser ging und den Menschen half, ihre Habseligkeiten zu bergen, wartete er draußen bei den Angehörigen, die zu klein, zu gebrechlich oder zu verstört waren, um mitzuhelfen. Als die Lage wirklich bedrohlich wurde, zog ich ihm einen leuchtend roten Hundemantel über. Er sah aus, als gehöre er zu den Rettungskräften, und in gewisser Weise leistete er tatsächlich einen unverzichtbaren Beitrag. Wenn jemand verzweifelt war, trottete er einfach hin und stellte sich neben ihn – und bot damit oft die Ablenkung, die dieser Mensch gerade brauchte. Wenn ich aus einem Haus kam, kniete häufig jemand neben ihm und umarmte ihn, kraulte seine langen Ohren oder trocknete die Tränen an seinem Fell. Max stand einfach da und gab den Betreffenden so viel Zeit, wie sie brauchten. Er spendete Trost und gab den Menschen damit im Grunde das, was er auch mir gegeben hatte. Ich war sehr stolz auf ihn.

In den nächsten Tagen ging das Hochwasser allmählich zurück, und die Gemeinde Keswick blieb trauernd zurück. Über dreihundert Anwesen waren überschwemmt worden. Die Menschen hatten sehr viel verloren, und Max war für jeden Einzelnen von ihnen da. Sogar die Elektriker, die ununterbrochen daran arbeiteten, dass die Menschen bald wieder Strom hatten, fanden ihn spitze. Max setzte sich neben sie, wenn sie an den Verteilerkästen arbeiteten, und sie machten ein großes Trara um ihn. Da Journalisten die Straßen auf der Suche nach Geschichten rund um das Drama durchkämmten, wurde er sogar in der Lokalzeitung erwähnt. Es war eine schlimme Zeit in der Geschichte meiner Heimatstadt. Doch ein Hund hatte mit seiner ruhigen Art und seiner sanften Seele alle daran erinnert, dass es stets Hoffnung gibt – wie trostlos die Lage auch erscheinen mag.

Soziales Engagement

»Warum hast du dich für einen neuen Transporter mit drei Vordersitzen entschieden?«, lautete Angelas erste Frage, als Max und ich unser neues mobiles Büro vor dem Haus parkten. Die Geschäfte entwickelten sich gut, und ich hatte das Gefühl, dass die Zeit für ein Update des Transporters gekommen war.

»Ganz einfach«, sagte ich, während sie einen prüfenden Blick in den Wagen warf und Max hinter mir herumschnupperte. »Ich fand es nicht fair, dass du hinten sitzen musst.«

Meine Frau lachte und rollte mit den Augen. Sie wusste, dass Max unterwegs immer neben mir saß. Wenn wir im alten Transporter zum Mittagessen gefahren waren, hatte Angela stets den Beifahrersitz inspiziert und sich beschwert, wenn sie ein Hundehaar entdeckte. Und selbst dann, wenn ich den Sitz vorher abgebürstet hatte, quetschte sich Max unweigerlich zu ihr in den Wagen und provozierte damit ihren scharfen Protest. Bei der Suche nach Ersatz für meinen alten Transporter wollte ich deshalb sichergehen, dass genügend Platz für alle war.

Wenn ich Keswick in Gesellschaft meiner liebenden Frau und meines treuen Hundes verließ, um zum Mittagessen fahren, war ich glücklich. Max entschied sich selbstverständlich für den Fensterplatz. Er gehört zu den Hunden, die sich gern den Fahrtwind um die Schnauze wehen lassen. Angela dagegen wollte einfach nur, dass unterwegs kein Spaniel auf ihrem Schoß saß, während wir Neuigkeiten austauschten. Da es für mich beruflich immer weiter bergauf ging und ich den Eindruck hatte, dass Max auch dem Rest der Welt etwas zu geben hatte, war ich glücklich und zufrieden. Ich unterschied mich gewaltig von dem Mann, der ich früher einmal gewesen war, und von dem einsamen Kind in meinem Kopf, das einfach nur geliebt werden wollte.

Wenn ich mit Angela beim Mittagessen saß und Max zu meinen Füßen lag, stellte ich das Telefon auf lautlos, damit wir uns ungestört unterhalten konnten. Natürlich lockte Max auch Bewunderer an. Es störte uns nicht, wenn jemand kam und fragte, ob dies der Hund von Facebook sei. Es war sogar sehr schön – besonders, wenn die Menschen ihre Geschichte erzählten und sagten, was Max ihnen bedeutete.

»Entschuldigen Sie bitte! Hätten Sie etwas dagegen, dass meine Mutter Ihren Hund kennenlernt?«

Wir tranken gerade den letzten Schluck Kaffee, als ein junges Mädchen mit dieser Bitte an uns herantrat und sich sofort für die Störung entschuldigte. Sie war sehr schüchtern, aber auch sehr lieb, und Angela und ich gaben uns große Mühe, ihr zu versichern, dass wir nicht das Geringste dagegen hatten. Das Mädchen ging und holte ihre Mutter, die Max wie einen alten Freund begrüßte. Im Gespräch erfuhren wir, dass die Frau sich gerade von einer schweren Krankheit erholte. Sie sagte, es sei ein Quell der Freude und der Motivation für sie gewesen, über Max' Eskapaden im Lake District auf dem Laufenden zu bleiben.

»Wir dachten, wir sollten Max' Beispiel folgen und einmal aus dem Haus gehen«, erklärte mir ihre Tochter. »Für Mama ist das der erste Ausflug seit langer Zeit.«

»Herzlichen Glückwunsch«, sagte ich.

»Ich muss mich bei Ihnen bedanken«, erwiderte sie und kitzelte Max hinter den Ohren. »Tag für Tag haben Ihre Bilder mir klargemacht, dass ich unbedingt aus dem Haus muss.«

Es waren Momente wie dieser sowie der stete Strom von Nachrichten und Kommentaren auf Max' Facebook-Seite, die ich so bewegend fand. Angela war von der Begegnung ebenso gerührt wie ich. Sie hatte gesehen, wie Max mein Leben verändert und mir Hoffnung gegeben hatte. Nun übte er diese Wirkung auch auf andere Menschen aus, die persönliche Herausforderungen und Hindernisse zu meistern hatten. Beim Verlassen des Cafés waren wir allerbester Laune. Nachdem Angela auf den Mittelsitz geklettert war und ich Max angeschnallt hatte, schaltete ich den Klingelton meines Telefons wieder an und sah nach, ob ich irgendwelche Nachrichten bekommen hatte. Ich las die SMS-Benachrichtigung eines Großhändlers, dass ein Teil, auf das ich wartete, nun wieder lieferbar sei, und öffnete anschließend meine E-Mails.

In der Mittagspause war eine einzige E-Mail eingegangen, und nachdem ich sie gelesen hatte, kletterte ich auf den Fahrersitz und sah Angela mit großen Augen an.

»Kannst du dich noch an die Aufnahmen für den Foto-Wettbewerb des *Countryfile*-Magazins erinnern?«

»Die waren gut«, erwiderte Angela. »Was ist damit?«

Ich drehte den Zündschlüssel um, ohne den Blick von meiner Frau zu nehmen.

»Wir haben gewonnen!«

Sie wirkte überrascht und erfreut.

»Unglaublich! Mit welchem Bild?«

»Du wirst es nicht glauben«, sagte ich. »Wir haben den ersten, zweiten, dritten … und vierten Platz belegt!«

Es war eine Riesenfreude, Max in meiner Lieblingszeitschrift abgebildet zu sehen. Der Erfolg versetzte mich eine ganze Zeitlang in Hochstimmung. Kunden zogen los, um Hefte zu kaufen, und nachdem ich auf Facebook davon berichtet hatte, sprach es sich natürlich herum. Max' Seite wurde von Tag zu Tag beliebter, und ich musste dafür sorgen, dass es dort immer etwas Neues zu sehen gab. Auf der Suche nach interessanten Fotokulissen bewegten wir uns zwischen unseren Einsätzen regelmäßig abseits der ausgetretenen Pfade und entdeckten immer neue Ecken dieser Region, die ich liebte.

Eines stürmischen Tages gingen Max und ich am See spazieren, wie wir es schon unzählige Male getan hatten. Es ist ein wunderschöner Ort an einem majestätischen Gewässer, gesäumt von zerklüfteten und bewaldeten Hängen. Aber das war für uns nichts Besonderes. Ich hatte dort am Ufer schon mehr Fotos gemacht, als ich zählen konnte.

Bei dieser Gelegenheit fegten heftige Windstöße über den See und peitschten die Wellen gegen die Felsnasen. Es war ein beeindruckender Anblick. Max sah ihn sich besonders aufmerksam an, denn in der Nähe einer der Felsspitzen stand eine Bank, und er lief gern voraus, um dann dort auf mich zu warten. An jenem Tag hatte ich mein Smartphone dabei, weil ich festhalten wollte, wie das Wasser gegen die Felsen krachte. Als ich mich Max näherte und überlegte, an welcher Stelle ich am besten einfangen konnte, wie die Wassertropfen beim Aufprall auseinanderstoben, bemerkte ich seine Ohren, die wie wild im Wind flatterten.

»Rühr dich nicht von der Stelle«, sagte ich zu ihm und wechselte von der Foto- zur Videofunktion des Telefons.

Die Aufnahme war kurz, aber sie brachte mich zum Lachen. Daheim lud ich das Video auf Facebook hoch und witzelte, mit seinem »Schlappohrmeter« könne Max die Windstärke messen.

An jenem Abend war auf der Seite meines Hundes die Hölle los. Jedes Mal, wenn ich nachsah, war das Video weitere tausendmal angeklickt worden.

»Das ist unglaublich«, sagte ich zu Angela, als ich es ihr zeigte. »Wer hätte gedacht, dass die Ohren eines Spaniels eine derartige Wirkung entfalten können?«

»Du hast etwas Besonderes darin gesehen«, sagte sie. »Und angesichts der vielen schlechten Nachrichten, die in der Welt herumschwirren, zaubert so etwas ein Lächeln auf die Gesichter der Menschen.«

»Es hat ja wohl kaum Hollywoodqualität.«

»Das ist Teil des Charmes.« Angela gab mir das Telefon zurück. »Alle deine Beiträge zeigen klar und deutlich, wie sehr ihr einander vergöttert, Max und du.«

Vierundzwanzig Stunden, nachdem ich entdeckt hatte, wie Max' Ohren abzuheben versuchten, war das Video eine Million Mal angesehen worden. Es war schwer zu glauben, aber eine ziemlich witzige Erfahrung. Zum damaligen Zeitpunkt hatten mehr als viertausend zusätzliche Besucher auf seiner Seite »Gefällt mir« geklickt. Bei jedem Blick auf mein Smartphone war diese Zahl noch etwas weiter nach oben geklettert. Beim Mittagessen am nächsten Tag verstieß ich sogar gegen meine eigene Regel und legte das Telefon auf den Tisch, damit ich die Zahlen im Blick behalten konnte.

»Wenn das so weitergeht«, sagte ich zu Angela, »hat Max bis Weihnachten zehntausend Fans.«

Ein paar Wochen später war Heiligabend, und wir erreichten die von mir prophezeite Zahl. Dieser gewaltige Zuwachs der Community um Max weckte weiteres Interesse an seiner Geschichte. Die Leute wollten wissen, warum dieser Springer Spaniel eine derart beruhigende und wohltuende Wirkung hatte. Ich konnte keine klare Antwort darauf geben, aber ich dachte während der nachfolgenden Feiertage darüber nach. In gewisser Hinsicht konnte ein ruhiger, treuer und stoischer Hund wie Max wohl jedem Menschen genau das geben, was er brauchte. Er war der Rettungsanker, nach dem ich gesucht hatte, als ich ein Schiffbrüchiger im eigenen Haus gewesen war. Für andere verkörperte er Hoffnung oder Inspiration. Vielleicht erinnerte er sie in einsamen Zeiten auch nur daran, dass sie immer einen vierbeinigen Freund hatten. Ich fing an zu überlegen, wie Max mit der richtigen Unterstützung vielleicht noch mehr Menschen helfen konnte.

Dies war der Beginn seiner Ausbildung zum Therapiehund.

»Zweck dieser Prüfung«, sagte die Dame der ehrenamtlichen Organisation, nachdem wir uns wie vereinbart im Park getroffen hatten,

»ist es zu testen, wie Max auf ungewöhnliches Verhalten reagiert. Ein Therapiehund muss mit einfach allem klarkommen.«

»Verstanden«, sagte ich und hoffte im Stillen, dass Max in diesem Augenblick nicht gerade ein Eichhörnchen entdecken würde. »Er ist die Ruhe selbst.«

Die britische Organisation Therapy Dogs Nationwide leistet hervorragende Arbeit mit Menschen, die Trost, Ablenkung oder einfach den Kontakt zu einem Hund brauchen, der ihren Tag ein wenig schöner macht. Ich wusste, dass Max das geeignete Temperament besaß – ich hoffte nur, dass auch die Vertreterin der Organisation erkennen würde, was ihn für mich so besonders machte. Die Dame wandte sich nun an Max, der brav neben mir saß, und bedeutete ihm, auf den Picknicktisch zu springen. Max kam ihrem Wunsch nach und legte sich auch sofort hin, als sie es verlangte. Ich trat zurück. Ich war angespannt, aber sehr stolz auf meinen Hund. Danach zerrte und stupste sie ausgiebig an ihm herum. Max sah mich an, als wollte er sagen: »Hast du sie dazu angestiftet?«, aber er blieb ziemlich entspannt. Er zuckte kaum mit der Wimper, als sie neben ihm auf den Tisch klopfte – erst mit der Hand, dann mit einem Buch, das sie aus der Tasche genommen hatte. Anschließend ging sie zu einer anderen Taktik über und versuchte nun nicht mehr, ihn zu erschrecken, sondern ihn mit Liebe zu überschütten. Sie streichelte, umarmte und kitzelte ihn, aber selbstverständlich saugte Max alle Zuwendung auf, mit der sie ihn bedachte.

Ich wusste, dass er den Test bestanden hatte, noch bevor ich eine Woche später die schriftliche Bestätigung erhielt. Mein Moo war ein echtes Naturtalent im Umgang mit ihr gewesen. Ich konnte nicht anders, als ihn voller Stolz anzustrahlen. Ich betrachtete dies als eine weitere Etappe unserer gemeinsamen Reise. Da sein Ruhm durch die Facebook-Seite und seine Starfotos im *Countryfile*-Magazin immer weiterwuchs, hatte ich das Gefühl, ihn auf diese Weise in hilfreiche Bahnen lenken zu können. Sosehr ich meine Karriere an der Seite meines treuen Sicherheitschefs auch liebte, bedeutete es doch auch, dass unsere Tage noch voller wurden. Ich ließ seinen roten Mantel gemäß den Vorgaben der Organisation mit dem Schriftzug THERA-PIEHUND bedrucken und begann mit Besuchen in Altenheimen, Hospizen und überall sonst, wo jemandem eine Begegnung mit Max guttun würde.

Max' zunehmender Bekanntheitsgrad brachte auch ein wachsendes Medieninteresse mit sich. Wie bereits erwähnt hatte eine Lokalzeitung über seine tröstende Gegenwart während des Hochwassers berichtet, und selbstverständlich hatten auch die Bilder im *Countryfile*-Magazin die Zahl seiner Bewunderer weiter vermehrt. Das Schlappohrmeter-Video lockte weiter Besucher aus aller Welt auf seine Seite, und mir kam zu Ohren, dass Max als »Internetsensation« bezeichnet wurde. Deshalb musste ich regelmäßig schmunzeln, wenn ich es mir am Ende des Tages mit Angela gemütlich machte. Wenn das Feuer an war, lag Max leise schnarchend oder pupsend davor, und ich dachte: »Er ist wirklich ein echter Pin-up-Boy!« In Wirklichkeit freute ich mich wie ein Schneekönig für ihn und war sehr glücklich damit, »das Herrchen« zu sein. Ich hatte nicht den Wunsch, im Rampenlicht zu stehen.

Doch dann kam ein Anruf, der alles änderte.

Eine Journalistin eines örtlichen Lifestylemagazins hatte Max' Eskapaden auf Facebook verfolgt und wollte ihn porträtieren. Da ich dachte, dass sich dadurch die Kunde von seiner Arbeit als Therapiehund weiterverbreiten würde, stimmte ich ohne zu zögern zu. Ich ging davon aus, dass sie ein großes Tamtam um Max machen und er für ein Foto posieren würde, während ich mich auf einen Besuch beim Zeitschriftenhändler freuen konnte, um zu sehen, ob ich ihn irgendwo entdeckte.

»Wenn Sie gestatten, Kerry, würde ich gern über Sie sprechen«, sagte sie bei unserem Treffen, was mich überraschte. »Sie sagen,

Max habe Ihnen durch eine schwere Zeit geholfen. Wären Sie bereit, mir etwas mehr darüber zu erzählen?«

Wenn ich den Menschen erzählt hatte, wie Max in mein Leben getreten war, hatte ich stets sorgfältig darauf geachtet, die eher persönlichen Aspekte herauszufiltern. Mir war nicht wohl dabei, anderen zu erzählen, dass ich aufgrund meiner chronischen Schmerzen an Depressionen gelitten und überlegt hatte, mir das Leben zu nehmen. Niemand sollte wissen, dass meine Angst vor der Außenwelt so groß geworden war, dass ich ein Einsiedlerdasein geführt hatte. Ich war besorgt, dass die Menschen denken würden, ich hätte eine Schraube locker. Wenn es früher von jemandem hieß, er habe psychische Probleme, wurde derjenige als Verrückter abgestempelt, dem man besser aus dem Weg ging. Damals war alles anders gewesen, aber ich hatte dennoch das Gefühl, dass diese Dinge weiterhin mit einem Stigma behaftet waren. Deshalb hängte ich die Geschichte daran auf, dass ich Max begegnet war, als es bei mir nicht allzu gut gelaufen war, dass ich in den Bergen ein paar Fotos von ihm gemacht hatte und auf Facebook ein großer Rummel um ihn entstanden war. Die Journalistin saß neben mir auf dem Sofa. Sie ließ ein kleines Aufnahmegerät mitlaufen und hatte einen Notizblock auf dem Schoß. Bis zu diesem Punkt hatte sie bei allem genickt, was ich ihr erzählt hatte. Doch nun saß sie da und wartete darauf, dass ich ihr die ganze Geschichte erzählte.

»Da gibt es nicht viel zu erzählen«, sagte ich verlegen. »Ich hatte einen Verkehrsunfall, und es hat eine Weile gedauert, bis ich wieder auf die Beine kam.«

»Inwiefern?«, wollte sie wissen. »Erzählen Sie es mit Ihren eigenen Worten, Kerry.«

Ich betrachtete Max. Panik stieg in mir auf, aber ich drängte sie zurück. Ich sagte mir, dass Max sich nie beschwerte, wenn ich ihn bat, für ein Foto zu posieren oder ruhig stehen zu bleiben, während er von Kindern umringt war. In diesem Augenblick dachte ich: Wenn er dies konnte, um anderen zu helfen, würde es vielleicht auch mir gelingen, indem ich meine Geschichte erzählte.

»In Ordnung …« Ich räusperte mich, nahm mir ein wenig Zeit, um meine Stimme zu finden, und kehrte dann mit ihr in eine Phase meines Lebens zurück, die ich versucht hatte zu verdrängen.

Nach dem Interview fühlte ich mich schrecklich. Ich war mir nicht sicher, ob ich das Richtige getan hatte, und machte mir tagelang Sorgen. Während ich der Journalistin von den trostlosesten Momenten meines Lebens berichtet hatte, hatte ich mich dabei ertappt, wie ich ein bestimmtes Wort vermied, bis ich tief Luft holte und es einfach aussprach: Depression. Ich hatte in dieser ganzen Zeit darunter gelitten, aber ich hatte es mir erst eingestehen können, nachdem ich durch Max wieder Kraft gefunden hatte. Dessen ungeachtet hatte ich das Gefühl, den Geist aus der Flasche gelassen zu haben. Angela war ganz wunderbar und bestärkte mich, wo sie nur konnte. Gleichzeitig zeigte auch Max, was er draufhatte: Er wusste, dass ich mir Gedanken machte. Ob beim Spazierengehen, wenn ich den Transporter parkte und durch die Windschutzscheibe starrte oder in der Küche saß und langsam eine Tasse Tee trank – immer wieder spürte ich, wie mich eine Schnauze streifte, und wenn ich nach unten sah, schaute Max mich an, als wollte er sagen: »Alles wird gut.«

Am Erscheinungstag griff ich mit zitternden Händen nach der Zeitschrift, in der sich tatsächlich der Artikel einschließlich der Geschichte befand, die ich über meine Depression erzählt hatte. Obwohl die Journalistin verantwortungsvoll mit dem Material umgegangen war, fühlte ich mich schrecklich entblößt. Ich hoffte, dass nicht viele Menschen aus meinem Bekanntenkreis den Artikel sehen würden, und versuchte, nicht daran zu denken.

Am gleichen Tag tauchten im News-Feed von Max' Facebook-Seite die ersten Nachrichten auf. Mir graute vor dem Benachrichtigungssymbol, das mir zuvor so ans Herz gewachsen war. Doch dann las ich, was die Leute schrieben. Jeder Einzelne von ihnen war überrascht, dass ich nicht offener mit dieser leidvollen Erfahrung umgegangen war, gratulierte mir aber, dass ich Mut bewiesen und mich geöffnet hatte. Alle schrieben, dass sie nun verstanden, weshalb Max mir so viel bedeutete, und schenkten mir nichts als Unterstützung, Liebe und Ermutigung. Ihre Reaktion rührte mich zu Tränen, was nicht weiter schwierig war. Aber es fühlte sich an, als würde eine gewaltige Welle der Zuneigung über uns hinwegspülen.

Als immer mehr Nachrichten eingingen, begannen viele Menschen, von ihren eigenen Schwierigkeiten mit psychischen Problemen zu berichten. Aus einer kleinen Seite zu Ehren meines Springer Spaniels war eine Gemeinschaft von Menschen geworden, die sich in schwierigen Phasen ihres Lebens nach einer kleinen Auszeit sehnte. Max' Facebook-Seite schenkte vielen Freude und Hoffnung – ganz gleich ob ein Foto von Max, wie er im Freien herumtollte, die Leute bei einer Tasse Kaffee erheiterte oder ihnen das Gefühl gab, dass auch sie die Kontrolle über ihr Leben zurückgewinnen konnten.

Nun war auch meine persönliche Geschichte bekannt. Ich hatte gedacht, dass sich diese Erfahrung als schwierig erweisen oder ich sie bedauern würde. Stattdessen meldeten sich immer mehr Menschen, um mir für meine Offenheit zu danken und von ihren eigenen Erlebnissen mit Depressionen zu berichten. Es tat mir enorm gut zu spüren, dass ein Hund sich als einende Kraft erweisen und Menschen auf diese Weise zusammenführen konnte. Es war mir nicht im Geringsten peinlich. Genau genommen war es sogar eine Befreiung.

Und dann kam Paddy …

Ich kümmere mich gewissenhaft um Max' Zähne. Als wir uns kennenlernten, waren sie in keinem besonders guten Zustand. Deshalb bringe ich ihn seit Jahren regelmäßig zum Tierarzt, um sie untersuchen zu lassen. Im Jahr 2017 entschied er, dass Max von einer gründlichen Zahnreinigung profitieren würde. Dazu musste er ihn in Narkose versetzen, den Zahnstein entfernen und die Zähne polieren, bis sie glänzten. Es war eine Routineangelegenheit. Ich musste Max lediglich in der Praxis abliefern, zur Arbeit fahren und ihn am Ende des Tages auf dem Heimweg wieder mitnehmen.

Die Mitarbeiterinnen der Praxis wussten, dass ich zu Gefühlsausbrüchen neige, wenn es um Max und sein Wohlergehen geht. Wie oft wische ich mir eine Träne aus den Augen, während ich ganz banale Sachen wie Flohmittel kaufe. Ich bin ein Wrack, und ich kann darüber lachen.

»Werden Sie denn zurechtkommen?«, fragte eine der Tierarzthelferinnen scherzhaft, als ich Max in ihre Obhut gab.

»Passt gut auf ihn auf«, sagte ich schmunzelnd. »Ich freue mich schon auf sein Zahnpastalächeln!«

Der Wortwechsel war unbekümmert, aber beim Verlassen der Praxis hatte ich das Gefühl, als würde sich eine bleischwere Last auf meine Schultern senken. Ich stieg in den Transporter, weil ich einen Kundentermin hatte – und erstarrte.

Max' Platz neben mir war leer.

Es war das erste Mal, dass ich allein im Transporter saß, und ich fühlte mich verlassen. Ich hatte schon die eine Hand am Zündschlüssel und wollte mit einer Drehung den Motor starten, doch stattdessen ließ ich los, atmete mit einem tiefen Seufzer ein und weinte.

Ein paar Minuten später hatte ich mich wieder im Griff, aber die Situation machte mir schmerzhaft bewusst, dass Max irgendwann nicht mehr bei mir sein würde. Wir waren schon so lange befreundet. Wir wurden beide älter, und er war nicht mehr der junge Hund, den ich damals kennengelernt hatte. Natürlich hatte er noch viel Zeit vor sich, aber diese Erkenntnis traf mich schwer. Sie weckte sofort die Erinnerungen daran, wie schlecht es mir gegangen war, als Zak ohne Vorwarnung gestorben war. Damals hatte ich mich allein und verlassen gefühlt, und dieses Gefühl wollte ich nie wieder erleben. Hinzu kam, dass Max mich aus einer tiefen seelischen Dunkelheit gerettet hatte, in der ich keinen Lichtschimmer mehr gesehen hatte. Irgendwie bekam ich Panik, dass sie mich wieder umfangen würde, wenn er mich jetzt verließ. Mir fehlte einfach der Glaube, dass ich auch ohne ihn zurechtkommen würde, und dieses Wissen zog mir den Boden unter den Füßen weg.

Da ich auf einen Anruf oder eine Nachricht aus der Tierarztpraxis wartete, schaute ich während der Arbeit den ganzen Tag über immer wieder aufs Telefon. Ich wollte wissen, ob es Max gut ging, und fürchtete gleichzeitig das Klingeln des Telefons oder der SMS-Benachrichtigung, falls etwas schiefgegangen war. Als sich der Tierarzt schließlich meldete, um mir mitzuteilen, dass Max wieder bei Bewusstsein war und herumlief, ließ ich alles stehen und liegen, um ihn abzuholen.

Rückblickend war mir klar, dass ich einfach in Panik geraten war. Der Vorfall führte mir allerdings auch schmerzlich vor Augen, dass ich ohne einen Hund wie Max niemals zurechtkäme, und ich begann zu überlegen, ob es ihm wohl gefallen würde, einen Artgenossen als Gefährten zu bekommen.

Er hätte einen Freund, mit dem er spielen und dem er beibringen konnte, vom Anlegesteg zu springen, und mir würde es helfen, mich auch weiterhin an dem Selbstvertrauen und dem Glück zu erfreuen, das Max mir schenkte.

Falls ich mir einen weiteren Hund anschaffen würde, käme selbstverständlich nur ein Springer Spaniel in Frage. Ich genoss die tiefe Verbundenheit mit Max. Diese Verbundenheit hatte ich auch mit Zak in seinem kurzen Leben gespürt, und ich beobachtete sie bei anderen Springer Spaniels und ihren Frauchen und Herrchen. Diese Hunde blühten in menschlicher Gesellschaft auf. Außerdem waren sie ein wunderbares Vorbild und halfen uns, das Leben zu feiern. Angesichts dieser Umstände begann ich, im Internet nach regionalen Züchtern zu suchen. Die Suche entwickelte sich zu einer regelmäßigen Abendbeschäftigung. Aber ich achtete darauf, dass Angela, die mit ihrem Buch neben mir saß, den Bildschirm nicht sehen konnte.

»Was interessiert dich denn so brennend?«, fragte sie manchmal.

»Ach, nichts«, antwortete ich dann und wechselte schnell zur Internetseite eines Teilelieferanten. »Das Übliche eben.«

In gewisser Weise war es ein Hirngespinst. Ich hatte mich sehr um Angelas Erlaubnis bemüht, Max zu uns holen zu dürfen. Natürlich wusste sie damals, dass davon irgendwie mein Leben abhing. Aber ich war mir sicher, das gleiche Argument kein zweites Mal vorbringen zu können. Und ich wusste ja, dass sie bei der Zustimmung zu Max' Adoption große Zugeständnisse gemacht hatte. Natürlich hatte sie ihn inzwischen aufrichtig lieb gewonnen und würde es nicht anders wollen. Aber Max war mein Hund, und ich allein trug die Verantwortung für alles, was ihn betraf.

Statt also mit Angela darüber zu reden, baute ich weiter an meinem Luftschloss, indem ich die Seiten der Züchter nach einem Hund wie Max durchforstete. Ich konzentrierte mich bei der Suche sogar auf die Gegend um Carlisle, da ich mich vage daran erinnerte, dass Max' früheres Frauchen mir erzählt hatte, er käme von irgendwo dort oben. Mein Traum stand im Widerspruch zu dem vernünftigen Rat, dass man nicht versuchen sollte, einen geliebten Hund zu kopieren. Aber je länger ich suchte, desto überzeugter wurde ich, dass dies die einzige Möglichkeit war. Ich war vielleicht ein wenig impulsiv, aber um die tiefsitzende Angst zu lindern, dass ich ohne Hund nicht zurechtkäme, musste ich einen weiteren Springer Spaniel finden, der ebenso ruhig war wie Max.

Und dann bekam ich Paddy.

Als ich die Anzeige für den Wurf entdeckte, wusste ich, dass die Suche vorüber war. Der Name der Züchterin erinnerte mich verschwommen daran, dass sie eine Freundin von Freunden war. Sie wohnte in der Nähe von Carlisle, und das genügte mir. Es war Freitagabend. Unter dem Vorwand, ein paar Teile zu holen, ging ich kurz zum Transporter hinaus und rief die angegebene Nummer an. Ich erreichte den Anrufbeantworter und hinterließ erst eine und eine Stunde später dann eine weitere Nachricht. Nachdem ich ein drittes Mal auf Band gesprochen hatte, beendete ich den Anruf mit einer Grimasse und kam mir ziemlich blöd vor.

»Ich bin ein Riesendummkopf«, sagte ich zu Max, der mit mir aus dem Haus geschlichen war.

Am nächsten Tag musste ich Angela nach Penrith bringen. Sie wollte nach London fahren, um sich übers Wochenende mit Freunden zu treffen. Auf dem Weg zum Bahnhof saß Max neben ihr, und ich holte mehrmals Luft, um zu fragen, was sie von einem zweiten Hund auf dem Beifahrersitz hielt. Doch jedes Mal verließ mich der Mut, und ich erkundigte mich einfach nach ihren Plänen.

Als wir einander zum Abschied zuwinkten, drehte ich mich um und verfluchte meinen Mangel an Rückgrat. Ich stieg zu Max in den Transporter und beschloss, nach Hause zu fahren und die ganze Sache zu vergessen. Da sich die Züchterin nicht gemeldet hatte und ich zu feige war, das Thema meiner Frau gegenüber überhaupt zur Sprache zu bringen, beschloss ich, die Sache nun zu den Akten zu legen.

»Halb so wild, stimmt's?«, sagte ich. »Dann suchen wir uns mal ein hübsches Plätzchen für einen Spaziergang.«

Das Telefon klingelte, noch bevor ich den Parkplatz am Bahnhof verlassen hatte. Ich erkannte die Nummer sofort – schließlich hatte ich sie oft genug gewählt. Ich nahm sofort an, dass die Züchterin anrufen würde, um von mir zu verlangen, dass ich ihre Nummer löschte und aufhörte, sie zu belästigen.

»Hallo?«, sagte ich verlegen, nachdem ich erneut eingeparkt hatte, um den Anruf entgegenzunehmen. »Ja, das stimmt. Ich habe ein paar Nachrichten hinterlassen … Ich wüsste gern, ob ich mir den Wurf vielleicht einmal ansehen dürfte.« Mein Selbstvertrauen verließ mich, und ich verstummte. Ich beantwortete einige bohrende Fragen zu meiner Erfahrung mit Hunden, und mein ängstlicher Gesichtsausdruck verwandelte sich in Entzücken, als sie fragte, ob ich um ein Uhr vorbeikommen könne.

Wir hatten reichlich Zeit. Trotzdem fuhr ich im Eiltempo nach Carlisle, sodass wir schon um zwölf vor der Einfahrt zu dem Bauernhof parkten, dessen Adresse mir die Züchterin genannt hatte. Um nicht wie ein Stalker auszusehen, marschierte ich ein paarmal mit Max die Straße auf und ab. Am Telefon hatte die Züchterin gesagt, dass vor mir noch ein anderer Besucher käme, um sich die Welpen anzusehen. Jedes Mal, wenn ich an der Farm vorbeikam, war ich mir sicher, dass diese Person – wer immer es auch war – den letzten verfügbaren Hund mitnehmen würde. Als ich schließlich zur vereinbarten Besuchszeit wieder am Transporter ankam, war einer der Pkws vor dem Bauernhaus verschwunden. Max und ich stiegen ein, ich parkte auf dem frei gewordenen Platz und klopfte an die Tür, als sei ich gerade erst angekommen.

Eine herzliche, charmante Dame öffnete die Tür. Ich trat ein, und noch bevor wir uns die Welpen ansahen, erzählte ich ihr, dass ich bereits einen Springer Spaniel hätte und einfach sehen wolle, ob einer der Kleinen vom Charakter her zu ihm passte. Sie sah mich ein wenig komisch an.

»Sie kommen mir bekannt vor«, sagte sie. »Von Facebook?«

»Schon möglich«, sagte ich verlegen und erzählte ihr, dass mein Hund, der im Transporter auf mich wartete, seine eigene Seite habe.

»Ist es etwa Max?«, fragte sie. Ich bejahte ihre Frage, und sie bestand darauf, dass ich ihn holte und sie ihn kennenlernen konnte.

Die Begegnung nahm uns jegliche Befangenheit, ehe sie mir einen Wurf hinreißender Welpen im Wohnzimmer zeigte. Sie waren erst vier Wochen alt, und es würde noch ein Monat vergehen, bis sie bei ihren neuen Familien einziehen konnten. Nichtsdestotrotz wusste ich, dass ich mir einen von ihnen aussuchen musste, und es musste ein Männchen sein wie Max.

Es heißt, man sucht sich den Welpen nicht aus, sondern umgekehrt. In diesem Fall hob ich einen kleinen Schlingel mit einem vollständig braunen Hinterbeinchen hoch und hielt ihn vor mein Gesicht, um ihn zu begrüßen, aber noch bevor ich Luft holen konnte, fuhr er mit der Zunge über meine Nase.

Damit war's um mich geschehen.

»Wir nehmen diesen«, sagte ich und kniete mich hin, um Max seinen neuen Hundeschüler zu zeigen.

Nachdem ich eine Anzahlung geleistet hatte, fuhr ich nach Hause und fragte mich, wie um alles in der Welt ich Angela die Sache schmackhaft machen sollte. Ich stellte Max die gleiche Frage, doch der war keine große Hilfe. Deshalb beschloss ich sofort nach meiner Rückkehr, dass sich dieser selbstgemachte Stress am besten durch den alles entscheidenden Anruf beseitigen ließ.

»Ange«, sagte ich, nachdem sie mir alles über ihre Reise erzählt hatte. »Ich muss dich etwas fragen. Du weißt ja, dass ich mir in letzter Zeit Sorgen gemacht habe, wie ich wohl zurechtkäme, wenn ich Max je verlieren würde. Nun, ich habe mir überlegt, wie es in Zukunft weitergehen könnte.«

»Wir schaffen uns keinen zweiten Hund an«, sagte sie unumwunden. »Mit zwei Hunden käme ich nicht klar, Kerry.«

Sofort wurde mir schwer ums Herz. Ich warf einen Blick auf Max, der gleichermaßen geknickt wirkte. In diesem Augenblick wurde mir bewusst, dass ich nur diese eine Chance hatte.

»Es ist nicht übertrieben zu sagen, dass ich keine großen finanziellen Ansprüche stelle, oder?«

»Das stimmt«, sagte sie zögernd, als wüsste sie nicht recht, worauf ich hinauswollte.

»Ich trinke nicht, rauche nicht, gehe nicht mit den Jungs in den Pub zum Fußballschauen und erwarte sonntags auch keinen Braten.«

»Dem Himmel sei Dank!«

»Ich verlange nie etwas von dir. Aber dieses eine Mal bitte ich dich darum, mir einen weiteren Hund anschaffen zu dürfen.

Meine Frau seufzte ins Telefon.

»Es ist kein großer Hund, oder?«

»Nein«, sagte ich und räusperte mich. »Eigentlich nicht.«

»Und er wird kein Chaos veranstalten?«

»Natürlich nicht!«

»Oder irgendetwas anknabbern?«, setzte sie hinzu.

»Niemals! Ich übernehme die volle Verantwortung. Aber bitte, Ange, tu das für mich.«

»Ich weiß nicht so recht«, sagte sie nach einer Weile.

»Ich kaufe dir auch eine Handtasche von Mulberry«, sagte ich verzweifelt. »Was immer du willst!«

Sie lachte.

»Also gut! Du kannst dich am Wochenende ja mal nach einem Züchter umsehen.«

»Schon geschehen«, gestand ich. »Der Hund kommt in vier Wochen.«

Zwei Wochen später fuhr ich mit Max erneut zu der Züchterin, damit er den Welpen richtig kennenlernen konnte. Wir stellten sie einander im Garten vor. Ich machte ein Video von der Begegnung und stellte es auf Max' Facebook-Seite. Über Nacht explodierten die Besucherzahlen, und am nächsten Tag rief Radio Cumbria an, um zu fragen, wie der Welpe heiße.

»Ich habe mich noch nicht entschieden«, sagte ich, überwältigt von den Vorschlägen der Fans der Facebook-Seite. »Aber ich kann es Ihnen am Ende der Woche sagen.«

»Das wäre schön«, sagte der Mann vom Radio. »Dann bringen wir eine Meldung in unseren Kurznachrichten.«

Es war eine aufregende und wegen des öffentlichen Interesses auch ein wenig verrückte Zeit. Nachdem ich versprochen hatte, mir einen Namen auszudenken, wollte mir plötzlich nichts Passendes mehr einfallen. In jener Woche zappte ich eines Abends durch die Sender und ertappte mich dabei, wie ich bei einem *Star-Wars*-Film hängen blieb. Ich habe diese Filme immer gemocht. Sie sind großartig, um der Realität zu entfliehen, was mir in gewisser Weise auch Max ermöglichte. Ich dachte vor dem Fernseher noch eine Weile darüber nach und rief am nächsten Tag beim Sender an.

»Im *Star-Wars*-Universum wird ein Jedi-Schüler als Padawan bezeichnet«, erklärte ich. »Da Max den neuen Welpen ausbilden wird, werden wir ihn Paddy Padawan nennen.«

Im Anschluss an die Nachrichtensendung, die vierundzwanzig Stunden später gesendet wurde, kannten alle Menschen im Lake District den Namen des neuen Welpen, der noch immer bei seinen Geschwistern war.

* * *

In der Nacht vor dem großen Tag tat ich selbstverständlich kein Auge zu. Ich hatte bereits ein kleines Reisebett neben Max auf der Vorderbank platziert, damit er auf den Welpen aufpassen konnte. Max begleitete mich beim Abholen. Auf der Hinfahrt pochte mein Herz wie verrückt. Ich wollte Paddy zeitig abholen, damit er den ganzen Tag Zeit hatte, um sich einzugewöhnen. Die Übergabe erschien mir wie ein Traum. Sie wurde dadurch deutlich erleichtert, dass mir die Züchterin erzählte, wie sehr sie sich drauf freue, Paddys Fortschritte auf der Facebook-Seite zu verfolgen. Sie hing an ihren Welpen, was angesichts des fitten und gesunden Wurfs, den sie aufgezogen hatte, verständlich war. Es war eine schöne Vorstellung, dass sie sich auf diese Weise über Paddys Befinden informieren konnte.

»Ich werde Fotos posten«, versprach ich. »Sie können ja mal versuchen, mich daran zu hindern!«

Daheim beobachtete Angela argwöhnisch, wie Paddy das Erdgeschoss seines neuen Zuhauses erkundete. »Warum habe ich das Gefühl, dass es Ärger geben wird?«, fragte sie, als er unter Max' wachsamen Augen herumschnupperte.

»Entspann dich«, sagte ich. »Wir könnten ihn zum Mittagessen mitnehmen. Je eher er sich an unseren Tagesablauf gewöhnt, desto weniger wirst du von ihm merken.«

Ich hatte nicht bedacht, dass wir nun zu viert auf der Vorderbank des Transporters waren und Paddy auf Angelas Schoß sitzen musste. Ich sah, wie sie ihn beim Losfahren zärtlich festhielt, und hoffte, dass die Erfahrung die beiden verbinden würde.

»Er ist süß«, sagte sie ein wenig widerstrebend auf der langen und kurvigen Straße zum Café.

Als wir ein paar Minuten später durch das Tor fuhren, musste sich Paddy übergeben und spuckte dabei auch Angela voll.

»Nimm ihn sofort weg!«, kreischte sie und eilte zur Toilette, um sich zu waschen.

Zum Glück konnte meine Frau trotz der ganzen Aufregung bereits sehen, wie viel Paddy mir bedeutete. Wir ließen uns das Mittagessen schmecken, während ich auf den Welpen aufpasste. Anschließend setzte ich Angela zu Hause ab, aber ich entschied mich dagegen, dass auch Paddy daheimbleiben und dort sein Nickerchen machen sollte.

»Er kann uns zur Arbeit begleiten«, sagte ich. »Er hat ein kleines Bettchen, in dem er sich ausruhen kann, und Max wird gut auf ihn aufpassen.«

»Bist du sicher?«, fragte sie.

»Ich war mir nie sicherer«, erwiderte ich, und von diesem Augenblick an begleitete Paddy Max und mich auf Schritt und Tritt.

Anders als Max heulte Paddy in der ersten Nacht in meinem Büro wie eine Sirene. Ich hatte ihn in eine Welpenbox gesetzt, wo er reichlich Platz hatte und gleichzeitig sicher war. Aber in den frühen Morgenstunden knickte ich ein. Ich ging ins Büro hinunter, ließ ihn heraus, und er schlief prompt auf meinem Knie ein. Ich hatte Mitleid mit dem armen kleinen Kerl. Er hatte gerade erst die tröstende Gemeinschaft seiner Mutter und seiner Geschwister verlassen und befand sich nun in einem fremden Haus mit einem riesengroßen Hund, der im gleichen Raum zu schlafen versuchte wie er. Irgendwann gelang es mir, ihn wieder in seine Box zu setzen, aber viel Schlaf bekam ich in dieser Nacht nicht. Das galt auch für Max, der am nächsten Tag recht müde wirkte.

Am darauffolgenden Abend war ich fest entschlossen, stark zu bleiben. Ich würde der Versuchung widerstehen, Paddy zu trösten. Je schneller er sich eingewöhnte, desto eher würden wir alle Ruhe und Frieden finden. Ich ließ die Tür seiner Box angelehnt, schlich mich aus dem Büro und seufzte, als er erneut zu heulen begann. Ich lehnte die Bürotür an, blieb aber im Flur. Wenn das so weiterging, dachte ich, dann würde ich die Hunde trennen müssen, damit wenigstens Max ein wenig Schlaf bekam. Das Wimmern und Jaulen ging noch ein paar Minuten weiter, und mit einem Mal war es still. Ich warf einen verstohlenen Blick ins Büro und sah, wie Paddy aus seiner Box purzelte und über den Boden zu Max hinübertapste. Dort kletterte er in seinen Korb und kuschelte sich an seinen Bauch. Max wusste, dass ich da war, und warf mir einen Blick zu, als wollte er sagen, dass er dafür ordentlich etwas bei mir guthabe. Mit einem Seufzer legte er das Kinn auf den kleinen Kerl und rollte sich schützend um ihn.

Spaziergänge mit Spaniels

»Paddy, lass Max in Ruhe! Und hör auf, an seinem Ohr zu schaukeln. Er ist kein Spielplatz!«

Man kann mit Recht behaupten, dass der neue Welpe schwer zu ignorieren war. Aber Max war auch angesichts des unermüdlichen Interesses und der ständigen Streiche des kleinen Paddy unerschütterlich. Oft hörte ich im Büro einen Hund aufheulen, und wenn ich dann nachsah, baumelte Paddy irgendwo an Max herab – was für ihn ein großer Spaß war, für meinen alten Freund aber nicht ganz so lustig gewesen sein dürfte.

Ich war ausgezogen, einen Springer-Spaniel-Welpen zu finden, der genauso war wie Max, doch es wurde immer deutlicher, dass Paddy unterschiedlicher nicht hätte sein können. Er besaß viele von Max' guten Charakterzügen, war aufmerksam und klug, liebevoll und verlässlich, und es war eine Freude, ihn um sich zu haben. Aber während Max in der Lage war, dem Anlass gemäß ein paar Gänge rauf- oder runterzuschalten, kannte Paddy nur ein Tempo: Vollgas! Trotz der PS-Unterschiede wusste Max meisterhaft mit ihm umzugehen. Die beiden wurden im Nu dicke Freunde.

Es machte sehr viel Spaß, Paddy auf der Facebook-Seite einzuführen. Als er größer und stärker wurde, stand ich mit einem Mal vor neuen Herausforderungen, wenn es darum ging, alle beide im Bild und in kurzen Videos festzuhalten. Ich hatte große Freude daran, genau wie die beiden Hunde. Es bedeutete aber auch, dass wir länger auf den Hügeln und Wegen herumalbern mussten.

Neben den »Likes«, den Kommentaren und Nachrichten der Menschen, die sich an den Abenteuern der beiden lebensbejahenden Springer Spaniels erfreuten, kamen ab und zu auch Anfragen von Leuten, die die Hunde persönlich kennenlernen wollten. Sie stammten häufig von Hundebesitzern aus der Region, aber Keswick zieht auch zahlreiche Touristen an. Es ist zudem eine sehr hundefreundliche Stadt. Deshalb kam es vor, dass mir Besucher, die zufällig auch Fans der Facebook-Seite waren, gelegentlich ein paar Zeilen schrieben, um mir mitzuteilen, dass sie eine Woche in der Gegend seien und sich fragten, ob es vielleicht möglich wäre, Max und Paddy zu treffen.

Als es mit den Anfragen losging, war ich immer gern bereit, eine Zeit und einen Ort zu vereinbaren, sofern mir wohl bei der Sache war. Es handelte sich nur selten um Einzelpersonen und häufig um Familien oder ältere Paare. Wenn ich das Profil der Leute anklickte, war auf den geposteten Bildern in neun von zehn Fällen ein Spaniel zu sehen. Für mich bedeutete dies einen angenehmen Spaziergang mit Menschen, die meine Interessen teilten, und hin und wieder fanden Max und Paddy einen vierbeinigen Freund.

Im Laufe der Jahre war ich immer wieder überrascht von der Anziehungskraft meiner beiden Kumpels.

Eines Tages entdeckte ich eine Facebook-Nachricht von einer Dame aus Amerika. Das war nicht ungewöhnlich, da Menschen aus aller Welt Kontakt aufnahmen. Die Nachricht war sehr kurz und sachlich, und ich konnte sie mühelos beantworten. Die Dame hatte das inzwischen berühmte Bild von Max auf der Bank auf dem Gipfel des Latrigg gesehen und wollte wissen, wo das war.

Keswick, schrieb ich zurück.

Wo ist Keswick?

Im Lake District, antwortete ich geduldig.

Wo ist der Lake District?

Mir wurde klar, dass ich etwas großzügiger mit meinen Details sein musste. Ich antwortete mit einer netten kleinen Mitteilung, in der ich ihr erklärte, dass der Lake District eine wunderschöne Region im Nordwesten Englands sei, und dachte nicht weiter darüber nach.

Zwei Wochen später erhielt ich eine weitere Nachricht.

Ich werde rüberfliegen und eine Reise durch den Lake District machen. Kann ich Max sehen?

Inzwischen schellten bei mir im Kopf natürlich die Alarmglocken. Obwohl ich noch nie jemandem einen Korb gegeben hatte, der etwas Zeit mit uns verbringen wollte, war ich immer vorsichtig. Ich fand das Ganze zwar ein wenig extrem, aber der Blick auf das Profil der Frau verriet, dass es sich offenbar um eine ehrliche und ganz entzückende reiselustige Rentnerin handelte.

Andererseits flüsterte mir eine innere Stimme zu, dass niemand ernsthaft den Atlantik überqueren würde, nur um Max kennenzulernen. Doch ich spielte mit und schlug in meiner Antwort vor, dass sie sich melden solle, wenn sie zu ihrer Tour aufbrach.

Als ich das nächste Mal von ihr hörte, begriff ich, dass ich ihr Engagement unterschätzt hatte.

Bin gerade in Großbritannien gelandet. Werde am Mittwoch um 14 Uhr in Keswick sein. Haben Sie und die Hunde Zeit, sich mit mir zu treffen?

Ich war im Transporter, als ich ihre Nachricht las. Max und Paddy saßen neben mir auf der Bank.

»Worauf habe ich mich da nur eingelassen?«, sagte ich laut. »Ihr werdet mich beschützen, nicht wahr?«

Paddy und Max sahen mich an, als wollten sie sagen, dass es eigentlich umgekehrt sein sollte.

* * *

Mitte der Woche hatten wir herrlichen Sonnenschein. Max und Paddy konnten es kaum erwarten, dass ich einen Auftrag abschloss und mit ihnen spazieren ging. Sie hatten keine Ahnung, was für eine Überraschung ich für sie auf Lager hatte. Beunruhigenderweise erging es mir da nicht anders.

Ich hatte mit meiner neuen amerikanischen Freundin vereinbart, uns an einem bei Touristen beliebten Ausflugsziel zu treffen. Viele Minibusse bringen Besucher dort hinauf, und der Parkplatz schien mir ein passender Treffpunkt zu sein. Ausschlaggebend war, dass er sich in der Öffentlichkeit befand. Sollte sich also herausstellen, dass diese nette Rentnerin alles andere war als das, gefährdete ich weder mich noch die Hunde.

Bei unserer Ankunft befanden sich keine weiteren Fahrzeuge am Treffpunkt. Ich ließ Max und Paddy aussteigen, damit sie spielen konnten, und warf immer wieder einen nervösen Blick auf die Zufahrtsstraße. Die Transporterschlüssel hatte ich bereits in der Hand. Mehrmals musste ich der Versuchung widerstehen, wieder in den Bus zu springen, die Hunde zu rufen und davonzufahren.

Ich konnte bereits die harte Schaltung eines Minibusses hören, kurz bevor er die Bergkuppe überquerte, und rief Max zu mir. Paddy war unterwegs und jagte Schmetterlinge. Ich entschied, dass es das Beste sei, wenn sich lediglich mein bester Freund in der Schusslinie befand.

»Bleib ruhig«, sagte ich ebenso sehr zu ihm wie zu mir selbst.

Der Reisebus hielt auf der anderen Seite des Parkplatzes. Ich sah, wie sich die Türen öffneten und eine Reihe von Touristen ausstieg. Eine der Damen steuerte geradewegs auf mich zu. Ich lächelte, als sie zu uns herüberkam.

»Das muss Max sein«, sagte sie in dem breiten, für den Mittleren Westen der USA typischen Akzent.

»Ganz genau«, sagte ich und verstummte sofort wieder, da sie sich ohne ein weiteres Wort auf ihn stürzte.

Max war immer großartig – aber er ist ein echtes Naturtalent, wenn ihm jemand seine besondere Zuwendung schenkt. Die Umarmungen und die Streicheleinheiten waren einfach unglaublich. Als seine neue amerikanische Freundin schließlich fertig war, rief sie ihre Bekannten zum Fotografieren herüber.

Ich bot an, die Fotos zu machen, und im Anschluss daran führten wir eine angenehme Unterhaltung darüber, wie viel Freude sie auf dieser Reise hatten. Trotz meiner Bedenken – denn ich fand es offen gestanden verrückt, um die halbe Welt zu reisen, um sich mit einem Hund zu treffen – waren die Frau und ihre Reisegefährtinnen wirklich toll, und ich empfand es als Privileg, ein wenig Zeit mit ihnen verbringen zu dürfen. Auf dem Heimweg saßen Max und Paddy neben mir auf dem Vordersitz, und mir wurde klar, was für eine starke Wirkung unsere vierbeinigen Freunde auf uns ausüben können. Die Verbindung zwischen Hund und Mensch ist bemerkenswert. Hunde sind immer für uns da; ganz gleich, was wir brauchen – ob Trost, Gesellschaft oder Freude – und wie weit wir fahren, um es zu bekommen.

Von nah und fern strömten die Menschen herbei, um Max und Paddy zu treffen. Es wurden immer mehr, und mir wurde klar, dass ich etwas unternehmen musste, um den Ansturm besser bewältigen zu können. Ich wollte niemanden abwimmeln oder behaupten, ich hätte zu viel zu tun. Gleichzeitig betrieb ich nach wie vor einen mobilen Schlüsseldienst. Da Angela und ich auch weiterhin jeden Tag in dem gleichen Café Mittagspause machten und die gemeinsame Zeit dort genossen, entschied ich mich für eine einfache Lösung: Wenn einmal in der Woche jemand während der Mittagspause vorbeischauen und den Hunden Hallo sagen wollte, dann würden wir uns darüber freuen.

Auf diese Weise lernten wir viele nette Menschen kennen und fanden sogar einige gute Freunde. Es war eine angenehme Art und Weise, eine Stunde zu verbringen. Die Menschen kamen aus den verschiedensten Gründen. Einige waren einfach Springer-Spaniel-Fans und hatten oft die eigenen Tiere dabei. Sie waren meist ebenso vernarrt in ihre Hunde wie ich in die meinen, und es war schön, darüber eine Verbindung aufzubauen. Andere spürten einen Funken Freude, wenn sie Bilder von Max und Paddy sahen, wie sie im Lake District herumtollten, und häufig erzählten sie uns von sich. Wir hörten Geschichten von körperlichen und psychischen Problemen, von Einsamkeit und Angst. Unsere Besucher sagten oft, meine Geschichte hätte ihnen den Mut gegeben zuzugeben, dass sie nicht zurechtkamen, was mich zutiefst bewegte. Wenn Max und Paddy der Schlüssel waren, um Menschen auf diese Weise zu erreichen, schenkte mir dies neue Motivation, um ihr Leben und ihre Abenteuer online zu würdigen.

An dieser Stelle muss ich eine ganz besondere Frau namens Diane erwähnen. Ihre Tochter schrieb, ihre Mutter habe Krebs im Endstadium und finde Trost darin, stets über die neuesten Streiche meiner Hunde informiert zu bleiben. Ich war zutiefst gerührt. Sie erklärte mir, dass die Zeit ihrer Mutter Diane begrenzt sei, sie aber nichts von eindrucksvollen Löffellisten halte. Vielmehr betrachte sie das Leben als das wertvollste Geschenk überhaupt und sei der Ansicht, dass man es von Anfang bis Ende genießen müsse. Angesichts all dessen fragte ihre Tochter, ob ich bereit wäre, ihrer Mutter zu einer einfachen Erinnerung zu verhelfen, und gemeinsam schmiedeten wir einen Plan.

Auf einer Reise in den Lake District unternahm ihr Mann eines Morgens eine Überraschungstour zu dem dramatisch-schönen Steinkreis von Castlerigg, von dem aus man den Helvellyn und den High Seat sehen kann. Diane wusste nicht, dass ich dort mit den beiden Hunden auf sie wartete, die ihr so viel bedeuteten.

Kurz vor ihrem Tod schrieb mir Diane eine Nachricht zu diesem Erlebnis. Ich hegte sie wie einen Schatz, und sie brachte mich dazu, noch einmal zu überdenken, wie viel ich mit meinem mobilen Schlüsseldienst unterwegs war. Ich mochte meinen neuen Beruf, aber das Leben war so unglaublich kostbar.

Wir überquerten die Straße und legten das kurze Stück zum Steinkreis zurück. In ihrer Schilderung der Momente nach der Begegnung mit Max und Paddy schrieb Diane: »Es war einfach magisch ... die friedlichen Hügel, die Sonne, die durch die Wolkenfetzen schien, und die beruhigende Wirkung der Steine. Ich war noch nie so glücklich und zufrieden wie in jenem Augenblick. Alles andere, was in meinem Leben vor sich ging, fiel von mir ab, als sei ich durch ein Portal in eine Parallelwelt eingetreten. Obwohl ich nie einen Hund gehabt habe, fühlte es sich an, als gehörten diese beiden mir.«

Ich wurde auch häufig von Leuten gefragt, ob sie uns beim Spaziergang mit den Hunden begleiten könnten. Ich bejahte diese Frage bereitwillig, soweit dies möglich war. Aber offen gestanden sorgte die steigende Zahl der Anfragen dafür, dass viele Menschen enttäuscht wurden. Diese Sache belastete mich sehr. Außerdem kamen bei unseren wöchentlichen Begegnungsterminen oft fünf, zehn oder fünfzehn Menschen an unseren Tisch.

»Wir müssen etwas unternehmen«, sagte ich eines Nachmittags auf dem Heimweg zu Angela. Max und Paddy waren gerade mit so viel Zuneigung überschüttet worden, dass wir keine Gelegenheit gehabt hatten, etwas zu essen. »Die Begegnungen mit den Hunden machen die Menschen glücklich. Aber wenn das so weitergeht, wird uns das Café rauswerfen.«

»Warum machst du dann nicht etwas Größeres daraus?«, schlug sie vor.

Ich sah zu Angela hinüber. Paddy wurde allmählich zu groß, um auf ihrem Schoß zu sitzen.

»Woran hast du gedacht?«

Paddy spähte sie über seine Schulter hinweg an. Angela lächelte und tätschelte seine Flanke.

»Eine Wohltätigkeitsveranstaltung«, sagte sie schlicht.

* * *

Wir kehrten mit einer ersten Idee nach Hause zurück. In den darauffolgenden Tagen und Wochen konnte ich nicht aufhören, darüber nachzudenken. In unseren Mittagspausen ersannen Angela und ich in langen Gesprächen einen Plan, wie möglichst viele Menschen Max und Paddy kennenlernen und damit zugleich einen guten Zweck unterstützen konnten, der uns am Herzen lag. Da ich noch nie eine

Veranstaltung dieser Größenordnung organisiert hatte, bestand meine erste Aufgabe darin, einen geeigneten Ort zu finden, an dem wir uns alle versammeln konnten. Ich entschied mich für ein Café mit einem von Mauern umgebenen Küchengarten auf dem Gelände des Lingholm Estate. Es ist ein sehr ruhiger, warmherziger und freundlicher Ort mit Blick auf den Derwentwater, und ich war den Verantwortlichen außerordentlich dankbar dafür, dass sie mir ihre Erlaubnis und ihre Unterstützung gaben.

Nachdem die Ortsfrage geklärt war, stellte ich eine Einladung auf Max' und Paddys Facebook-Seite. Ich hatte sie recht vage gehalten, da ich nicht wusste, wie die Reaktion ausfallen würde. Ich fragte einfach, ob jemand Interesse an einem gemeinsamen Spaziergang hätte, um Spenden für ein örtliches Tierheim zu sammeln, und dass wir daran dachten, uns an diesem Café zu treffen.

Gegen Ende des Tages – kurz bevor Facebook die Seite vorübergehend blockierte, da es den Anschein hatte, als würde sie mit Spam bombardiert – waren über achthundert Antworten eingegangen.

Die Reaktion war überwältigend und überraschte mich völlig. Da das von mir ausgewählte Café einen derartigen Besucheransturm nicht bewältigen konnte, begrenzte ich die Veranstaltung auf fünfundsiebzig Teilnehmer. Dies schien mir immer noch eine Menge Leute zu sein, und ich machte mir Sorgen, dass es schiefgehen würde. Ich hatte vor, mit den Leuten vom Garten des Cafés bis zum Seeufer zu gehen. Der Weg führte durch einen Wald mit Glockenblumen und zwei Feldern zu einer Brücke, und ich war ihn schon viele Male gegangen. Mit Max und Paddy brauchte ich hin und zurück eine Stunde, während ich mich ständig umsah, um sicherzustellen, dass die Strecke auch für alle Teilnehmer sicher war. Ich entschied, dass einer kleinen Schar von Hundeliebhabern neunzig Minuten für diese Erfahrung genügen sollten, und benachrichtigte alle Teilnehmerinnen und Teilnehmer, dass sie sich etwa eine Stunde vorher allmählich im Café einfinden sollten. Es gab reichlich Parkgelegenheiten, und sie hatten die Gelegenheit, sich vorher ein köstliches Mittagessen schmecken zu lassen. Deshalb hofften Angela und ich, dass es ein schöner Nachmittag für alle Beteiligten werden und es eine Möglichkeit sein würde, unserer Gemeinde etwas Gutes zu tun.

Dann kam der große Tag, hell und sonnendurchflutet, und mein Selbstvertrauen wankte.

»Was ist, wenn niemand kommt?«, flüsterte ich Angela zu. Wir befanden uns an unserem Tisch im Café, und Max und Paddy saßen brav zu unseren Füßen. Das Haus ist beliebt, und es ist stets viel los. Ich sah mich um, und wie immer genossen sowohl im Lokal als auch auf der Terrasse viele Gäste ihr Mittagessen. Einige von ihnen hatten Hunde dabei, aber das war nicht ungewöhnlich. Ich lehnte mich über den Tisch, damit niemand hören konnte, was ich sagte.

»Vielleicht habe ich bei der Einladung einen Fehler beim Datum gemacht?«

»Kerry«, sagte Angela nach dem letzten Bissen ihres Salats. »Wir haben noch zehn Minuten. Genieß doch erst einmal dein Mittagessen.«

Aber ich war so aufgeregt, dass ich keinen Bissen mehr hinunterbekam. Stattdessen nippte ich an meinem Wasserglas und behielt die Uhr im Auge. Ich konnte nur daran denken, dass wir einfach gehen konnten und niemand merken würde, wenn wir einen Riesenfehler gemacht hatten.

Als es so weit war, fragte ich: »Bist du bereit?«

»Und *du*?«, fragte Angela.

Ich warf einen Blick unter den Tisch. Was auch geschah, Max und Paddy sahen aufmerksam zu mir auf – bereit für ihren Spaziergang.

»Ich bin in guter Gesellschaft«, antwortete ich und stand auf. »Dann mal los.«

Als wir aufstanden, kehrte im Café für einen kurzen Augenblick Stille ein. Noch bevor ich verstand, was vor sich ging, erhoben sich die Menschen von ihren Stühlen. Hunde standen auf und begannen, aufgeregt mit dem Schwanz zu wedeln, während Frauchen und Herrchen eilig in ihre Mäntel schlüpften. So war es auch auf der Terrasse, wo mehrere Hunde vor Aufregung zu bellen begannen.

Ich schaute Angela an und konnte kaum glauben, was hier geschah.

»Herzlichen Glückwunsch«, sagte sie. »Dann sorge jetzt dafür, dass diese Menschen einen Spaziergang mit Max und Paddy erleben, den sie nie vergessen werden.«

Die Menschen kamen von überallher. Als wir losmarschierten, lernte ich Gäste kennen, die aus Devon im Süden Englands gekommen waren oder den weiten Weg aus dem Norden Schottlands auf sich genommen hatten. Es war unglaublich und der Beweis für mich, dass die sozialen Medien tatsächlich etwas Gutes bewirken können. Ich hatte mit achtzig Leuten gerechnet, dabei aber nicht bedacht, dass viele von ihnen Familie und Freunde mitbringen würden. So war aus einem einfachen Spaziergang eine Veranstaltung mit über einhundertzwanzig Leuten geworden, die alle für ein Tierheim spendeten, das wertvolle Dienste bei der Versorgung von obdachlosen Hunden leistete. Max und Paddy waren von Anfang bis Ende die Stars. Sie liefen mit einer solchen Begeisterung voraus, dass alle ihre neuen vierbeinigen Freunde ihrem Beispiel folgten. Die anderen Hunde gereichten ihren Haltern ebenfalls zur Ehre, und das machte die ganze Veranstaltung angenehm und unvergesslich.

Bei unserem ersten Spendenspaziergang gab es nur ein Problem, und das war mein Timing. Ich hatte gewaltig unterschätzt, wie lange es dauerte, eine ganze Gruppe zur Brücke und wieder zurückzuführen, wenn alle wild entschlossen waren, diese herrliche Gegend in vollen Zügen zu genießen. Hinzu kamen viele ausgelassene Hunde, die Max und Paddy am Seeufer fast alle ins Wasser folgten. Kein Wunder, dass mein neunzigminütiger Bummel fast den ganzen Nachmittag in Anspruch nahm. Jedenfalls endeten wir recht spät, aber die Veranstaltung hätte erfolgreicher nicht sein können.

Springer-Stars

Das Leben war schön. Meine Karriere im mobilen Schlüsseldienst machte mir Freude, und ich genoss die Zeit mit Angela. Max und Paddy waren die besten Freunde und passten trotz ihrer unterschiedlichen Charaktere zusammen wie zwei Teile eines Puzzles. Ihre Facebook-Seite wuchs immer weiter, und die vom Lingholm Estate ausgehenden Spendenspaziergänge wurden zu einem regelmäßigen Termin im Hundekalender.

Es war natürlich nicht ganz leicht, die Teilnehmerzahlen zu bewältigen. Ich wollte, dass alle Spaß an der Veranstaltung hatten. Das bedeutete, dass ich eng mit dem Café zusammenarbeiten und zugleich Rücksicht auf die Umwelt nehmen musste. Über hundert Menschen wanderten mit ihren Hunden durch die Landschaft; da war es für mich von größter Bedeutung, dass alle sich respektvoll verhielten und diese Erfahrung als Bereicherung empfanden.

Bei unseren Spaziergängen sammelten wir auch weiterhin Spenden für örtliche Organisationen, und die Menschen kamen von nah und fern, um daran teilzunehmen. Dies freute auch die Besitzer der Hotels und Pensionen in der Region sowie den örtlichen Tourismusverband. Max und Paddy wurden sogar zu offiziellen Hundebotschaftern Keswicks ernannt, was für meinen Sicherheitschef und seinen rastlosen Lehrling eine weitere Sprosse auf der Karriereleiter war. Selbstverständlich weckte diese Auszeichnung auch das Interesse der lokalen Medien, und es erschien unter anderem ein kurzer Beitrag in den Fernsehnachrichten des Regionalsenders. Alle diese Dinge machten viel Spaß, und ich war sehr stolz auf meine beiden. Sie hatten einfach Freude am Leben, und diese Freude wirkte ansteckend. Während ich dem Reporter von ihren Spaziergängen für einen guten

Zweck erzählte, war die Kamera selbstverständlich auf die Hunde gerichtet, und das war mir ganz recht. Doch dann kam die Frage, die ich schon einmal beantwortet hatte, aber nach wie vor schwierig fand.

»Erzählen Sie von dem Unfall. Ich habe einen Artikel gelesen, in dem Sie sagten, er habe eine Phase der Depression ausgelöst.«

Wenn man über die eigenen psychischen Probleme spricht, kommt man sich manchmal nackt vor. Man fühlt sich verwundbar und dem Urteil anderer ausgeliefert. Je mehr ich aber darüber sprach, desto leichter fiel es mir. Niemand verurteilte mich. Ganz im Gegenteil: Ich erfuhr jede Menge Unterstützung von den Leuten, die mir über die Facebook-Seite von Max und Paddy die besten Wünsche zukommen ließen, und ich erhielt einen steten Strom Nachrichten von Menschen, die aufgrund meiner Erfahrung die Kraft und die Bereitschaft fanden, sich ihren eigenen Herausforderungen zu stellen.

Jeder von uns hat andere Gründe für seine Liebe zu Hunden. Ich hatte sie schon immer gern an meiner Seite, aber die Begegnung mit Max war zweifellos eine Art Therapie, und sie war meine Rettung. Ich hatte gezögert, diese Dinge in Worte zu fassen, als mich die Journalistin der Lokalzeitung danach gefragt hatte. Doch dann sprachen mich die Menschen nach der Veröffentlichung des Artikels auf den Spendenspaziergängen und auf Facebook darauf an, und ich merkte, dass ich mir durch die wiederholte Schilderung einen besseren Reim darauf machen konnte. Auch wenn ich mich vor der Fernsehkamera plötzlich sehr befangen fühlte, versuchte ich doch, so wie jedes Mal, so offen wie möglich zu erzählen, was ich in jenen niederschmetternd düsteren Jahren durchgemacht hatte. Es war schwer, aber ich hatte das Gefühl, das Richtige zu tun. Ich wusste, wenn ich mich öffnen konnte, als ganz normaler Mensch, den seine Hunde gerettet hatten, würden sich vielleicht auch andere Menschen davon angesprochen fühlen. Ich wollte zeigen, dass es immer Hoffnung gibt, ganz egal wie trostlos die Lage ist, und dass sie manchmal in Gestalt von Tieren erscheint, die uns nichts als Liebe und Treue entgegenbringen.

Als der Bericht gesendet wurde, ging es auf der Facebook-Seite natürlich rund. Im Anschluss daran erkannten mich noch mehr Menschen an meinen Hunden, sprachen mich auf der Straße oder auf unseren Spaziergängen an, und baten darum, mir die Hand schütteln zu dürfen. Manche offenbarten, dass auch sie mit persönlichen Problemen zu kämpfen hatten, oder würdigten, dass es Mumm brauchte, um über die Dinge zu sprechen, die ich durchgemacht hatte. Aber alle genossen die Begegnung mit Max und Paddy. Sie waren im Doppelpack noch leichter zu erkennen, und kein Spaziergang ging vorbei, ohne dass irgendjemand schnurstracks auf mich zugelaufen kam, weil ihm meine Hunde bekannt vorkamen.

Von meinen »Springer-Stars«, wie Angela und ich sie oft spaßeshalber nannten, hatte Paddy mit sieben Monaten seinen großen Durchbruch. Der TV-Sender ITV drehte eine Sendung mit dem Titel *Britain's Favourite Walks: Top 100* (dt. etwa »Die 100 Lieblingswanderungen der Briten«) und rief bei mir an. Die Rechercheabteilung hatte den Bericht über mich gesehen, die Facebook-Seite erkundet und wollte nun wissen, ob ich Interesse daran hätte, eine reizvolle Wanderstrecke vorzuschlagen, die meinen Hunden und mir besonders gefiel. Ich zog verschiedene Routen in Betracht, aber ich wusste, dass es der Weg auf den Catbells sein musste. Diese Wanderung bedeutete mir so viel, und ich werde nie vergessen, wie ich bei der Kirche auf der Bank gesessen und davon geträumt hatte, eines Tages mit Max zu dem Aussichtspunkt mit Blick auf den See zu laufen.

In der Woche vor der Aufzeichnung regnete es ununterbrochen. Ich stellte mir vor, wie ich mit Paddy und Max auf dem steilen Weg vom Bach bergauf durch den Matsch stapfen würde, und hatte meine Zweifel daran, dass sich dies im Fernsehen gut machen würde. Doch an dem Morgen, als uns die Fernsehcrew besuchte, hörte es auf zu regnen, und die Sonne brach durch die Wolken. Es wurde ein wunderschöner Tag, und über den Bergkuppen schwebten Schäfchenwolken. Ich hatte vereinbart, mich am Seeufer mit dem Produzenten zu treffen. Er kam mit der Filmcrew im Minibus angefahren und machte beim Aussteigen keinen besonders glücklichen Eindruck.

»Ich hasse das Wandern wie die Pest!«, verkündete er nur halb im Scherz, als er mir die Hand schüttelte. »Und Hunde kann ich auch nicht leiden!«

»Ach«, sagte ich, während Max und Paddy hinter mir herumplanschten. »Vielleicht gelingt es uns ja, Ihre Meinung zu ändern.«

Alles in allem filmten wir ungefähr sieben Stunden für einen Beitrag, der in der Sendung ziemlich kurz ausfallen würde. Max und Paddy waren genial. Sie tollten auf Kommando herum oder liefen brav bei Fuß und unterhielten die ganze Crew. Es war wirklich anstrengend, da wir die Szene, in der ich erzählte, welche Bedeutung die Wanderung für mich hatte und wie sehr sie mich inspirierte, mehrfach wiederholten. Als endlich Drehschluss war, begleitete ich den Produzenten zum wartenden Taxi.

»Wissen Sie was?«, sagte er. »Das war einer der besten Tage meiner Karriere. Das Wetter war fantastisch, und Ihre Hunde sind großartig.«

»Alle Hunde sind großartig«, sagte ich. »Sie können uns unglaublich guttun.«

Schmunzelnd nahm der Produzent auf dem Beifahrersitz Platz.

»Normalerweise filme ich Nachbarn, die miteinander im Clinch liegen«, sagte er. »Ihre Spaniels sind mir da deutlich lieber. Sie schauen Sie an, als wären Sie ein Gott.«

»Vielleicht haben sie ja recht«, sagte ich frech. Aber als ich Angela später davon erzählte, sah sie das ein wenig anders.

Welchen Platz unsere Wanderung unter den besten Hundert belegen würde, wusste ich ebenso wenig wie alle anderen Mitwirkenden der Sendung. Ich setzte mich vor den Fernseher und hielt vor jeder Position des Countdowns den Atem an. Ich war davon ausgegangen, dass wir irgendwo im hinteren Bereich liegen würden. Als wir bei

Nummer fünfundsiebzig noch nicht an der Reihe gewesen waren, erklärte ich Max und Paddy, jede höhere Platzierung sei ein Triumph. Nach der Hälfte fragte ich mich allmählich, ob wir es überhaupt in die Sendung geschafft hatten.

»Denk dir nichts«, sagte Angela. »Zumindest hattest du einen schönen Tag.«

»Wir hatten viel Spaß«, pflichtete ich ihr bei und fragte mich im Stillen, ob es nicht besser gewesen wäre, auf Facebook nichts von unserem Beitrag verlauten zu lassen.

Zu Beginn der Top 20 war ich mir sicher, dass man uns gänzlich aus der Sendung gestrichen hatte. Als die Top 10 anfingen, wollte ich den Fernseher ausschalten und zu Bett gehen.

»Wart einfach ab«, sagte Angela. »Man darf die Hoffnung nie aufgeben, nicht wahr?«

Während wir uns die Wanderung auf dem fünften Platz ansahen, hätte ich ihr am liebsten gesagt, dass ich hier eine Ausnahme machen würde und dies in Ordnung für mich sei, da ich nicht den Wunsch hätte, berühmt zu werden.

Dann kam der vierte Platz, und ich sah mich selbst im Fernsehen, wie ich mit Max und Paddy den Weg entlangwanderte. Wie im Schock starrte ich auf den Bildschirm.

Am nächsten Morgen konnte ich es immer noch nicht glauben, als ich mich an den Computer setzte, die Facebook-Seite aufrief und las, wie viele Menschen uns gesehen hatten. Die ganze Woche über hatte es den Anschein, als hätten alle, die ich kannte, die Sendung geschaut, und auf einmal ging es hoch her.

Wir waren seit Jahrzehnten in Keswick zu Hause, seit ich zu Angela in die Stadt gezogen war. Damals hätte ich mir nie träumen lassen, dass man mich eines Tages bitten würde, die Weihnachtsbeleuchtung einzuschalten. Streng genommen hatte ich auch nicht selbst die Ehre, aber ich stand mit auf der Bühne.

Als ich die Einladung zum Starauftritt von Max und Paddy bekam, nahm ich an, dass es sich um eine kleine Zeremonie mit einem Fotografen der Lokalzeitung handeln und meine Frau nicht mit im Bild sein würde, damit ich nicht abhob. Kurz nachdem ich im Namen der Hunde angenommen hatte, wurde mir klar, dass ich die Größenordnung des Ereignisses unterschätzt hatte.

»Das ist jetzt das dritte Mal, dass mich die Presse um ein Interview bittet«, sagte ich zu Angela in den Tagen vor der Veranstaltung. »Auf Facebook ist sogar die Rede davon, dass ein paar Leute extra deswegen anreisen wollen.«

»Ich war heute früh in der Stadt«, sagte sie. »Hast du die Bühne gesehen, die sie auf dem Marktplatz aufbauen?«

Mir wurde ein wenig übel, als ich das hörte. Glücklicherweise wusste ich immer, wenn mir ein beängstigender Auftritt im Rampenlicht bevorstand, dass Max und Paddy die Aufmerksamkeit auf sich ziehen würden.

»Lasst mich nicht im Stich, Jungs«, sagte ich. »Ihr müsst nur einen Schalter umlegen.«

Einem der Techniker, der mehr Grips hatte als ich, war zum Glück aufgefallen, dass Hunde nicht sonderlich fingerfertig sind. Statt Max und Paddy mit einem Hebel zu konfrontieren, baten mich die Organisatoren deshalb, die Hunde zu einer Probe nach Cockermouth zu bringen, damit sie die geplante Lösung testen konnten.

»Es ist eine Kiste«, sagte ich, als sie die hundefreundliche Apparatur enthüllten.

»Aber nicht irgendeine Kiste.« Der leitende Techniker bedeutete Max, auf die Box zu springen. Max sah mich an. Ich nickte, und prompt kam er der Aufforderung nach. Die mit Lämpchen gefüllte Kiste leuchtete rot auf. »Sehen Sie!«, sagte der Mann stolz. »Sie reagiert auf Druck.«

»Genial«, sagte ich, während Max heruntersprang. »Und dadurch wird dann die Weihnachtsbeleuchtung angeschaltet?«

»Nein, das erledige ich mit einem Schalter«, sagte er. Diese Antwort war ziemlich ernüchternd, aber ich wusste zu würdigen, dass die Bürger von Keswick den Zauber spüren würden. »Das wird spitze!«

Am Tag der Veranstaltung wurde ich immer hibbeliger. Ich wagte es nicht, einen Abstecher zum Marktplatz zu machen, um mir die Vorbereitungen anzusehen. Da so viele Menschen – von Freunden und Nachbarn bis hin zu Fans der Facebook-Seite – ihr Kommen angekündigt hatten, tat ich einfach, als gäbe es keine Veranstaltung. Aber als die Sonne allmählich unterging, konnte ich es nicht länger verdrängen. Ich bürstete Max und Paddy und erinnerte die beiden an ihre Pflichten.

»Einer von euch muss auf die Kiste springen. Das war's. Wer von euch das macht, ist egal, aber Weihnachten in Keswick hängt davon ab.«

Seit sich Paddy zu Max gesellt hatte, wird gelegentlich die Vermutung laut, ich hätte sie nach den Hauptfiguren der beliebten britischen Sitcom *Max and Paddy's Road to Nowhere* des Komikers Peter Kay auf Channel 4 benannt. Das ist purer Zufall, doch wie ich auf der Facebook-Seite erfuhr, hatten ein paar Jungs aus Newcastle missverstanden, wer die Beleuchtung einschalten würde, und einen Minibus gemietet, um herzukommen. Folglich waren sie nun – kurz, bevor meine Hunde die Bühne betraten – in der Stadt und hofften, ihr Comedy-Idol und seine Truppe zu sehen.

Ich fühlte mich schrecklich deswegen, und das war nicht gut für mein Selbstbewusstsein. Bevor ich das Haus verließ, warf ich einen prüfenden Blick in den Spiegel. Ich war so blass, dass ich aussah, als bekäme ich die Grippe.

»Du bist nur nervös«, versicherte mir Angela und schlüpfte in ihren Mantel. »Wenn du erst einmal dort bist, ist alles gut.«

Wir hatten Max und Paddy an der Leine und trafen unterwegs zufällig auf eine Nachbarin aus unserer Straße, die gerade aus der

Richtung des Marktplatzes kam. Ich blieb stehen und fragte, was sich dort tat.

»Es sind schon ein paar Leute da«, erwiderte sie.

Ich wandte mich an Angela.

»Das hört sich nicht gut an. Wollen wir nicht einfach umkehren und so tun, als gäbe es diese Veranstaltung nicht?«

»Na los«, sagte sie. »Wir dürfen uns nicht verspäten.«

Der Weg zum Marktplatz schlängelt sich durch eine Reihe von Straßen. An jeder Ecke hatte es den Anschein, als würden immer mehr Menschen in die gleiche Richtung laufen wie wir. Ich dachte, dass unsere Nachbarin entweder die Zahl der Besucher unterschätzt hatte oder dass an diesem Abend noch eine andere Veranstaltung in Keswick stattfand. Nach der Frequenz zu urteilen, mit der Max und Paddy mit dem Schwanz wedelten, schien ihnen klar zu sein, dass etwas Aufregendes im Gange war. Aber erst, als wir am Marktplatz um die Ecke bogen und uns die riesige Menschenmenge vor der Bühne zum Anhalten zwang, musste ich den Tatsachen ins Auge sehen.

Max und Paddy würden die Weihnachtsbeleuchtung anschalten, und die Menschen waren in Scharen gekommen, um dies mit ihnen zu feiern. Die Buden auf dem Wintermarkt waren voll mit Waren, in der Mitte stand ein prachtvoller Baum, und ich empfand die Atmosphäre als ebenso magisch wie furchterregend.

Es dauerte eine Weile, bis wir uns am Rande der Menschenmenge entlanggequetscht und den Bereich für die Gäste erreicht hatten. Dort wurden wir von unserem freundlichen Techniker und dem Moderator der Veranstaltung begrüßt.

»Wer von den beiden wird auf die Kiste springen?«, fragte der Moderator, bevor wir die Stufen zur Bühne hinaufstiegen. Er wandte sich um und sah zu Max und Paddy hinunter, die zu ihm aufschauten, als hätte er vielleicht etwas Feines für sie.

»Das wird eine Überraschung«, sagte ich. Ehrlich gesagt hatte ich keinen Schimmer.

Wir betraten die Bühne unter donnerndem Applaus. Meine Knie wurden butterweich. Während ich mich durch ein kurzes Interview quälte, zeigten die Jungs nicht die Spur von Lampenfieber. Anschließend richteten sich die Scheinwerfer auf Max und Paddy. Ich trat einen Schritt zurück und stimmte in den Countdown ein. Es war Paddy, der mich dabei ansah. Ich schnippte im richtigen Moment mit den Fingern und zeigte auf die Kiste. Sofort sprang Paddy unter dem lauten Johlen des Publikums hinauf. Dies war das Signal für den Techniker, und augenblicklich erstrahlte der Marktplatz im funkelnden Glanz der Weihnachtsbeleuchtung.

Es war phänomenal.

Als Paddy heruntersprang, drückte ich ihn fest und schloss auch Max in die Umarmung ein. Sie hatten ihre Aufgabe sehr gut gemacht und hatten nun die ganze Gemeinde hinter sich. Der Moderator verkündete, dass in einem Hof am anderen Ende des Marktplatzes die Gelegenheit zu einer persönlichen Begegnung mit den Hunden bestünde. Als wir uns anschickten, die Bühne zu verlassen und hinüberzugehen, bemerkte ich ein kleines Mädchen mit zwei Plüschhunden. Ich lächelte und winkte ihr zu, dann folgte ich einem Sicherheitsmann, der uns sicher durch die Menge geleitete.

Es war ein Riesenspaß, so viele Menschen kennenzulernen. Sogar die Jungs aus Newcastle schauten vorbei, um Hallo zu sagen. Nachdem sie gemerkt hatten, dass Max und Paddy keine Peter-Kay-Charaktere, sondern Springer Spaniels waren, waren sie aufgekratzt in den nächsten Pub gestürzt und – bis auf den Fahrer – dazu übergegangen, sich volllaufen zu lassen. Sie waren superwitzig, und es war eine Freude, sie kennenzulernen; genau wie alle anderen, die sich anstellten, um Max und Paddy zu treffen. Sogar das kleine Mädchen mit den beiden Plüschhunden schaute mit ihrer Mutter vorbei. Sie setzte sich neben Max und streichelte ihm etwa eine Viertelstunde lang das Ohr. Mir war bewusst, dass auch andere darauf warteten, an die Reihe zu kommen, aber sie wirkte wie gebannt.

»Sie nimmt diese beiden Plüschhunde überall mit hin«, sagte ihre Mutter, als es ihr endlich gelang, sie loszueisen. »Sie heißen Max und Paddy.«

Früh am nächsten Morgen erhielt ich über Facebook eine Nachricht, die mich tief berührte. Sie stammte von der Mutter des kleinen Mädchens, die mir dafür dankte, dass ihre Tochter so viel Zeit mit Max hatte verbringen dürfen. Ich antwortete, dass es mir eine große Freude gewesen sei, und schickte ihr einen Kalender von meinen Hunden, den ich in diesem Jahr gemacht hatte.

Einige Tage später revanchierte sich die Mutter mit einem kurzen Video, auf dem zu sehen war, wie ihre Tochter die Bilder zu den einzelnen Monaten des Jahres mit großen, staunenden Augen betrachtete. Es war reizend, und in der darauffolgenden Korrespondenz erfuhr ich, dass das kleine Mädchen schulisch ins Hintertreffen geraten war. Sie hatte Legasthenie und war wegen ihrer Probleme mit dem Lesen und Schreiben gehänselt worden. Dies hatte ihr Selbstvertrauen erschüttert und ein Ekzem aufflammen lassen, aber sie hatte Trost bei diesen beiden Plüschhunden gefunden, und da sie ein Fan der Facebook-Seite war, hatte sie sie entsprechend getauft. Eine Woche später schrieb ihre Mutter erneut, um zu berichten, dass ihre Tochter ein Gedicht über die Begegnung mit Max geschrieben habe. Doch damit nicht genug. Das Gedicht hatte in einem lokalen Wettbewerb sogar einen Preis gewonnen, was mich riesig freute. Laut ihrer Mutter war dies eine weitere Etappe auf dem Weg ihrer Tochter, wieder ganz sie selbst zu werden, und sie schrieb diesen Erfolg der Hilfe durch meine Hunde zu. Einmal schlossen sich das Mädchen, ihre Mutter und ihr kleiner Bruder auch bei unserem Spaziergang an, und sogar hier lugten die beiden Plüschtiere aus ihrem Rucksack. Es war bezaubernd und eine große Freude zu sehen, wie sie in Max' und Paddys Gesellschaft aufblühte.

Eine Weile später berichtete ihre Mutter, sie hätten sich einen Springer-Spaniel-Welpen angeschafft. Danach, so sagte sie, sei es mit ihrer Tochter bergauf gegangen, und innerhalb weniger Tage sei ihr Ekzem verschwunden.

Ist das nicht herrlich?

Die berüchtigte Brown Leg Gang

Im Sommer 2018 hatten Max und Paddy bereits eine Reihe von Spendenspaziergängen hinter sich und wurden deshalb für eine Auszeichnung nominiert, die mich zu Tränen rührte. Verliehen wurde sie von der People's Dispensary for Sick Animals, kurz PDSA. Diese tierärztliche Wohltätigkeitsorganisation kümmert sich um kranke oder verletzte Tiere, deren Besitzer in finanzielle Not geraten sind. Die Nominierung für die Auszeichnung durch die PSDA kam in Form eines Briefes. Sie würdigte, dass Max und Paddy sich für die Menschen einsetzten und ihr Leben bereicherten. In dem Schreiben hieß es, Max habe mich vom Rande des Abgrunds gerettet und mir zurück ins Leben geholfen; darüber hinaus wolle die Organisation die Arbeit der beiden als »virtuelle Therapiehunde« würdigen, da sie mit ihrer Facebook-Seite so vielen Menschen Freude und Trost schenkten.

Die Zeremonie mit über siebzig Gästen fand in einem Hotel in Penrith statt. Viele von ihnen waren Fans von Max und Paddy und hatten eigene Geschichten zu erzählen. Eine Frau hatte ihren Sohn verloren und Trost bei einem Hund gefunden, der sie auch zu der Veranstaltung begleitet hatte. Sogar meine kleine Freundin mit den beiden Plüschwelpen und ihre Mutter waren da. An jenem Tag wurden meine beiden Hunde geehrt; in Wirklichkeit aber würdigt diese Auszeichnung unsere Verbindung zu all unseren vierbeinigen Freunden.

Inzwischen hatte ich meine Geschichte so oft erzählt, dass mir etwas wohler dabei war, wenn ich mich derart öffnete. Ich war kein abgeschottetes Individuum mehr, das seine Gefühle unter Verschluss hielt; sie befanden sich direkt unter der Oberfläche. Es konnte sogar passieren, dass ich meinen Gefühlen ganz ungehemmt freien Lauf ließ. Ich war glücklich damit. Es fühlte sich befreiend an, und ich hielt es Max und Paddy zugute, dass sie mir geholfen hatten, diesen Wandel zu vollziehen. Außerdem hatte ich gesehen, welche Wirkung es auf Menschen hatte, die gerade in persönlichen Schwierigkeiten steckten. Wenn ein ganz normaler Kerl wie ich zu seinen Depressionen und den Hunden stehen konnte, die ihm geholfen hatten, sie zu überwinden, konnte jeder seine Geschichte erzählen. Hunde sind auch wunderbar, um in Gesellschaft das Eis zu brechen. Nach der Zeremonie kamen die Leute, um mit mir zu sprechen. Im Mittelpunkt aber standen Max und Paddy, und das machte es manchen Menschen leichter, heikle oder persönliche Themen anzusprechen. Oft spielten sie mit den Hunden, während sie herzzerreißende Geschichten erzählten, um dann mit einem Lächeln zu enden. Ihre Probleme waren damit natürlich nicht aus der Welt. Doch dieser erste Schritt, sich mit der Hilfe von zwei gefühlvollen Hunden mit diesen Dingen zu beschäftigen, ließ sie Hoffnung schöpfen.

Zur gleichen Zeit hatte auch die Facebook-Seite von Max und Paddy ein Eigenleben entwickelt. Da so viele Menschen etwas dazu beitrugen, war eine lebendige Gemeinschaft entstanden. Hinzu kam, dass sich dort alles um positive Werte drehte. Die Besucher kamen auf die Seite, um zwei lebenslustige Hunde in einer wunderschönen Gegend Großbritanniens zu sehen und dadurch ein klein wenig Auftrieb zu bekommen. Ich wusste um die Macht dieser Seite, aber ich gab nicht vor, irgendwelche Wunder zu wirken. Meine Rolle bestand darin, regelmäßig schöne Bilder und Videos einzustellen und meine Liebe zu meinen geliebten Springer Spaniels zu teilen. Aus ihrer Rasse machte ich kein großes Thema. Jeder Hund mit einem liebevollen Herzen kann eine Bindung zu einem Menschen in Not aufbauen. Als der TV-Sender ITV ein weiteres Mal wegen einer Sendung namens *Britain's Top 100 Dogs* (dt. etwa »Die hundert beliebtesten Hunde Großbritanniens«) an mich herantrat, war ich schon deshalb gern bereit, einen Beitrag mit Max und Paddy zu drehen, um die Hundetherapie bekannter zu machen.

Wieder reiste eine Filmcrew in den Lake District, und wieder erwiesen sich meine Hunde als Fernsehstars. Sie sprangen für die Kamera vom Anlegesteg, um anschließend über die Hänge zu toben, während sie mit einer Drohne von oben gefilmt wurden. Es war ein weiterer herrlicher Tag und eine tolle Erfahrung, aber ich kehrte ohne jede Erwartung nach Hause zurück, dass wir an den Erfolg von *Britain's Favourite Walks: Top 100* würden anknüpfen können.

Springer Spaniels sind ein Teil meines Lebens, seit ich ein junger Mann war. Ich habe diese Rasse wegen ihrer Lebensfreude, ihrer treuen Kameradschaft und der intensiven Bindung lieb gewonnen, zu der sie fähig sind. Dabei hatte ich nicht bedacht, dass Hundeliebhaber im Allgemeinen diese Eigenschaften ebenfalls bemerken und würdigen würden.

Am Abend der Live-Sendung hatte ich erneut das merkwürdige Gefühl, neben mir zu stehen, als ich mich mit Max und Paddy im Fernsehen sah. Es dauerte eine Weile, bis ich registriert hatte, dass der Springer Spaniel der Briten viertliebste Hund war. Nach Erreichen der Top 10 hätte ich jede Platzierung als großartiges Ergebnis gewertet, und als der Countdown der letzten fünf begann, wurde die Spannung unerträglich. Ich konnte es nicht glauben, aber in gewisser Weise bestätigte mir das Ergebnis, dass ich nicht allein war: Wie es schien, wusste das ganze Land um die Magie und die entspannende Wirkung einer Hunderasse, die sich voll und ganz der Aufgabe widmete, das Leben in vollen Zügen zu genießen. In den Tagen nach der Sendung wurde ich von wildfremden Menschen auf der Straße angesprochen, die mir die Hand schütteln und mir dafür danken wollten, dass ich über das Thema Depression gesprochen hatte. Außerdem erreichten mich über die Facebook-Seite zehntausend Nachrichten von Menschen, die würdigten, dass Hunde tatsächlich Leben retten können.

Ich schätzte mich sehr glücklich, Max und Paddy zu haben. Sie verliehen meinen Tagen eine Struktur und leisteten mir Gesellschaft, wohin ich auch ging. Mehr hätte ich nicht von ihnen verlangen können. Als ich den Entschluss fasste, dass ich noch einen Hund brauchte, wusste ich deshalb auch, dass Angela entsetzt sein würde.

»Ich kann es nicht erklären«, sagte ich. »Ich habe einfach das Gefühl, dass drei von ihnen eine supergeniale Gang wären.«

Dieses Mal hatte ich zwar meinen Mut zusammengenommen, konnte aber im Gespräch mit meiner Frau sehen, wie sie sich im Geiste bereits von der Vorstellung verabschiedete, in den nächsten Monaten jemals einen sauberen Küchenboden zu haben. Zudem renovierten wir gerade auch noch das Haus. Einen schlechteren Zeitpunkt hätte ich nicht wählen können.

»Ich weiß nicht, Kerry.«

Ich hatte erwartet, dass Angela einen weiteren Hund kategorisch ablehnen würde. Stattdessen reagierte sie verdutzt und zögerte. Dies war ein kleiner Hoffnungsschimmer. Die Lage war also nicht völlig aussichtslos, und ich war entschlossen, meine Frau zu überzeugen.

»Das hätte ich beinahe vergessen«, sagte ich und überreichte ihr ein als Geschenk verpacktes Päckchen. »Max und Paddy haben dir etwas besorgt.«

Angela wusste haargenau, was ich damit bezwecken wollte. Mir war klar, dass ich ihre Zustimmung nicht erkaufen konnte. Aber ich wollte zeigen, dass ich ihre Toleranz für meine verrückte Ergebenheit diesen Hunden gegenüber zu schätzen wusste.

»Willst du mich etwa bestechen?«, fragte sie beim Auspacken. »Das funktioniert bei mir nicht … oh, ein neues iPhone!«

Eine Nachricht der Züchterin, der wir Paddy zu verdanken haben, hatte mich davon überzeugt, es noch einmal zu versuchen. Sie sagte, sie plane einen letzten Wurf mit seiner Mutter Molly. Mehr war nicht nötig, damit ich mich für einen Welpen vormerken ließ. Paddy bekäme einen kleinen Bruder, und Max könnte einem weiteren Schützling zeigen, wo's langgeht.

Nur wenige Minuten, nachdem Angela ihr neues Telefon hochgefahren hatte, suchte sie bei Google nach einem Namen für den Neuzugang. Ich wusste, dass ich wieder ein Männchen haben wollte; es schien einfach zu passen. Wenn der Wurf da war, mussten wir den Welpen nur noch abholen. Als die Züchterin anrief, um einen Zeitpunkt zu vereinbaren, sagte sie im Spaß, sie wisse bereits, für welchen Welpen ich mich entscheiden würde.

»Das werde ich Angela überlassen«, erwiderte ich, da ich sie dieses Mal stärker einbinden wollte.

Im Laufe der Zeit hatte meine Frau ihre Einstellung zum Leben mit Springer Spaniels geändert. Es konnte durchaus lebhaft und hektisch zugehen, aber inmitten dieses Wahnsinns gab es Liebe und Zuneigung, was ihr nicht verborgen geblieben war.

»Wie wär's mit dem hier?«, fragte Angela mit einem Welpen auf dem Arm. Wir waren zufällig gerade vorbeigekommen, als die kleinen Kerlchen zum ersten Mal die Augen öffneten. »Er hat ein braunes Beinchen, genau wie Paddy.«

Ich warf einen schnellen Blick auf die Züchterin. Sie lächelte vielsagend, als habe sie genau aus diesem Grund das Gefühl gehabt, dass der Welpe für uns bestimmt sei.

Angela reichte mir den Kleinen. Zu meinen Füßen buhlte ein ganzes Häufchen Welpen um Aufmerksamkeit. Ich drückte ihn an meine Brust. Ich konnte ebenso wenig wie meine Frau ignorieren, dass er in der Tat über das gleiche auffällige Merkmal verfügte wie sein großer Bruder.

»Sollen wir dich nehmen?«, fragte ich und hob ihn hoch, bis unsere Gesichter auf gleicher Höhe waren.

Der Welpe leckte mir über die Nase, und damit war die Sache geritzt.

Ich war immer der Ansicht, dass sowohl Max als auch Paddy gute, solide Namen waren, und wollte dem neuen Hund keinen willkürlichen Namen wie Spud oder Dave geben. Mir war außerdem klar, dass eine große Verantwortung auf seinen Schultern lastete, wenn er auch nur die geringste Ähnlichkeit mit den beiden anderen hatte. In den Wochen bis zu seiner Ankunft bei uns überlegten Angela und ich lang und breit, wie wir ihn nennen sollten. Für mich ist die Namensgebung eine große Sache. Wählt man einen Namen, der zu einem Welpen passt, in den er hineinwächst oder der möglicherweise seinem Charakter entspricht? An dem Tag, an dem wir ihn besuchten, fiel uns schließlich etwas ein, das wir beide passend fanden. Da die Leserinnen und Leser auf Facebook ständig nachfragten, stellte ich ein Bild von unserem süßen Familienzuwachs mit einigen Gedanken zu seiner Zukunft ins Netz.

Max ist mein König der Seen, mein Lebensretter und das Licht im Leben vieler Menschen. Paddy Padawan kam als sein Lehrling zu uns und fand sich schneller in seine Rolle ein, als er ein Spielzeug aus dem Secondhandshop zerlegen kann. Wir sind unglaublich stolz auf die beiden – darauf, wie sie sich entwickelt haben, und auf das, was sie tun.

Am Tag seiner Namensgebung öffnete unser neuer Welpe die Augen. Er wird in seinem Leben hoffentlich noch so viel sehen. Er ist zwar klein, aber er kann in die ganze Welt hineinwachsen.

Wir haben ihm den Namen eines Prinzen gegeben, der viele Tausend junge Menschen auf der ganzen Welt inspiriert – Jung und Alt. Dieser Mann hat offen über seine Depressionen und psychischen Probleme gesprochen. Er hilft und inspiriert Tausende verwundeter Soldatinnen und Soldaten, die an posttraumatischer Belastungsstörung leiden, damit sie den verdienten Respekt erhalten, und ermöglicht es ihnen, ein erfülltes Leben zu führen.

Wir werden unseren Welpen nach Prinz Harry benennen. Wird unser kleiner Mann auch nur einen Menschen dazu inspirieren, offen über Depressionen zu sprechen, oder eine einsame Seele zum Lächeln bringen und sich erwünscht zu fühlen? Vielleicht wird er ja ein Kind dazu veranlassen, das Telefon wegzulegen und hinaus-

zugehen, um ein echtes Abenteuer zu leben, das sein Leben verän-
dert?

Unser neuer Welpe stieß noch im gleichen Jahr kurz nach Weihnachten zu Max und Paddy. Harrys Bett stand neben den beiden anderen,
doch in kürzester Zeit ging alles wild durcheinander. Manchmal sah
ich, wie Harry in Max' Bett schnarchend auf dem Rücken lag und die
Pfoten in die Luft reckte, während sich Max und Paddy aneinander-
kuschelten. Ein anderes Mal lagen sie – vor allem nach einem langen
Spaziergang in den Bergen – alle auf einem Haufen im gleichen Bett.
Aus diesen verrückten Springer Spaniels wurde ein eng zusammen-
geschweißtes Trio, und ich empfand es als großes Privileg, in seinem
Mittelpunkt stehen zu dürfen.

Harry blieb nicht lang klein. Er legte bereits als Welpe mit beeindruckender Geschwindigkeit an Gewicht zu und entwickelte sich zu
einem starken, lebhaften, neugierigen und stattlichen jungen Hund.
Er ist eine sanfte Seele mit einem großen Herzen und großen Pfoten
und bereits als Botschafter für die PDSA tätig. Meine Jungs werden
oft in Schulen eingeladen, wo Harry zeigt, was er kann. Er geht ganz
sanft mit Kindern um – vor allem Kindern, die mit Hunden nicht
vertraut sind. Er hilft ihnen, Selbstvertrauen zu entwickeln, indem
er einfach stillsitzt, während sie ihn streicheln und sich anschließend
mit ihm unterhalten, als hätten sie soeben einen Freund fürs Leben
gefunden.

Selbstverständlich hat Harry alles von Max und Paddy gelernt –
von den Fähigkeiten, die er als Therapiehund braucht, bis hin zur
hohen Kunst des Stegspringens. Anfangs begegnete er dem Wasser
mit Zurückhaltung. Er drückte sich am Ufer herum und beobachtete interessiert, wie seine Spießgesellen in großen Kreisen herum-
schwammen. Eines Tages nahm er schließlich seinen Mut zusammen
und folgte ihnen ins Wasser. Inzwischen gefällt es ihm so gut, dass er
oft als Erster hineinspringt.

Wenn es darum geht, für Fotos zu posieren, ist Harry ein Naturtalent. Er gesellt sich immer zu den anderen beiden, ob sie auf einer Bank sitzen oder stolz an einem Berghang stehen, und es war hinreißend, ihn von einem kleinen Kerlchen zum größten der drei Hunde heranwachsen zu sehen. Als Trio passen sie hervorragend zusammen. Sobald die drei aus dem Transporter gestürmt sind, laufen sie auf unseren Spaziergängen gemeinsam voraus, kehren aber auch immer wieder zurück, um nach mir zu sehen. Sie sind voller Leben und so aufmerksam gegenüber ihrer Umgebung. Obwohl ich nicht im gleichen Tempo hinter ihnen herflitzen kann, ist es immer eine freudvolle Erfahrung.

Mein Ziel ist es, auf jedem Spaziergang Aufnahmen von ihnen zu machen. Sobald ich mein Smartphone heraushole, um ein Foto zu schießen, finden sie zusammen wie eine leicht unkoordinierte und hyperaktive Akrobatentruppe. Die Reaktion der Öffentlichkeit auf meine Bilder erstaunt mich nach wie vor. Ich stelle ein Bild auf die Facebook-Seite, und Tausende von Menschen klicken »Gefällt mir«. Ob sie sich kurz über die Hartnäckigkeit amüsiert haben, mit der Max einen breiten Stock durch einen engen Durchlass gezerrt hat, oder für einen Augenblick der Realität entfliehen wollten: Ich weiß aus eigener Erfahrung, was Hunde bewirken können. Die ganze Sache geht mir immer noch sehr nahe. Ich bin traurig, wenn ich daran denke, was wohl aus meinem Leben geworden wäre, wenn ich Max nicht begegnet wäre. Ich bin ein völlig anderer Mensch als vor dem Unfall. Der Vertreter mit dem Ehrgeiz, Verkaufsziele zu erreichen, ist verschwunden. Ich bin jetzt glücklicher und habe Frieden mit meiner Kindheit geschlossen. Von Zeit zu Zeit höre ich jemanden sagen, ich hätte Max geholfen, sein Licht leuchten zu lassen, doch in Wirklichkeit ist es umgekehrt.

In einer Welt, die uns zuweilen sehr düster erscheinen kann, bekommen wir von den Hunden an unserer Seite nichts als Liebe, Zuneigung, Freude und Hoffnung. Max, Paddy und Harry bringen Licht in mein Leben, und ich hoffe, dass dieses Licht auch weiterhin für andere Menschen leuchten wird. Es spielt keine Rolle, ob es sich um mein Trio aus vierbeinigen Bergläufern oder irgendeinen anderen Hund vom edelsten Rassetier bis hin zum streunenden Straßenköter handelt: In jedem Hund steckt die Chance auf eine Beziehung, die ein Leben lang halten kann. Man muss nur den Anfang machen.

Aus dem Garten in den Palast

Paddy und Harry helfen Max, unsere Spendenspaziergänge immer erfolgreicher zu machen. Wir haben schon eine ganze Reihe von verschiedenen Ausflügen organisiert. Sie dienen dazu, Spenden für wohltätige Zwecke zu sammeln, und werden immer beliebter. Ich freue mich immer sehr, wenn so viele Menschen und ihre Hunde zusammenkommen. Es ist grundsätzlich eher ein Springer-Spaniel-Ding, aber Hunde aller Rassen sind willkommen. Sogar Möpse!

Es ist unglaublich, aber mittlerweile haben meine Jungs über 90 000 Pfund an Spenden für wohltätige Zwecke gesammelt. Ich bin immer sprachlos vor Rührung, wenn ich daran denke, wie viel Gutes sie bewirken – und ihre Leistung ist nicht unbemerkt geblieben.

»Ange«, rief ich eines Morgens zu meiner Frau hinauf, nachdem ich die Post geholt hatte. In der Hand hielt ich einen Umschlag mit einem imposanten Wappen und einer Einladung, die mich komplett überwältigte. »Wir sind in den Buckingham Palace eingeladen!«

»Was hast du gesagt?« Dieser Satz hatte genügt, um Angela von der Arbeit wegzulocken. »Machst du Witze?«

Ich zeigte ihr den Brief aus dem Büro des Lord Lieutenant von Cumbria, der Angela und mich in Anerkennung unserer Spendenbemühungen zur Royal Garden Party – der Gartenparty der Queen – lud.

»Ich freue mich riesig«, sagte ich, während sie die Einladung mit eigenen Augen las. »Allerdings wird mit keinem Wort erwähnt, ob die Hunde eingeladen sind.«

»Das ist keine Hundeschau, Kerry.«

Ich konnte bereits spüren, wie sich Trennungsängste in mir regten. Seit ich offiziell sein Herrchen war, waren Max und ich noch keinen Tag getrennt gewesen. Paddy und Harry kannten kein Leben ohne mich. Als wir die Crufts, besagte Hundeausstellung, besucht hatten, waren wir alle zusammen hingefahren.

»Ich weiß nicht, ob ich hingehen will«, gestand ich. »Nicht ohne Max. Wenn es ihn nicht gäbe, hätten wir keinen Penny an Spenden eingenommen.«

Angela betrachtete die Einladung.

»Es steht aber auch nirgends, dass wir ihn nicht mitbringen dürfen«, sagte sie.

Ich beschloss, in dem Büro anzurufen, das die Einladung geschickt hatte. Am Telefon war eine sehr nette Dame, die ein kristallklares Englisch sprach und höflich zuhörte, als ich fragte, ob ich meinen Hund mitbringen dürfe.

»Ist es ein Arbeitshund?«, fragte sie. »Mit einer Uniform?«

Ich erklärte ihr, dass Max ein qualifizierter Therapiehund sei und in der Tat ein entsprechendes schickes rotes Jäckchen besäße.

»Zählt das?«, fragte ich hoffnungsvoll und war entzückt über ihre Bestätigung. Nachdem sie ein paar Erkundigungen eingezogen hatte, rief sie zurück, und mit einem Mal hatten wir eine Einladung für zwei Personen plus Hund.

Es war jammerschade, dass Paddy und Harry daheimbleiben mussten, aber das sah ich ein. Die beiden sind noch jung, und ich zweifle nicht daran, dass auch ihr großer Auftritt eines Tages kommen wird. Aber dieses Mal drehte sich alles um Max. Nachdem ich dafür gesorgt hatte, dass Paddy und Harry bei ihrer Mutter Molly bleiben konnten, war mir viel wohler dabei, sie allein zu lassen. Ich war mit der Züchterin in Kontakt geblieben, und wir waren gute Freunde geworden. Als der große Tag anbrach, fuhren wir sehr früh los, damit wir genügend Zeit hatten, die beiden abzuliefern, und sie sich eingewöhnen konnten. Ich wusste, dass sie in guten Händen waren. Ich vermutete sogar, sie würden sich großartig amüsieren.

Nun waren nur noch Angela, Max und ich übrig, um nach Penrith zu fahren und dort den Zug nach London zu nehmen. Ich hatte alles durchgeplant und einen üppigen zeitlichen Puffer eingebaut, damit wir keinen Stress bekamen.

»Ich finde keine Parklücke«, sagte ich zu Angela, während wir durch den Parkplatz für Langzeitparker am Bahnhof kurvten. Wegen des starken Verkehrs hatten wir fast eine Stunde länger gebraucht als vorgesehen, und ich umklammerte das Lenkrad so fest, dass meine Knöchel weiß hervortraten. »Was sollen wir nur machen?«

»Nur die Ruhe«, erwiderte sie. »Wir haben genügend Zeit, um am anderen Ende der Stadt zu parken und mit dem Taxi zum Bahnhof zu fahren.«

Eine halbe Stunde später saßen wir in einem stehenden Taxi, dessen Fahrer vergeblich versuchte, die defekte automatische Parkbremse zu lösen. Ich hatte die Hoffnung schon fast aufgegeben. Während Angela ein weiteres Taxi rief, schaute ich Max an. Er saß geduldig neben mir und zeigte keinerlei Anzeichen davon, dass er ebenso gestresst war wie wir. Wieder einmal half mir seine beruhigende Gegenwart, nicht durchzudrehen. Ich dachte mir, falls wir es nicht schaffen würden, könnten wir stattdessen einen schönen langen Spaziergang machen. Aber Angela hatte ihr bestes Kleid eingepackt, und ich wusste, dass Aufgeben nicht in Frage kam.

Wir erwischten den Zug wenige Minuten vor der Abfahrt. Ich hatte die Tickets im Voraus gebucht und einen Platz an einem der Tische ausgesucht, damit wir gemeinsam die Aussicht genießen konnten. Max war in seinem Element. Der Zug war noch eine Stufe über dem Transporter und hatte darüber hinaus den Vorteil, dass Mitreisende auf dem Weg zum Speisewagen stehen blieben, um ihn zu bewundern. Es gibt nichts Besseres als einen Hund, um auf Reisen in Kontakt zu kommen, und Max genoss jede Minute.

Auf der Fahrt nach London las ich die ermutigenden Botschaften auf der Facebook-Seite vor. Ich hatte verraten, dass wir auf dem Weg in den Buckingham Palace waren, und die Zahl der Antworten war sprunghaft in die Höhe geschossen. Die Menschen brachten meinem kleinen Hund so viel Liebe entgegen, und es gab großes Interesse seitens der Presse. Nachdem wir am Bahnhof eingetroffen waren und in das hundefreundliche Hotel eingecheckt hatten, in dem wir übernachten würden, trafen wir uns mit der Reporterin einer überregionalen Zeitung. Die Redaktion hatte angefragt, ob sie über Max' Ausflug berichten durften. Ich betrachtete dies als Gelegenheit, seine wunderbare Arbeit noch bekannter zu machen, was im Hinblick auf künftige Spendenaktionen nur hilfreich sein konnte.

Allmählich wurden Angela und ich ziemlich nervös. Wir hatten uns im Hotelzimmer umgezogen, und Max trug seine knallrote Jacke. Es war schon eine Weile her, dass ich zum letzten Mal eine Krawatte getragen hatte. Ich fühlte mich ziemlich unwohl und wünschte, ich könnte mich ebenso elegant bewegen wie Angela. In ihrem Tupfenkleid sah sie entzückend aus. Die Journalistin begleitete uns in einem schwarzen Taxi zum Buckingham Palace. Unterwegs verriet sie mir, wo der beste Platz im Garten war, um einen guten Blick auf die Mitglieder der königlichen Familie zu erhaschen, wenn sie erschienen, um ein Bad in der Menge zu nehmen. Ich hatte den Eindruck, dass wir von diesen Insiderinformationen durchaus profitieren konnten.

Als der Buckingham Palace vor uns auftauchte, stiegen wir am Tor für die Besucher der Gartenparty aus. Mir war nicht klar gewesen, dass wir uns in derart illustrer Gesellschaft befinden würden. Hier standen Tausende von Menschen in ihrem Sonntagsstaat, die alle wegen ihrer gesellschaftlichen Verdienste eingeladen waren. Der Gedanke, zu ihnen zu gehören, machte mich demütig, aber Max erwies sich einmal mehr als Katalysator für Unterhaltungen und Gespräche. Wir begegneten vielen Menschen. Einige von ihnen kannten die Facebook-Seite, darunter auch die berittene Polizei. Max posierte neben ein paar sehr schönen Pferden und ihren Reitern für ein Foto. Dann war da noch der Fotograf der Zeitung. Er bat mich, mich mit den Palasttoren im Hintergrund neben Max auf den Boden zu knien. Ich war sehr stolz in diesem Augenblick, der allerdings ein jähes Ende nahm, als ich spürte, wie unter meiner Fußsohle etwas nachgab.

»Was hast du denn?«, fragte Angela, als ich vor mich hin brummte und mich mühsam aufrichtete.

»Ich habe ein Problem mit meinem Schuh«, flüsterte ich und drehte dem Fotografen den Rücken zu, der sich gerade seine Aufnahmen ansah, um es ihr zu zeigen.

Ich bin es gewohnt, robuste Wanderstiefel statt guter Schuhe zu tragen. Das alte Paar an meinen Füßen stammte noch aus der Zeit der Vertreterkonferenzen, und ich kann mir die Sache nur so erklären, dass es im Laufe der Jahre aus dem Leim gegangen war. Ich wackelte noch einmal mit dem Fuß, damit Angela es sehen konnte. Die Schuhsohle hatte sich im Zehenbereich gelöst, wo sie nun wie ein schlaffer Kiefer klaffte und klapperte.

»Kannst du es kleben?«, fragte sie.

»Womit denn?« Ich breitete die Hände aus und zauberte umgehend ein bereitwilliges Lächeln auf mein Gesicht, als der Fotograf um eine weitere Aufnahme bat.

Kurz darauf begannen wir, nacheinander durch die Sicherheitskontrollen zu gehen. Ich schlurfte mühsam dahin, sodass es wegen des Assistenzhundes an meiner Seite mit einem Mal den Anschein hatte, als sei Max aus einem ganz anderen Grund dabei. Nachdem ich mich damit abgefunden hatte, für den Rest des Tages zu hinken, und Angela an meiner Seite schmunzelte, konnte auch ich die Komik der Situation erkennen, als wir erneut in den Sonnenschein hinaustraten.

Der Palastgarten war prachtvoll. Ich hatte das Gefühl, eine Oase im Herzen der Stadt betreten zu haben, und nahm mir einen Augenblick Zeit, um die kunstvolle Landschaftsgestaltung und den großen See zu betrachten, auf dem Schwäne gelassen ihre Bahnen zogen.

»Ist das zu glauben?«, fragte ich Angela, während wir uns unter der stechenden Sonne unter die Leute mischten. »Ich habe das Gefühl, Hausfriedensbruch zu begehen.«

Meine Frau beugte sich hinunter und klopfte Max zärtlich auf die Flanke, der in seinem Jäckchen eine sehr gute Figur machte. Er hatte keine Ähnlichkeit mehr mit dem einsamen Hund in dem Garten, dem ich vor so langer Zeit zufällig begegnet war.

»Er hat es verdient, hier zu sein«, sagte sie. »Ihr habt es beide verdient.«

Wir beschlossen, den Rat unserer Journalistenfreundin zu befolgen und uns zu der Stelle zu begeben, an der wir die beste Sicht auf die Mitglieder der königlichen Familie haben würden, wenn sie auf dem Gartenfest erschienen. Während ich so dahinhumpelte und unbedingt zu verhindern versuchte, dass sich ein klaffendes Loch an meiner Schuhsohle auftat, erregte ich die Aufmerksamkeit eines Chelsea Pensioners.

»Bitte machen Sie Platz«, sagte er und trat in die Menge, um mir zu helfen. »Machen Sie Platz für diesen Herrn und seinen Hund.«

Ich wollte nicht sagen, weshalb mein Gang so beschwerlich war. Also nahm ich die Hilfe des Mannes dankend an, packte Max' Leine mit festem Griff und vermied es, Angela anzusehen, falls einer von uns einen Lachanfall bekam.

Die Reporterin hatte recht gehabt mit der Stelle, die sie uns empfohlen hatte: Von dort aus hatten wir tatsächlich eine ungehinderte Sicht. Wenige Minuten vor dem geplanten Erscheinen der Royals kam eine Dame mit einem Klemmbrett auf Angela und mich zu. Ich nahm an, dass sie uns bitten würde, uns woandershin zu stellen. Stattdessen registrierte sie Max mit einem kurzen Blick und hakte irgendetwas auf einer Liste ab.

»Sie werden vorgestellt«, sagte sie. »Folgen Sie mir.«

Ich war sprachlos. Da wir jedoch wussten, dass wir die einzigen Gäste mit Hund waren und ein Missverständnis ausgeschlossen war, taten Angela und ich wie geheißen.

In diesem Augenblick, als wir getrennt von den anderen geladenen Gästen neben einer Handvoll ausgewählter Personen auf unsere königlichen Gastgeber warteten, regte sich ein Gefühl von Panik in mir. Ich war es gewohnt, mich oben im Lake District in meiner eigenen kleinen Welt zu bewegen, und nun sollte ich Mitgliedern des Königshauses vorgestellt werden. Ich klammerte mich an Max' Leine und hatte das Gefühl, dass ich ohne ihn nicht zurechtkommen würde. Er hatte sich zu meinen Füßen hingelegt, sodass er mein Schuhproblem verdeckte, und war offenbar weggenickt. Aber das machte für mich keinen Unterschied. Er war da und gab mir Kraft. Ich streifte Angela mit einem Blick, und auch sie wirkte ein wenig überfordert. Dann richteten sich alle Blicke auf eine kleine Gruppe, die soeben den Palast verließ. In der Mitte befanden sich zwei vornehm gekleidete Gestalten, und Angelas Miene hellte sich auf.

»Es sind Prinz William und Catherine«, flüsterte ich Max zu, als würde ihn dies dazu bewegen aufzustehen. »Aufgewacht, Moo!«

Als Max zum ersten Mal die Nase durch die Stäbe des Gartenzauns gesteckt hatte, um mich auf sich aufmerksam zu machen, hätte ich mir nicht träumen lassen, dass unser gemeinsamer Weg uns bis hierher führen würde. Wenn ich es gewusst hätte, wäre ich ebenso erschüttert gewesen wie in dem Augenblick, nachdem der Duke und die Duchess of Cambridge weitergegangen waren. Die Dame mit dem Klemmbrett hatte gesagt, wir könnten davon ausgehen, dass die Unterhaltung nicht länger als eine Minute dauern würde. Wie mir später gesagt wurde, soll unser Gespräch viermal so lang gewesen sein. In dieser Zeit hatte ich dem äußerst interessierten und mitfühlenden Prinzenpaar geschildert, wie Max mich praktisch aus den Klauen der Depression gerettet hatte und seither auch anderen Menschen mit psychischen Problemen half. Ich fand es ganz passend, dass er während unserer Unterhaltung schlafend in der Sonne lag. Sogar Prinz William merkte an, Max sei der entspannteste Spaniel, dem er je begegnet sei.

Es war ein wundervolles Gespräch, aber danach war ich emotional ausgelaugt. Ich brach sogar nur wenige Augenblicke, nachdem das Prinzenpaar weitergegangen war, in Tränen aus. Mit einem Mal war ich von besorgten Gästen – von Angehörigen des Militärs bis hin zu Mitarbeitern von Wohltätigkeitsorganisationen – umringt, die keine Ahnung hatten, dass mir schon beim geringsten Anlass die Tränen kamen. Als wir die Gartenparty später zusammen mit allen anderen wieder verließen und ich beim Gehen noch immer einen Fuß am Boden entlangschleifte, holte uns die Journalistin der Zeitung draußen ab.

»Wie war's?«, wollte sie wissen – bereit, unsere Geschichte aufzuzeichnen.

Ich holte tief Luft, um mit dem Erzählen zu beginnen und dann – überwältigt davon, wohin mich mein Abenteuer mit Max soeben geführt hatte – prompt erneut in Tränen auszubrechen.

Nachdem wir uns im Hotel gründlich ausgeschlafen hatten, um uns von dem emotionalen Tag zu erholen, nahmen Angela, Max und ich am nächsten Morgen ein schwarzes Taxi zum Bahnhof. Der Taxifahrer schien nicht sonderlich erfreut darüber, einen Hund an Bord zu haben. Er bat mich, dafür zu sorgen, dass er auf dem Boden blieb und nicht auf den Sitz sprang. Die Fahrt war nicht lang, aber es war viel Verkehr, und bald entspann sich eine Unterhaltung. Der Fahrer hatte einiges zu einer Nachricht im Radio zu sagen und erwähnte dann, dass er am Morgen einen Zeitungsbericht über einen Hund gelesen habe, der auf einer Gartenparty im Buckingham Palace gewesen sei.

»Ich glaube, es war ein Springer Spaniel«, schmunzelte er. »Genau wie Ihrer.«

»Das ist der Hund.« Angela und ich wechselten einen Blick. »Darf ich Ihnen Max vorstellen?«

Der Fahrer sah mich im Rückspiegel an und brauchte eine Weile, um diese Information zu verdauen. Dann strahlte er mich an.

»Es ist mir eine Ehre«, sagte er. »Wenn er mag, darf Max auch auf den Sitz.«

Ich versicherte ihm, dass Max zu meinen Füßen zufrieden war, wo er es sich bequem gemacht hatte und ein wenig döste.

»Wie Sie sich sicher vorstellen können«, sagte ich zur Erklärung, »hatte er gestern einen anstrengenden Tag.«

»Er hat eine Pause verdient«, sagte der Fahrer. »Und alle Achtung, dass Sie den Mut hatten, über das zu sprechen, was Sie durchgemacht haben. Die meisten Kerle in meinem Bekanntenkreis stecken einfach den Kopf in den Sand.«

Ich dankte ihm für die freundlichen Worte und hörte zu, als er daraufhin erzählte, dass die enorme Belastung des Lebens als Taxifahrer in London die psychische Gesundheit vieler seiner Kollegen beeinträchtigt habe. Während die Geschichte aus ihm heraussprudelte, wurde mir wieder einmal klar: Die ungekünstelte Gegenwart eines Hundes wie Max ermöglichte es Menschen, über Dinge zu sprechen, die sie sonst vielleicht weiter in sich hineingefressen hätten.

Im Zug nach Norden ließen Angela und ich uns auf unsere Sitze fallen, während Max bereitwillig unter dem Tisch Platz nahm. Weil so viel los gewesen war, hatte ich keine Gelegenheit gehabt, einen Blick auf die Facebook-Seite zu werfen. Ich loggte mich ein und sah, dass ich die ganze Heimfahrt nach Penrith brauchen würde, um alle Nachrichten zu lesen. Wie der Taxifahrer gesagt hatte, war der Bericht über unseren Besuch bei den Royals tatsächlich in der aktuellen Ausgabe der Zeitung erschienen und von einer ganzen Reihe weiterer Medien aufgegriffen worden. Eine Zeitung hatte Max' Besuch auf dem königlichen Gartenfest sogar mit der Karikatur des Tages gewürdigt, die sich darüber lustig machte, dass keine Katzen eingeladen waren. Es war eine Freude, und die Zugfahrt verging wie im Flug. Doch die eine Sache … oder besser gesagt zwei … auf die ich mich mehr freute als auf alles andere, wartete bei unserer Rückkehr auf uns.

»Sind das Kerry und Max? Die beiden hier haben euch vermisst!«

Unmittelbar nachdem ich geklopft hatte, war die Tür aufgegangen. Paddy und Harry waren herausgestürmt und hatten Angela und mich begrüßt. Ihre Begeisterung war so groß, dass ich kaum Gelegenheit hatte, der Hausherrin Hallo zu sagen und ihr für ihre Gastfreundschaft zu danken. Stattdessen gingen wir alle zusammen zu einem Feld neben dem Haus, damit die drei Jungs ihre Wiedervereinigung feiern und Dampf ablassen konnten. Wir schilderten die Höhepunkte unserer Reise, und ich sah zu, wie Max mit seinem Lehrling Paddy und dessen kleinem Bruder durch die Gegend hetzte. Ich musste daran denken, was für ein glücklicher Mann ich war. Ich hatte Angela, mein Ein und Alles, und eine Familie, die es kein zweites Mal gab und die aus drei wunderbaren, treuen und liebevollen Springer Spaniels bestand.

Das Leben hatte mich von Anfang an vor viele Herausforderungen gestellt. Dank der Hunde an meiner Seite hatte ich sie alle bewältigt, und diese Erfahrung hatte mich menschlicher gemacht.

Dank

Zuallererst möchte ich meiner Frau Angela danken, die mich in meiner dunkelsten Zeit unterstützt hat und mir einen Schubs gab, als ich es nötig hatte. Sie hat mich an meinem Tiefpunkt erlebt und sich kein einziges Mal beschwert, als Max in unser Leben trat (sie hat sich aber möglicherweise das eine oder andere Mal darüber beschwert, seinetwegen häufiger staubsaugen zu müssen). Du machst meine Welt vollkommen.

Max: Es gibt keine Worte, die unsere gemeinsame Zeit auch nur annähernd beschreiben können. Du bist Zuhörer, Führer, Erfahrungsvermittler, Lichtbringer, Gefühl, Spaß und Lachen. Danke, dass du mich gewählt hast. Ich hoffe, du genießt diese Reise ebenso sehr wie ich.

Ich danke Paddy und Harry, die uns noch tiefer in die verrückte Welt der Spaniels (und des noch häufigeren Staubsaugens) hineinführen.

Ich danke allen Mitarbeiterinnen und Mitarbeitern von Harper-Collins für ihre Professionalität, ihre Geduld und ihre Unterstützung bei diesem Projekt. Mein besonderer Dank gilt meiner Lektorin Zoe, die bei mir angerufen und mich ermutigt hat, meine Geschichte zu erzählen. Die Zusammenarbeit mit dem gesamten Team war unglaublich, und ich werde ewig dankbar dafür sein.

Ich danke Matt Whyman dafür, dass er sich hingesetzt, zugehört und Worte gefunden hat, die unsere Geschichte so wunderbar erzählen. Herzlichen Glückwunsch zum eigenen Spaniel.

Und all den Menschen, die kamen, um mit uns spazieren zu gehen und zu reden.